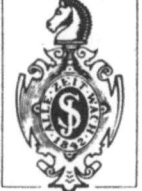

Benzodiazepine
Rückblick und Ausblick

Herausgegeben von
H. Hippius, R. R. Engel, G. Laakmann

Mit 77 Abbildungen und 59 Tabellen

Springer-Verlag
Berlin Heidelberg New York Tokyo

Prof. Dr. Hanns Hippius
Prof. Dr. Rolf R. Engel
Dr. Gregor Laakmann
Psychiatrische Klinik der Universität München,
Nußbaumstraße 7, 8000 München 2

ISBN-13: 978-3-540-15634-5   e-ISBN-13: 978-3-642-70621-9
DOI: 10.1007/978-3-642-70621-9

CIP-Kurztitelaufnahme der Deutschen Bibliothek:
Benzodiazepine: Rückblick u. Ausblick / hrsg. von H. Hippius ... – Berlin; Heidelberg; New York; Tokyo: Springer, 1986.
NE: Hippius, Hanns [Hrsg.]

Das Werk ist urheberrechtlich geschützt. Die dadurch begründeten Rechte, insbesondere die der Übersetzung, des Nachdrucks, der Entnahme von Abbildungen, der Funksendung, der Wiedergabe auf photomechanischem oder ähnlichem Wege und der Speicherung in Datenverarbeitungsanlagen bleiben, auch bei nur auszugsweiser Verwertung, vorbehalten. Die Vergütungsansprüche des § 54, Abs. 2 UrhG werden durch die „Verwertungsgesellschaft Wort", München, wahrgenommen.
© by Springer-Verlag Berlin Heidelberg 1986

Die Wiedergabe von Gebrauchsnamen, Handelsnamen, Warenbezeichnungen usw. in diesem Werk berechtigt auch ohne besondere Kennzeichnung nicht zu der Annahme, daß solche Namen im Sinne der Warenzeichen- und Markenschutz-Gesetzgebung als frei zu betrachten wären und daher von jedermann benutzt werden dürften.
Produkthaftung: Für Angaben über Dosierungsanweisungen und Applikationsformen kann vom Verlag keine Gewähr übernommen werden. Derartige Angaben müssen vom jeweiligen Anwender im Einzelfall anhand anderer Literaturstellen auf ihre Richtigkeit überprüft werden.
Texterfassung: Springer Produktions-Gesellschaft, Berlin
Datenkonvertierung, Druck- und Bindearbeiten: Brühlsche Universitätsdruckerei, Gießen
2125/3020-543210

Vorwort

In allen klinischen Disziplinen der Medizin werden Benzodiazepine therapeutisch eingesetzt. Diese Entwicklung war nicht vorauszusehen, als vor 25 Jahren das erste Benzodiazepin-Derivat (Chlordiazepoxid) als „Ataraktikum", als „Tranquilizer" in der Psychiatrie eingeführt wurde.

Inzwischen gehören die zahlreichen Benzodiazepine und wirkungsähnliche, strukturverwandte Pharmaka weltweit zu den am häufigsten verordneten Arzneimitteln. Das ursprüngliche Indikationsgebiet der Benzodiazepine bei psychiatrischen Patienten – die sogenannte Anxiolyse – ist längst nur noch ein Teilbereich der vielfältigen Anwendungsmöglichkeiten für dieses Arzneimittel. In einigen Indikationsgebieten (z. B. als Schlafmittel) haben die Benzodiazepine inzwischen ältere Medikamente (z. B. Barbiturate) völlig zu Recht sehr weitgehend verdrängt.

Das Urteil über Nutzen und Risiken der Benzodiazepine hat sich in den letzten Jahren immer wieder einmal geändert. Jetzt sind die Meinungen oft so kontrovers, daß Benzodiazepine im Widerstreit völlig unterschiedlicher Ansichten stehen.

Das hängt damit zusammen, daß man aus verschiedenen Perspektiven zu durchaus divergierenden Ansichten kommen kann. So wird der in der Praxis tätige Arzt womöglich anders urteilen als der Kliniker; der Nervenarzt kann zu einem anderen Urteil kommen als die Ärzte anderer Fachdisziplinen; der Anästhesist, der Suchtexperte, der klinische Pharmakologe, der Schlafforscher, der Epileptologe, der Psychotherapeut und der Toxikologe haben oft weit voneinander abweichende, manchmal sogar völlig konträre Ansichten über die therapeutische Bedeutung der Benzodiazepine – über deren Nutzen und deren Risiko.

Aber nicht nur die verschiedenen fachlichen Perspektiven können zu unterschiedlichen Ansichten führen; auch aus der Perspektive eines einzelnen Fachs haben sich innerhalb der vergangenen 25 Jahre immer wieder neue, sich durchaus wandelnde Einschätzungen der Benzodiazepine ergeben.

Das läßt sich gut am Urteil der klinischen Psychiatrie über die Benzodia-zepine belegen.

Nachdem in den 50er Jahren die Neuroleptika und Antidepressiva als wirksame Therapieprinzipien zur Behandlung der endogenen Psychosen des schizophrenen und des manisch-depressiven Formenkreises eingeführt worden waren, wurde die Entdeckung der Tranquilizer vom Benzodiazepin-Typ von den Psychiatern eher etwas geringschätzig beurteilt. Diese Tranquilizer hatten ihren Indikationsbereich ja gerade bei denjenigen psychiatrischen Krankheitsbildern, bei denen an sich – im Sinne einer kausalen Therapie – ein psychotherapeutisches Vorgehen angezeigt war. Das hatte zur Folge, daß den Benzodiazepin-Tranquilizern im Vergleich zu den Neuroleptika und Antidepressiva prinzipiell nur eine mindere Bedeutung zuerkannt wurde. Tranquilizer wurden als allenfalls zur symptomatischen Begleit-Therapie bei primär notwendiger Psychotherapie anerkannt. Für viele psychotherapeutisch tätige Ärzte waren die Benzodiazepine, die „happy-pills", seit ihrer Einführung ein therapeutisches Ärgernis, von dem man sich erhoffte, daß es möglichst bald wieder verschwinden werde.

Die reale Entwicklung war anders: die Benzodiazepine entwickelten sich bald in der Hand der Ärzte aller Fachdisziplinen zu den am meisten verschriebenen Psychopharmaka; ja, sie gehörten innerhalb kurzer Zeit zu den überhaupt am meisten verordneten Arzneimitteln. Gute Verträglichkeit und vergleichsweise geringe Toxizität führten sehr schnell zu immer breiterer Anwendung. So kam es zu einer oft sorglos-kritiklosen Verschreibung dieser Medikamente. Aus psychiatrischer Perspektive mußte vor der zunehmend mehr ausufernden Verschreibung der Benzodiazepine durch Ärzte aller Fachdisziplinen bei jeder noch so geringfügigen Mißbefindlichkeit von vornherein gewarnt werden.

Dann kam die Zeit, in der die Benzodiazepine sicher zu Recht die traditionellen Schlafmittel vom Barbiturat-Typ sehr weitgehend verdrängten. Das war zu begrüßen, so lange damit nicht eine Ausweitung der Anwendung von Schlafmitteln überhaupt verknüpft war. Doch die Verbreitung der Benzodiazepine nahm von Jahr zu Jahr ständig zu. So konnte es nicht verwundern, daß bei der großen Breite des – ärztlich oft nicht mehr genügend kontrollierten – Einsatzes auch immer mehr Risiken der Benzodiazepine erkannt und diskutiert wurden. Das wichtigste Problem in diesem Zusammenhang ist die aus Mißbrauch der Benzodiazepine erwachsene Abhängigkeit und Sucht. Es ist überhaupt nicht zu bestreiten, daß hier ein sehr ernstzunehmendes Risiko der Benzodiazepine besteht. Doch das Erkennen und die Beschreibung dieses Risikos der Benzodiazepine führte nun in den letzten Jahren dazu, daß – ohne genaue Kenntnis des Suchtpotentials der Benzodiazepine – vor jeglicher Anwendung dieser Arzneimittel so gewarnt wurde, als handle es sich bei ihnen um einen bei jedem Patienten und in jeder Indikation gefährlichen Suchtstoff.

Der Phase der kritiklosen Sorglosigkeit im Umgang mit Benzodiazepinen folgte also eine Zeit, in der es geradezu auf eine Verteufelung der Benzodiazepine hinauslief. Das hatte zur Folge, daß immer wieder einmal bei einem Patienten, der therapeutisch großen Nutzen von der Verordnung eines Benzodiazepins gehabt hätte, diese Verordnung unterblieb – der Zeit der "over-prescription" folgte mancherorts nun eine "under-prescription".

In dieser Situation, in der viele Ärzte die Probleme und Risiken der Benzodiazepine entweder zu gering oder unangemessen hoch einschätzen, ist es notwendig, Bilanz zu ziehen, um die therapeutische Position dieser Medikamentengruppe möglichst nüchtern und abwägend im Hinblick auf Nutzen und Risiko einschätzen zu können. Deswegen ist es zweckmäßig, daß Vertreter verschiedener medizinischer Disziplinen immer wieder einmal zum Gespräch und zum Gedankenaustausch zusammentreffen, um den aktuellen Stand der Kenntnisse von der Medikamentengruppe miteinander zu erörtern. Nur wenn Anwendungsgebiete und Risiken der Benzodiazepine sorgfältig gegeneinander abgewogen werden, wird die Bedeutung dieser Arzneimittel für die ärztliche Therapie richtig eingeschätzt werden können.

Dieser Rückblick und Ausblick auf die „Therapie mit Benzodiazepinen" ist ermöglicht worden durch ein Zusammentreffen von Wissenschaftlern und

Klinikern aus verschiedenen Fachgebieten in Bad Reichenhall am 1./2. Februar 1985. Hierfür sei an dieser Stelle der Upjohn GmbH – Medical Science Liaison (Heppenheim) gedankt.

Für die Organisation und die Durchführung der Tagung sowie für die Mithilfe bei der Vorbereitung der Buchveröffentlichung danken wir Frau Ch. Wooding-Deane (München) und Herrn B. Kalbe (Heppenheim).

H. Hippius, R. R. Engel, G. Laakmann

Inhaltsverzeichnis

Mitarbeiterverzeichnis IX

Die Wirkung der Benzodiazepine auf neuronaler Ebene
W. E. Müller 1

Wechselwirkungen von Benzodiazepinagonisten, Antagonisten und inversen Agonisten mit dem Benzodiazepinrezeptor
W. Sieghart 11

Pharmakokinetik alter und neuer Benzodiazepine
H. Oelschläger 19

Klinische Pharmakologie der Benzodiazepine
U. Klotz 32

Zur Bedeutung von Benzodiazepinantagonisten in Klinik und Forschung
H. M. Emrich 41

Zur Bestimmung der Pharmakodynamik alter und neuer Benzodiazepine mittels des Pharmako-EEGs
B. Saletu 47

Indikationsstellung bei ängstlichen und depressiven Syndromen
J. Angst und A. Dobler-Mikola 71

Benzodiazepine in der Behandlung von Angstsyndromen
(Angst, Panik, Phobien)
K. Rickels 84

Benzodiazepinhypnotika: Wirkungen und Nachwirkungen von Einzeldosen
A. A. Borbély 96

Benzodiazepine zur Behandlung von Schlafstörungen
E. Rüther 101

Benzodiazepine als Sedativa und Antikonvulsiva in der
Kinder- und Jugendpsychiatrie
J. Martinius 111

Benzodiazepine in der Behandlung von Angstsyndromen in der
Kinder- und Jugendpsychiatrie
G. Nissen 114

Risiken und Komplikation bei der Behandlung des alten Menschen mit Benzodiazepinen
H. Berzewski 121

Benzodiazepine in der Gerontopsychiatrie
S. Kanowski 131

Wirksamkeits- und Verträglichkeitsvergleich von Alprazolam gegen Amitriptylin bei der Behandlung von depressiven Patienten in der Praxis des niedergelassenen Allgemein- und Nervenarztes
G. Laakmann, D. Blaschke, H. Hippius und D. Messerer 139

Die Bedeutung der Benzodiazepinderivate in der Depressionsbehandlung
W. Pöldinger 148

Zukunftsperspektiven
H. Heimann 154

Untersuchung über den Einfluß von Nordiazepam auf die Plasmakonzentration von Amitriptylin und Nortriptylin
A. Gerken, F. Holsboer und O. Benkert 158

Benzodiazepine als therapeutische Adjuvantien
G. Harrer 165

Benzodiazepine in Kombination mit Antidepressiva und Neuroleptika
H. E. Klein 173

Benzodiazepine als Muskelrelaxantien
H. J. Freund 181

Der Einfluß von Diazepam auf die Zielmotorik
A. Struppler, E. Haasis und J. Riescher 186

Benzodiazepine als Antikonvulsiva
P. Clarenbach und W. Fröscher 195

Benzodiazepine in der Anästhesiologie
A. Doenicke 203

Benzodiazepine als Supplement in der Allgemeinanästhesie
H. Stoeckel, P. M. Lauven, H. Schwilden und H. Murday 214

Langzeiteinnahme und Abhängigkeit von Benzodiazepinen. Ergebnisse einer epidemiologischen Studie
G. Laux und W. König 226

Klassifikatorische Probleme von Mißbrauch und körperlicher Abhängigkeit bei Benzodiazepinen
M. Philipp und R. Buller 234

Mißbrauchshäufigkeit von Tranquilizern bei stationär behandelten Abhängigkeitskranken
W. E. Platz 242

Sachverzeichnis 253

Mitarbeiterverzeichnis

Angst, J., Prof. Dr.
Forschungsdirektion, Psychiatrische Universitätsklinik, Lenggstraße 31,
CH-8029 Zürich 8

Benkert, O., Prof. Dr.
Direktor der Psychiatrischen Klinik der Universität, Langenbeckstraße 1,
D-6500 Mainz

Berzewski, H., Dr.
Klinikum Steglitz, Hindenburgdamm 30, D-1000 Berlin 45

Blaschke, D., Dipl.-Psych.
Psychiatrische Klinik der Universität München, Nußbaumstraße 7,
D-8000 München 2

Borbely, A., Prof. Dr.
Pharmakologisches Institut der Universität Zürich, Gloriastraße 32,
CH-8006 Zürich

Buller, R., Dr.
Psychiatrische Klinik der Universität Mainz, Langenbeckstraße 1,
D-6500 Mainz

Clarenbach, P., Prof. Dr.
Neurologische Abteilung der Universitäts-Nervenklinik,
Sigmund-Freud-Straße 25, D-5300 Bonn 1

Dobler-Mikola, A., Frau
Psychiatrische Universitätsklinik, Lenggstraße 31, CH-8029 Zürich 8

Doenicke, A., Prof. Dr.
Leiter der Anaesthesie-Abteilung, Chirurgische Poliklinik, Pettenkoferstraße 8a,
D-8000 München 2

Emrich, H. M., Prof. Dr.
Max-Planck-Institut für Psychiatrie, Kraepelinstraße 2 und 10,
D-8000 München 40

Freund, H.-J., Prof. Dr.
Direktor der Neurologischen Universitätsklinik, Moorenstraße 5,
D-4000 Düsseldorf 1

Fröscher, W., Prof. Dr.
Neurologische Abteilung der Universitäts-Nervenklinik,
Sigmund-Freud-Straße 25, D-5300 Bonn 1

Gerken, A., Dr.
Psychiatrische Klinik der Universität Mainz, Langenbeckstraße 1,
D-6500 Mainz

Harrer, G., Prof. Dr.
Vorstand des Instituts für Forensische Psychiatrie der Universität,
Ignaz-Harrer-Straße 79, A-5020 Salzburg

Haasis, E., Frau Dr.
Anaesthesiologische Abteilung, Klinikum Rechts der Isar, Ismaninger Straße 22,
D-8000 München 80

Heimann, H., Prof. Dr.
Direktor der Psychiatrischen Klinik der Universität Tübingen, Abteilung
Allgemeine Psychiatrie, Osianderstraße 22, D-7400 Tübingen 1

Hippius, H., Prof. Dr.
Direktor der Psychiatrischen Klinik und Poliklinik der Universität München,
Nußbaumstraße 7, D-8000 München 2

Holsboer, F., Prof. Dr. Dr.
Psychiatrische Klinik der Universität Mainz, Langenbeckstraße 1,
D-6500 Mainz

Kanowski, S., Prof. Dr.
Universitätsklinikum Charlottenburg, Leiter der Abteilung für Gerontopsychiatrie, Reichsstraße 15, D-1000 Berlin 19

Klein, H. E., Dr.
Direktor des Bezirkskrankenhauses, Universitätsstraße 84, D-8400 Regensburg

Klotz, U., Prof. Dr.
Robert-Bosch-Krankenhaus, Institut für Klinische Pharmakologie,
Auerbachstraße 112, D-7000 Stuttgart 50

König, W., Dr.
Psychiatrisches Landeskrankenhaus, D-7102 Weinsberg

Kubicki, St., Prof. Dr.
Klinikum Charlottenburg, Leiter der Abteilung für Klinische Neurophysiologie, Spandauer Damm 130, D-1000 Berlin 19

Laakmann, G., Dr.
Psychiatrische Klinik der Universität, Nußbaumstraße 7, D-8000 München 2

Lauven, P. M., Priv.-Doz. Dr. Dr.
Institut für Anaesthesiologie der Universität Bonn, Sigmund-Freud-Straße 25, D-5300 Bonn 1

Laux, G., Dr. med. Dipl.-Psych.
Psychiatrisches Landeskrankenhaus, D-7102 Weinsberg

Martinius, J., Prof. Dr.
Leiter des Instituts für Kinder- und Jugendpsychiatrie, Heckscher Klinik, Heckscher Straße 4, D-8000 München 40

Messerer, D., Frau Dr.
Gesellschaft für Informationsverarbeitung und Statistik in der Medizin, Pettenkoferstraße 35, D-8000 München 2

Müller, W. E., Priv.-Doz. Dr.
Zentralinstitut für Seelische Gesundheit J 5, D-6800 Mannheim 1

Murday, H., Dr.
Institut für Anaesthesiologie der Universität Bonn, Sigmund-Freud-Straße 25, D-5300 Bonn 1

Nissen, G., Prof. Dr.
Direktor der Klinik und Poliklinik für Kinder- und Jugendpsychiatrie, Füchsleinstraße 15, D-8700 Würzburg

Oelschläger, H., Prof. Dr.
Direktor des Instituts für Pharmazeutische Chemie, Georg-Voigt-Straße 14, D-6000 Frankfurt am Main

Philipp, M., Dr.
Psychiatrische Klinik der Universität, Langenbeckstraße 1, D-6500 Mainz

Platz, W., Dr.
Karl-Bonhoeffer-Nervenklinik, Chefarzt der Abteilung für Abhängigkeitskrankheiten, Oranienburger Straße 285, D-1000 Berlin 26

Pöldinger, W., Prof. Dr.
Psychiatrische Universitätsklinik, Wilhelm-Klein-Straße 27, CH-4000 Basel

Rickels, K., Prof. Dr.
University of Pennsylvania, 3400 Spruce Street, 203 Piersol Building, Philadelphia, PA 19104, USA

Riescher, J., Dipl.-Ing.
Neurologische Klinik der TU München, Möhlstraße 28, D-8000 München 80

Rüther, E., Priv.-Doz. Dr.
Psychiatrische Klinik der Universität, Nußbaumstraße 7, D-8000 München 2

Saletu, B., Prof. Dr.
Allg. Krankenhaus der Stadt Wien, Psychiatrische Universitätsklinik, Währinger Gürtel 18–20, A-1090 Wien

Sieghart, W., Univ.-Doz. Dr.
Allg. Krankenhaus der Stadt Wien, Psychiatrische Universitätsklinik, Währinger Gürtel 18–20, A-1090 Wien

Stoeckel, H., Prof. Dr.
Institut für Anaesthesiologie der Universität Bonn, Sigmund-Freud-Straße 25, D-5300 Bonn 1

Struppler, A., Prof. Dr.
Direktor der Neurologischen Klinik der TU, Möhlstraße 28, 8000 München 80

Schwilden, H., Dr. Dr.
Institut für Anaesthesiologie der Universität Bonn, Sigmund-Freud-Straße 25, D-5300 Bonn 1

Die Wirkung der Benzodiazepine auf neuronaler Ebene

W. E. Müller

Einleitung

Die Suche nach dem neuronalen Wirkungsmechanismus von Psychopharmaka war immer von der Hoffnung getragen, über eine Aufklärung des Wirkungsmechanismus einen Leitfaden in der Hand zu haben, der dann letztlich zu den pathobiochemischen Veränderungen der Erkrangungen führt, die mit der jeweiligen Psychopharmakagruppe behandelbar sind. Im Sinne dieses Konzeptes ist zu hoffen, daß uns durch unser relativ gutes Verständnis des Wirkungsmechanismus der Benzodiazepine ein weiterer Schlüssel in die Hand gegeben ist zum besseren Verständnis neuronaler Grundlagen von Schlaf, Angst, Muskeltonus und Krampfaktivität und deren pathologischer Veränderungen. Ziel der vorliegenden Übersicht soll es daher sein, neben einer kurzen Übersicht über den molekularpharmakologischen Wirkungsmechanismus der Benzodiazepine eine Brücke aufzuzeichnen zwischen diesen neuen Erkenntnissen der Pharmakologie und bereits vorhandenen oder möglichen Ansätzen biologisch-psychiatrischer Grundlagenforschung.

Der Benzodiazepinrezeptor als Verstärkersystem GABAerger inhibitorischer Neurotransmission im zentralen Nervensystem

Eine Fülle experimenteller Daten weist heute darauf hin, daß praktisch alle pharmakologischen und klinischen Wirkungen der Benzodiazepine über einen Angriff an einem für diese Substanzen spezifischen Rezeptor im zentralen Nervensystem (ZNS) ausgelöst werden und daß eine ausgezeichnete Korrelation besteht zwischen der Affinität vieler Benzodiazepinderivate zu diesem Rezeptoren und ihrer pharmakologischen, aber auch therapeutischen Aktivität. Damit kann man in etwas vereinfachter Form und übertragen auf den klinischen Alltag feststellen, daß die Affinität der Benzodiazepine zum Rezeptor das molekularpharmakologische Korrelat zur unterschiedlichen therapeutischen Dosis der Benzodiazepine bei einer bestimmten Indikation darstellt (Müller 1982a). Hinweise auf einen rezeptorvermittelten Wirkungsmechanismus kommen auch von der Tatsache, daß wir heute Benzodiazepinantagonisten in der Hand haben, mit denen wir in der Lage sind, alle pharmakologischen und klinischen Wirkungen der Benzodiazepine terminieren zu können. Da diese Antagonisten keine eigene Wirkung aufweisen und als einzigen pharmakologisch relevanten Effekt eine hohe Affinität zu Benzodiazepinrezeptoren zeigen, ist der Befund solcher Benzodiazepinantagonisten ein weiterer Beweis der rezeptorvermittelten Wirkung der

Tabelle 1. Einige Benzodiazepinrezeptorantagonisten. ECC und PrCC sind die Äthyl- bzw. Propylester der Betakarbolin-3-Karbonsäure. (Für eine Übersicht siehe Haefely 1983, und das Kapitel von H. Emrich)

Betakarboline	– ECC
	PrCC
	ZK 93 426
Imidazobenzodiazepine	– Ro 15–1788
	Ro 15–3505
Phenylpyrazolchinoline	– CGS 8216

Benzodiazepine. Benzodiazepinrezeptorantagonisten sind in verschiedenen chemischen Strukturen gefunden worden, die sich alle von den klassischen Benzodiazepinen unterscheiden (Tabelle 1).

Der Benzodiazepinrezeptor stellt nun kein eigenes neuronales System dar, sondern ist Teil einer multifaktoriellen postsynaptischen Einheit der GABAergen Synapse, zu der neben dem Benzodiazepinrezeptor noch der GABA-Rezeptor, ein Chloridionenkanal und eine Bindungsstelle für Barbiturate und das Analeptikum Pikrotoxin und ähnliche Substanzen gehört (vgl. den Beitrag von W. Sieghart in diesem Band). Benzodiazepine wirken nun innerhalb dieser multifaktoriellen Einheit, indem sie über allosterische Mechanismen nach Interaktion mit dem Benzodiazepinrezeptor den Effekt des inhibitorischen Transmitters γ-Aminobuttersäure (GABA) verstärken (Müller 1982a).

Benzodiazepine haben also keinen eigenen Effekt auf die neuronale Aktivität, sondern sie wirken nur indirekt über eine Verstärkung endogener Hemmprozesse. Damit sind der maximalen Wirkung der Benzodiazepine sehr enge Grenzen gesetzt, und dieser Mechanismus erklärt wahrscheinlich auch, daß Benzodiazepine wesentlich weniger toxisch sind als die Barbiturate. Barbiturate können nämlich im Gegensatz zu den Benzodiazepinen direkt neuronale Membranen hyperpolarisieren (Haefely 1983). Die postsynaptische Verstärkung GABAerger Hemmimpulse durch den Benzodiazepinrezeptor (Abb. 1) kann in vielen Arealen des ZNS bestimmte, über inhibitorische GABAerge Impulse kontrollierte Funktionen beeinflussen. Überwiegen innerhalb eines solchen Mechanismus Neurone eines bestimmten Neurotransmittersystem, so kann dieses Schema auch Befunde erklären, wo nach Gabe von Benzodiazepinen Veränderungen an bestimmten Neurotransmittersystemen in bestimmten Arealen des ZNS gefunden wurden. Da die relative Bedeutung der GABAergen Inhibition in den einzelnen Arealen des ZNS unterschiedlich ist, kann dieses Schema auch erklären, daß für bestimmte Wirkungen der Benzodiazepine höhere Dosen benötigt werden als für andere. Da die Affinität der Benzodiazepinrezeptoren in allen Arealen gleich ist, muß man daher annehmen, daß zur Auslösung der Wirkungen der Benzodiazepine in den einzelnen Arealen des ZNS ein unterschiedliches Ausmaß an Rezeptorbesetzung benötigt wird (Braestrup et al. 1983). Dieses Schema kann nicht nur das breite Wirkungsspektrum, sondern auch paradoxe Effekte der Benzodiazepine erklären, wenn es über eine Interaktion mit dem Benzodiazepinrezeptor zu einer Hemmung endogener Hemmechanismen (Desinhibition) kommt. Nach der klassischen pharmakologischen Terminologie können die Benzodiazepine auch als indirekte GABA-Mimetika bezeichnet werden.

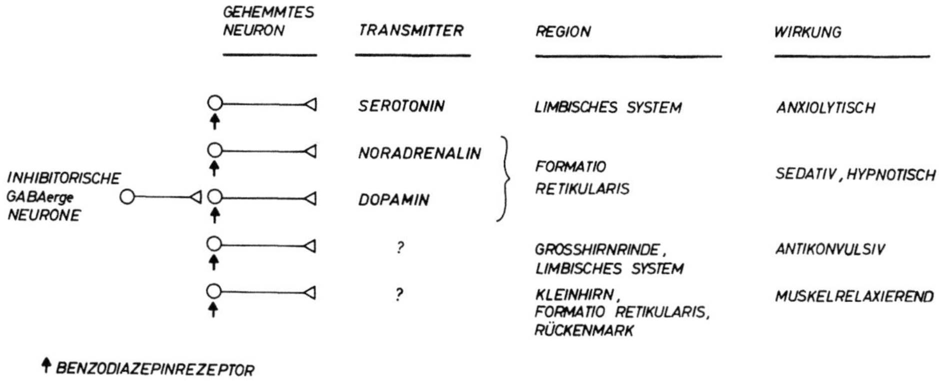

Die Wirkung der Benzodiazepine auf neuronaler Ebene 3

```
                GEHEMMTES
                NEURON        TRANSMITTER       REGION              WIRKUNG

                    O────◁    SEROTONIN         LIMBISCHES SYSTEM   ANXIOLYTISCH
                    ↑
                    O────◁    NORADRENALIN  ⎫
INHIBITORISCHE      ↑                       ⎬   FORMATIO            SEDATIV, HYPNOTISCH
GABAerge     O──◁O────◁       DOPAMIN       ⎭   RETIKULARIS
NEURONE             ↑
                    O────◁    ?                 GROSSHIRNRINDE,     ANTIKONVULSIV
                    ↑                           LIMBISCHES SYSTEM
                    O────◁    ?                 KLEINHIRN,          MUSKELRELAXIEREND
                    ↑                           FORMATIO RETIKULARIS,
                                                RÜCKENMARK

↑ BENZODIAZEPINREZEPTOR
```

Abb. 1. Hypothetisches Modell der postsynaptischen Verstärkung inhibitorischer GABAerger Nervenzellen in verschiedenen Bereichen des ZNS durch den Benzodiazepin-Rezeptor mit den einzelnen Wirkungskomponenten sowie Effekten der Benzodiazepine auf andere Neurotransmittersysteme. (Nach Müller, 1982a)

Weiterführende Fragestellungen

Der Befund eines benzodiazepinspezifischen Rezeptors als primärem Angriffspunkt der Benzodiazepine im ZNS läßt natürlich jetzt eine Reihe weiterführender Fragestellungen aufkommen (Tabelle 2). Von pharmakologischer Seite her interessiert besonders die Frage, wie die Benzodiazepinrezeptorokkupation umgesetzt wird in die Verstärkung der GABAergen Inhibition. Auf diesen Aspekt wird im folgenden Beitrag von W. Sieghart ausführlich eingegangen werden. Von pharmakologischer Seite interessant ist natürlich auch die Frage nach möglichen Unterklassen des Benzodiazepinrezeptors. Obwohl es eine Reihe von Hinweisen

Tabelle 2. Der Benzodiazepinrezeptor als primärer Angriffspunkt der Benzodiazepine im ZNS

Weiterführende Fragestellungen:

Pharmakologie:	1)	Umschaltung von Rezeptorokkupation in neuronalen Effekt?
	2)	Gibt es Unterklassen des Benzodiazepinrezeptors?
Physiologie:	3)	Gibt es einen endogenen Liganden?
	4)	Können sich die Eigenschaften des Benzodiazepinrezeptors im Sinne einer Sub- oder Supersensitivität verändern?
	5)	Sind Veränderungen der Eigenschaften des Benzodiazepinrezeptors involviert in die Pathogenese neurologischer oder psychiatrischer Erkrankungen?

auf eine biochemische Heterogenität des Benzodiazepinrezeptors gibt, kann die Frage, ob diese möglichen Unterklassen eine funktionelle Bedeutung haben, heute noch nicht beantwortet werden. Die bisher therapeutisch eingesetzten Benzodiazepine sind aber mit Sicherheit nicht in der Lage, Unterklassen des Benzodiazepinrezeptors zu differenzieren (Sieghart et al. 1983; Martin et al. 1983; Fehske et al. 1982).

Ein wichtiger Komplex noch ungeklärter Fragen beschäftigt sich mit der physiologischen Bedeutung des Benzodiazepinrezeptors (Tabelle 2). Damit stellt sich zum einen die ganz wesentliche Frage, ob es (einen) endogene(n) Liganden für den Benzodiazepinrezeptors gibt. Da viele neuronale Systeme im ZNS in Abhängigkeit von ihrer Aktivität regulativ verändert werden, wäre natürlich auch die Frage interessant, ob sich die Eigenschaften des Benzodiazepinrezeptors in vivo im Sinne einer Sub- oder Supersensitivität verändern können. Die letzte wichtige Fragestellung im Komplex „physiologische Bedeutung" wäre, ob solche regulativen Veränderungen möglicherweise in die Pathogenese psychiatrischer oder neurologischer Erkrankungen involviert sind.

Gibt es einen endogenen Liganden?

Der Befund eines benzodiazepinspezifischen Rezeptors im zentralen Nervensystem von Tier und Mensch hat natürlich schon sehr bald die Frage nach einem möglichen endogenen Liganden aufgeworfen. Die Parallele zum Opiatrezptor ist offensichtlich, auch hier hat man ja zuerst den Opiatrezeptor gefunden und, letztlich ausgehend von diesem Befund, ein neues Neurotransmittersystem, nämlich die Endorphine. Im Gegensatz zu den Endorphinen kommte aber bis heute ein endogener Ligand des Benzodiazepinrezeptors noch nicht eindeutig identifiziert werden. Verschiedene experimentelle Ansätze, die Frage nach einem möglichen endogenen Liganden zu beantworten, sind in Tabelle 3 zusammengefaßt.

Man hat eine Reihe unterschiedlichster Substanzen aus endogenem Material isoliert (in der Regel Hirnhomogenate oder Urin), die alle an den Benzodiazepinrezeptor binden und entweder benzodiazepinähnliche oder benzodizepinantagonistische Eigenschaften aufweisen. Keine dieser Substanzen kann aber heute eindeutig als endogener Ligand betrachtet werden, da für jede dieser Substanzen bestimmte Aspekte gegen eine endogene Funktion sprechen. So ist z.B. die Affinität von Inosin und Hypoxantin und dem „Diazepambindinginhibitor" (DBI) zum Benzodiazepinrezeptor sehr gering. Betakarbolin-3-Karbonsäureäthylester war letztlich ein Artefakt der Isolationsprozedur und das Peptid Nephentin kommt in höchster Konzentration in der Galle vor, was letztlich nicht mit der rein zentralen Wirkung der Benzodiazepine in Einklang zu bringen ist.

Ein anderer Weg wäre die Testung verschiedenster biologischer Substanzen hinsichtlich ihrer Affinität zum Benzodiazepinrezeptor und hinsichtlich möglicher, über den Benzodiazepinrezeptor vermittelter pharmakologischer Aktivität. Eine Fülle von Substanzen sind hier schon als mögliche Kandidaten für den endogenen Liganden vorgeschlagen worden, ohne daß allerdings für eine dieser Substanzen wirklich überzeugende Argumente geliefert werden konnten. Ein

Tabelle 3. Gibt es einen endogenen Liganden des Benzodiazepinrezeptors? (Nach Müller 1982 b; Davis et al. 1984)

Experimentelle Hinweise:

A. Isolierung aktiver Substanzen aus Gewebe oder Urin, z.B.
   Iosin und Hypoxanthin
   Nikotinamid
   Verschiedene Pestid-Faktoren
   „Diazepam binding inhibitor" (DBI)
   Betakarbolin-3-Karbonsäureäthylester
   Nephentin
B. Testung biologischer Substanzen auf Aktivität, z.B.
   Thromboxane
   Prostaglandine
   Harman
   Melatonin
   Kynurenin
   Thyroxine und Thyronine
   Betakarbolin-3-Karbonsäureamide
   MAO-Aktivität im Urin
C. Versuche mit dem relativ „reinen" Benzodiazepinantagonisten Ro 15–1788, z.B. Effekte
   auf Schlaf-EEG
   auf neuronale Aktivität
   auf Verhalten

---

interessanter und unserer Meinung nach vielversprechender Ansatz ist die Synthese von Betakarbolin-3-Karbonsäureamiden, die im Gegensatz zu den Esterverbindungen biosynthetisch denkbar und daher potentiell endogen möglich sind. (Lippke et al. 1985, Guzman et al. 1984). Ein dritter Weg bietet sich mit den relativ reinen Benzodiazepinantagonisten Ro 15–1788 an. Ist nämlich ein funktionell bedeutsamer endogener Ligand des Benzodiazepinrezeptors vorhanden, so sollte dessen Wirkung auch durch den Antagonisten blockierbar sein, so daß Wirkungen, die man für den Antagonisten Ro 15–1788 findet, einen Hinweis auf das Vorhandensein eines endogenen Liganden geben könnten. Während erste Befunde hinsichtlich dieser Fragestellung sehr negativ verlaufen sind, gibt es in jüngster Zeit einige Hinweise (z.B. Effekte des Antagonisten auf das Schlaf-EEG, auf neuronale Aktivität gemessen in elektrophysiologischen Anordnungen und auf Verhaltensparameter von Versuchstieren) auf das Vorhandensein eines endogenen Liganden des Benzodiazepinrezeptors. Allerdings könnten diese Befunde z.T. auch alternativ durch eine sehr geringe, aber vorhandene intrinsische Eigenwirkung des Benzodiazepinrezeptorantagonisten erklärt werden (Corda et al. 1982; Krespan et al. 1984; Wauquier u. Ashton 1984; Ziegler et al. 1985).

Zusammengefaßt läßt sich feststellen, daß wir trotz einiger interessanter neuer Entwicklungen heute immer noch weit davon entfernt sind, sicher zu wissen, ob ein endogener Ligand des Benzodiazepinrezeptors vorhanden ist, geschweige denn dessen Struktur in der Hand zu haben.

Tabelle 4. Ausgewählte refulatorische Veränderungen der Dichte des Benzodiazepinrezeptors (B_{max}) durch physiologische Mechanismen in vivo im Sinne einer Sub- oder Supersensitivität. Die Daten entstammen folgenden Originalarbeiten: (1) Rosenberg u. Chiu (1981); (2) Concas et al. (1983); (3) Medina et al. (1983); (4) Soubrie et al. (1980); (5) Robertsen et al. (1978); (6) Robertsen (1979); (7) Essman and Valzelli (1981); (8) Burnham et al. (1983); (9) Biggio et al. (1981); (10) Shephard et al. (1982); (11) Wilkinson et al. (1983).

Chronische Behandlung mit sehr hohen Dosen an Benzodiazepinen (1)	$B_{max}\downarrow$
Chronische Behandlung mit Betakarbolin-3-Karbonsäureäthylester (2)	$B_{max}\uparrow$
Akuter Stress oder akute Krämpfe (Ratten, Mäuse, Affen) (3,4)	$B_{max}\uparrow$
„Emotionelle" Tiere (Maus, Ratte) (5,6)	$B_{max}\downarrow$
Aggresive Mäuse (durch Isolation) (7)	$B_{max}\downarrow$
„Kindling" (8)	$B_{max}\downarrow$
GABAerge Denervierung der Substantia nigra (9)	$B_{max}\uparrow$
Geschlechtsunterschiede (10)	$B_{max}\downarrow\uparrow$
Chronische Behandlung mit Östrogenen (11)	$B_{max}\uparrow$

Sub- oder Supersensitivität des Benzodiazepinrezeptors

Hinweise auf eine mögliche endogene Funktion des Benzodiazepinrezeptors sind auch dann gegeben, wenn dieses System in Abhängigkeit von der neuronalen Aktivität regulativen Veränderungen im Sinne einer Sub- oder Supersensitivität unterliegen würde, wie es für viele andere Neurorezeptoren im ZNS bekannt ist (Enna 1984). Hierfür haben wir heute verschiedene Hinweise (Tabelle 4). Eine Reihe tierexperimenteller Untersuchungen hat gezeigt, daß durch langfristige Behandlung mit allerdings sehr hohen Dosen von Benzodiazepinen die Dichte der Benzodiazepinrezptoren in den meisten Hirnarealen im Sinn einer Subsensitivität reduziert wird. Parallel dazu zu sehen wäre, daß chronische Behandlung mit dem Benzodiazepinrezeptorantagonisten Betakarbolin-3-Karbonsäureäthylester zu einer Zunahme der Benzodiazepinrezeptoren, also zu einer Supersensitivität führt. Ähnlich zu werten wäre die Beobachtung, daß akuter Streß oder akut durch verschiedene Maßnahmen ausgelöste Krämpfe sehr kurzfristig zu einer Zunahme der Dichte der Benzodiazepinrezeptoren führen können.

Andere Befunde weisen daraufhin, daß Veränderungen der Dichte des Benzodiazepinrezeptors in Veränderungen bestimmter Verhaltensparameter bei Versuchstieren involviert sind. So haben besonders emotionelle Inzuchtstämme von Maus und Ratte speziell in Arealen des limbischen Systems eine erniedrigte Dichte an Benzodiahzepinrezeptoren. Ähnliches gilt für Mäuse, die durch isolierte Haltung besonders aggresiv gemacht wurden. Auch die Prozedur des „kindling" (einer längeren Behandlung mit subkonvulsiven Maßnahmen, die ein wichtiges tierexperimentelles Modell für die Epilepsie darstellt) führt zu einer Reduktion der Dichte des Benzodiazepinrezeptors. Auch diesen Effekt könnte man im Sinne einer Subsensitivität verstehen. GABAerge Denervierung der Substantia nigra durch Zerstörung der GABAergen Neurone im Striatum führt zu einer Supersensitivität des Benzodiazepinrezeptors in der Substantia nigra.

Einige Befunde weisen auch auf Unterschiede hinsichtlich der Dichte des Benzodiazepinrezeptors in bestimmten Hirnarealen zwischen männlichen und weiblichen Versuchstieren hin. Interessanterweise kann auch die chronische Behandlung mit weiblichen Geschlechtshormonen Änderungen der Dichte des Benzodiazepinrezeptors in bestimmten Hirnarealen hervorrufen. Zumindest bei einigen dieser Befunde gehen regulative Veränderungen des GABA-Rezeptors nicht mit den Veränderungen am Benzodiazepinrezeptor parallel. Damit fällt es schwer, diese Befunde mit regulativen Veränderungen am GABA-Rezeptor als dem wesentlichen Teil der multifaktoriellen Einheit der postsynaptischen Membran zu erklären. Wenn auch damit noch kein endgültiger Hinweis auf eine mögliche endogene Funktion des Benzodiazepinrezeptors gegeben ist, so lassen sich die hier zusammengefaßten regulativen Veränderungen des Benzodiazepinrezeptors nur sehr schwer mit der Hypothese in Einklang bringen, daß der Benzodiazepinrezeptor eine zwar pharmakologisch sehr interessante, physiologisch aber funktionslose Einheit der neuronalen Membran darstellt.

Pathologische Veränderungen des Benzodiazepinrezeptors im menschlichen Gehirn

Die im vorangegangenen Abschnitt zusammengefaßten tierexperimentellen Befunde über regulative Veränderungen der Eigenschaften des Benzodiazepinrezeptors könnten darauf hinweisen, daß entsprechende Veränderungen auch im menschlichen Gehirn im Verlauf verschiedener Erkrankungen des ZNS vorkommen könnten. Die bisher vorliegenden Daten zu diesem Fragenkomplex sind in Tabelle 5 zusammengefaßt. Im Gehirn schizophrener Patienten und im Gehirn von Alkoholikern konnten bis jetzt keine Veränderungen des Benzodiazepinrezeptors festgestellt werden. Dagegen weisen erste Befunde an Alzheimer-Patienten auf eine allerdings sehr geringe Reduktion der Dichte der Benzodiazepinrezeptoren in kortikalen Arealen hin. Befunde über Veränderungen der Dichte des Benzodiazepinrezeptors im Gehirn von Chorea-Huntington-Patienten sind widersprüchlich. Sie lassen sich aber wahrscheinlich durch neueste Befunde erklären, die darauf hinweisen, daß die Veränderungen des Benzodiazepinrezeptors im Frühstadium der Erkrankung anders ausfallen als im Spätstadium (Walker et al. 1984). Bei Patienten, die an olivo-ponto-zerebellarer Atrophie erkrankt waren, konnten keine generellen Veränderungen der Dichte der Benzodiazepinrezeptoren im Kleinhirn gefunden werden. Allerdings waren nur bei einigen der Patienten die Benzodiazepinrezeptoren unverändert, während andere im Kleinhirn deutlich erhöhte Dichten im Vergleich zu einer entsprechenden Kontrollgruppe hatten.

Zusammengefaßt sind diese Befunde sicher noch recht spärlich. Sie geben aber doch einen ersten Hinweis darauf, daß regulatorische Veränderungen der Eigenschaften des Benzodiazepinrezeptors bei bestimmten Erkrankungen des zentralen Nervensystems vorkommen können, ohne daß wir allerdings heute in der Lage wären, diesen Veränderungen eine pathogenetische Bedeutung zuordnen

Tabelle 5. Bis jetzt bekannte pathologische Veränderungen der Dichte (B_{max}) des Benzodiazepinrezeptors im menschlichen ZNS in Post-morten-Proben. Die Daten enstammen folgenden Originalarbeiten: (1) Reisine et al. (1980); (2) Owen et al. (1981); (3) Tran et al. (1980); (4) Owen et al. (1983); (5) Reisine et al. (1979); (6) Kish et al. (1983); (7) Walker et al. (1984); (8) Kish et al. (1984)

Schizophrenie	Kortex (1)	± 0
	Putamen	± 0
	Caudatus	± 0
	Putamen (2)	± 0
	Caudatus	± 0
Alkoholismus	Kortex (3)	± 0
M. Alzheimer	Kortex (4)	↓
Chorea Huntington	Striatum (5)	↓
	Kortex	↑
	Cerebellum	↑
	Cerebellum (6)	± 0
	Putamen (7)	↓
	Kortex	± 0
Olivo-ponto-Zerebellare Atrophie	Cerebellum (8)	↑ (± 0)

zu können. Sie sind aber nach meiner Meinung doch so weit ermutigend, daß weitere Untersuchungen auf diesem Gebiet durchgeführt werden sollten.

Alle hier zusammengefaßten Untersuchungen wurden an Post-mortem-Material durchgeführt und sind damit mit den generellen Problemen dieser Methode behaftet und damit für viele nur sehr schwer zugänglich. Eine sehr interessante Alternative bietet hier heute die Positronenemissionstomographie (PET), mit deren Hilfe es heute schon möglich ist, bestimmte Rezeptoren mit Hilfe markierter Liganden im zentralen Nervensystem in vivo zu markieren. Auch für den Benzodiazepinrezeptor liegen mit dieser Methode schon erste Befunde über eine In-vivo-Visualisierung des Benzodiazepinrezeptors bei Versuchstieren, aber auch beim Menschen vor (Mazière et al. 1981). Damit bietet diese Methode eine sehr interssante Perspektive, pathologische Veränderungen des Benzodiazepinrezeptors am Patienten selbst zu erfassen und nicht erst nach seinem Tod.

Ausblick

Der Befund eines benzodiazepinspezifischen Rezeptors im zentralen Nervensystem und seine Einbettung in die GABAerge inhibitorische Neurotransmision kann heute zwangslos das breite pharmakologische und therapeutische Wirkungsspektrum der Benzodiazepine erklären. Welche physiologische Funktion der Benzodiazepinrezeptor besitzt, ist bis heute noch nicht geklärt. Ebensowenig geklärt ist die für den Kliniker besonders interessante Frage, ob Veränderungen der Eigenschaften des Benzodiazepinrezeptors bei der Pathogenese bestimmter

Erkrankungen des zentralen Nervensystems involviert sind. Allerdings liegen hier einige ermutigende Befunde vor, und in Form der Rezeptorvisualisierung mit Hilfe der PET-Technik wird hier in den nächsten Jahren eine Methode zur Verfügung stehen, die mögliche pathologische Veränderungen des Benzodiazepinrezeptors nicht nur in Post-mortem-Material, sondern auch am Patienten erlauben wird.

Literatur

Biggio G, Corda M G, Concas A, Gessa G L (1981) Denervation supersensitivity for benzodiazepine receptors in the rat substantia nigra. Brain Res 220: 344–349

Braestrup C, Schmiedchen R, Nielsen M, Petersen E N (1983) Benzodiazepine receptor ligands, receptor occupancy, pharmcological effect and GABA receptor coupling. In: E. Usdin, P. Skolnik, J. F. Tallman, D. Greenblatt, S. Paul, (eds) Pharmacology of benzodiazepines Verlag Chemie, Weinheim, pp 71–85

Burnham W M, Niznik H B, Okazaki M M, Kish S J (9183) Binding of ^{3}H-flunitrazepam and ^{3}H-Ro 5–4864 to crude homogenates of amygdala-kindled rat brain: Two months post-seizures. Brain Res 279: 359–362

Concas A, Salis M, Biggio G (1983) Brain benzodiazepine receptors increase after chronic ethyl-β-carboline-3-carboxylate. Life Sci 32: 1175–1182

Corda M G, Costa E, Guidotti A (1982) Specific proconvulsant action of an imidazobenzodiazepine (Ro 15–1788) on isoniazid convulsions. Neuropharmacology 21: 91–94

Davis L G, Manning R W, Dawson W E (1984) Putative endogenous ligands to the benzodiazepine receptor: What can they tell us? Drug Devel 4: 31–37

Enna S J (1984) Receptor regulation. In: Lajtha A (ed) Receptor in the nervous system, Handbook of Neurochemistry, 2nd edn, vol. 6. Raven, New York, pp 629–638

Essman, E J, Valzelli, L (1981) Brain benzodiazepine receptor changes in the isolated aggressive mouse. Pharmacol Res Communic 13: 665–671

Fehske, K J, Zube, I, Borbe, H O, Wollert, U, Müller, W E (1982) β-Carboline binding indicates the presence of benzodiazepine receptor subclasses in the bovine central nervous system. Naunyn-Schmiedeberg's Arch Pharmacol: 319, 172–177

Guzman, F, Cain, M, Larscheid, P et al. (1984) Biomimetic approach to potential benzodiazepine receptor agonists and antafonists. Med Chem: 27, 564–570

Haefely, W (1983): Antagonists of benzodiazepines: Functional aspects. In: G Biggio, E. Costa (eds) Benzodiazepine recognition site ligands: Biochemistry and pharmacology. Raven, New York, pp 73–93

Kish, S J, Shannak, K S, Perry, T L, Hornkiewicz, O (1983) Neuronal ^{3}H-benzodiazepine binding and levels of GABA, glutamate, and taurine are normal in Huntington's disease cerebellum. J Neurochem: 41, 1495–1497

Kish, S J, Perry, T L, Horykiewicz, O (1984) Benzodiazepine receptor binding in cerebellar cortex: observations in olivopontocerebellar atrophy. J Neurochem: 42, 466–469

Krespan, B, Springfield, S A, Hass, H, Geller, H M (1984) Electrophysiological studies on benzodiazepine antagonists. Brain Res: 295, 265–274

Lippke, K P, Müller, W E, Schunack, W G (1985) β-Carboline as benzodiazepine receptor ligands. 2. Synthesis and benzodiazepine receptor affinity of β-carboline-3-carboxylic acid amides. J. pharm. Su. 74, 676–680

Martin, I L, Brown, C L, Doble, A (1983) Multiple benzodiazepine receptors: Structures in the brain or structures in the mind? A critical review. Life Sci: 32, 1925–1933

Mazière, M, Godot, J M, Berger, G et al. (1981) Positron tomography. A new method for in vivo brain studies of benzodiazepine, in animal and man. In: Costa, E, (ed) GABA and benzodiazepine receptors. New York, Raven, pp 273–286

Medina, J H, Novas, M L, Wolfram, C N V, Levi de Stein, M, De Robertis, E (1983): Benzodiazepine receptors in rat cerebral cortex and hippocampus undergo rapid and reversible changes after acute stress. Neuroscience: 9, 331–335

Müller, W E, (1982a): Molekularer Wirkungsmechanismus der Benzodiazepine. Münchner Med Wschr: 124, 879–883

Müller, W. E. (1982b): The benzodiazepine receptor. A summary. In: H. Hucho, (ed) Neuroreceptors. de Gruyter, Berlin, pp 3–13

Owen, F, Cross, A J, Crow, T J, Lofthouse, R, Poulter, M (1981) Neurotransmitter receptors in brain in schizophrenia. Acta Psychiatr Scand: 63, suppl. 291, 20–27

Owen, F, Poulter, M, Waddington, J L, Mashal, R D, Crow, T J (1983) ^{3}H-Ro 5–4864 and ^{3}H-flunitrazepam binding in kainate-lesioned rat striatum and in temporal cortex of brains from patients with senile dementia of the Alzheimer type. Brain Res: 278, 373–375

Reisine, T D, Wastek, G J, Speth, R C, Bird, E D, Yamamura, H I (1979) Alteration in the benzodiazepine receptor of Huntington's diseased human brain. Brain Res: 165, 183–187

Reisine, T D, Rossor, M, Spokes, E, Iversen, L L, Yamamura, H I (1980) Opiate and neuroleptic receptor alterations in human schizophrenic brain tissue. In: G Pepeu, M J Kuhar, S J Enna (ed) Receptors for Neurotransmitters and Peptide Hormones, Raven Press, New York, pp 443–450

Robertson, H A (1979) Benzodiazepine receptors in emotional and non-emotional mice: Comparison of four strains. Europ J Pharm: 56, 163–166

Robertson, H A, Martin, I L, Candy, J M (1978) Differences in benzodiazepine recptor binding in maudsley reactive and maudsley non-reactive rats. Europ J Pharm: 50, 455–457

Rosenberg, H C, Chiu, T H (1981) Tolerance during chronic benzodiazepine treatment associated with decreased receptor binding. Europ J Pharm: 70, 453–460

Shephard, R A, Nielsen, E B, Broadhurst, P L (1982) Sex and strain differences in benzodiazepine receptor binding in Roman rat strains. Europ J Pharm: 77, 327–330

Sieghart, W, Drexler, G, Mayer, A, Schuster, A (1983) Interactions of benzodiazepine agonists and antagonists with different benzodiazepine receptors. In: Biggio, G, Costa, E (ed) Benzodiazepine recognition site ligands: Biochemistry and Pharmacology, Raven, New York, pp 11–19

Soubrie, P, Thiebot, M H, Jobert, A, Montastruc, J L, Hery, F, Hamon, M (1980) Decreased convulsant potency of picrotoxin and pentetrazol and enhanced ^{3}H-Flunitrazepam cortical binding following stressful manipulations in rats. Brain Res: 189, 505–517

Tran, V T, Snyder, S H, Major, L F, Hawley, R J (1980) GABA receptors are increaased in brains of alcoholics. Annals Neurol: 9, 289–292

Walker, F O, Young, A B, Penney, J B, Dovorini-Zis, K, Shoulson, I (9184) Benzodiazepine and GABA receptors in early Huntington's disease. Neurology: 34, 1237–1240

Wauquier, A, Ashton, D (1984) The benzodiazepine antagonist, Ro 15–1788, increases REM and slow-wave sleep in the dog. Brain Res: 308, 159–161

Wilkinson, M, Bhanot, R, Wilkinson, D A, Brawer, J R (1983) Prolonged estrogen treatment induces changes in opiate, benzodiazepine and β-adrenergic binding sites in female rat hypothalamus. Brain Res Bull: 11, 279–281

Ziegler, G, Ludwig, L, Fritz, G (1985) Reversal of slow-wave sleep by benzodiazepine antagonist Ro 15–1788, Lancet, 510

Wechselwirkung von Benzodiazepinagonisten, Antagonisten und inversen Agonisten mit dem Benzodiazepinrezeptor

W. Sieghart

Nach der Entdeckung der „zentralen" Benzodiazepinrezeptoren im Jahre 1977 (Braestrup u. Squires 1977; Möhler u. Okada 1977) wurden diese Rezeptoren durch eine Vielzahl an pharmakologischen Untersuchungen charakterisiert. Es konnte gezeigt werden, daß die Benzodiazepinrezeptoren eng mit einem GABA-Rezeptor, einem Chloridionenkanal und Bindungsstellen für Pikrotoxinin, Avermektin und andere Substanzen assoziiert sind (Tallman et al. 1980; Olsen 1982). Alle diese Bindungsstellen beeinflussen einander auf komplizierte Art und Weise, und es ist heute klar, daß der GABA-Benzodiazepinrezeptor eine hoch regulierbare, komplexe molekulare Struktur besitzt.

Weiter konnte gezeigt werden, daß es vermutlich verschiedene Benzodiazepinrezeptorsubtypen gibt. Im Anschluß an die Entdeckung von Möhler, daß ^{3}H-Flunitrazepam (Abb. 1), das als reversibler Ligand zur Charakterisierung von Benzodiazepinrezeptoren verwendet wurde, sich irreversibel an diese Rezeptoren bindet, wenn Gehirnmembranen in Gegenwart von ^{3}H-Flunitrazepam mit UV-Licht belichtet werden (Möhler et al. 1980), wurde gefunden, daß ^{3}H-Flunitrazepam im Cerebellum nur ein Protein mit scheinbarem Molekulargewicht 51,000 (P_{51}), dagegen im Hippokampus und anderen Hirnregionen neben P_{51} auch

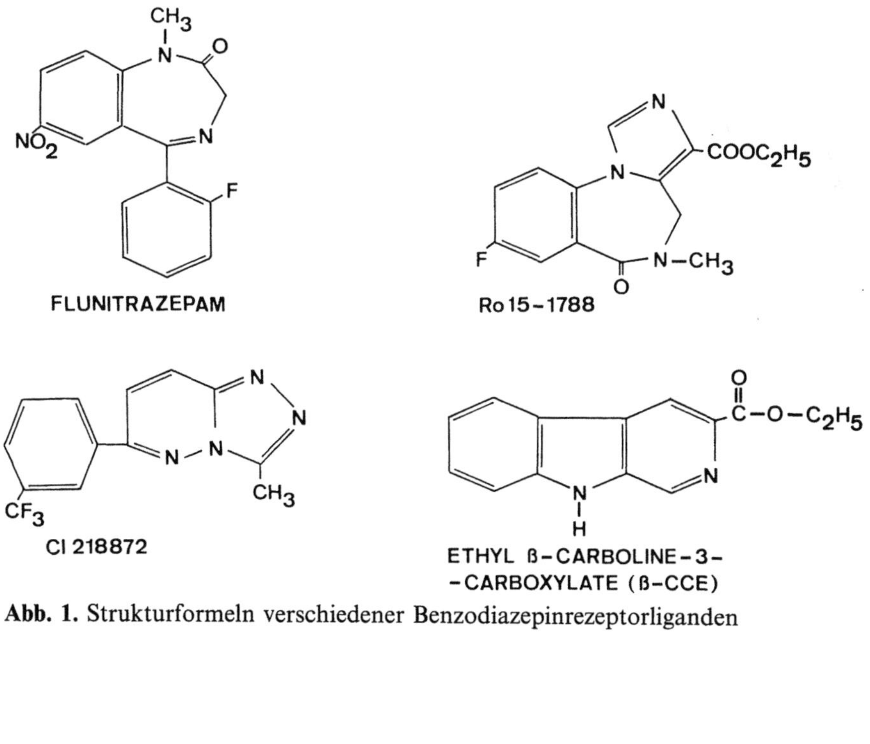

Abb. 1. Strukturformeln verschiedener Benzodiazepinrezeptorliganden

noch mehrere andere Proteine irreversibel markiert (Sieghart u. Karobath 1980; Lippa et al. 1982; Asano et al. 1983). Alle diese durch ^{3}H-Flunitrazepam markierbaren Proteine sind mit „zentralen" Benzodiazepinrezeptoren engassoziiert. Sie haben eine unterschiedliche regionale Verteilung (Sieghart 1983b; Sieghart u. Drexler 1983), durchlaufen eine unterschiedliche postnatale Entwicklung (Sieghart u. Mayer 1982), sind in der Gehirnmembran unterschiedlich gegenüber einem Abbau durch Trypsin geschützt (Eichinger u. Sieghart 1985), und die Bindung von bestimmten Benzodiazepinrezeptorliganden erfolgt mit unterschiedlicher Affinität an die einzelnen Proteine (Sieghart et al. 1983a). Aus all diesen Untersuchungen kann geschlossen werden, daß die einzelnen Proteine, die durch ^{3}H-Flunitrazepam irreversibel markiert werden, verschiedenen Benzodiazepinrezeptorsubtypen angehören. Einer dieser Subtypen, der Typ-I-Rezeptor (BZ_1-Rezeptor), kommt in allen Hirnregionen vor, ist mit dem Protein P_{51} assoziiert und besonders im Cerebellum angereichert (Sieghart et al. 1983b).

In letzter Zeit wurden verschiedene Liganden gefunden, die zwischen den einzelnen Benzodiazepinrezeptoren unterscheiden können. So konnte gezeigt werden, daß sich Cl 218 872 (vgl. Abb. 1) und einige andere Triazolopyridazine (Klepner et al. 1979), aber auch der Methyl- (βCCM), Ethyl- (βCCE) (vgl. Abb. 1) oder Propylester (βCCP) der Betakarbolin-3-Karbonsäure (Nielsen u. Braestrup 1980; Braestrup u. Nielsen 1981) und einige neuere Benzodiazepine wie Quazepam, Cinolazepam und andere (Sieghart 1983a; Sieghart u. Schuster 1984; Iorió et al. 1984) bevorzugt an den Typ-I-Benzodiazepinrezeptor binden. Dagegen scheint Flunitrazepam eine gewisse Selektivität für einen anderen Benzodiazepinrezeptorsubtyp zu besitzen (Sieghart et al. 1983a; Toll et al. 1984). Die Selektivität all dieser Substanzen ist jedoch zu gering, als daß man aus der klinischen Wirkung dieser Substanzen auf die Funktion der einzelnen Rezeptoren rückschließen könnte. Über die Funktion der verschiedenen Rezeptoren ist daher auch derzeit nichts bekannt.

In den letzten Jahren konnte gezeigt werden, daß einige Benzodiazepinrezeptorliganden wie das βCCE, βCCM oder ein anderes Betakarbolin, das DMCM, im Gegensatz zu den klassischen Benzodiazepinen, die anxiolytische und antikonvulsive Wirkungen besitzen, prokonvulsive oder sogar konvulsive und anxiogene Wirkungen aufweisen (Oakley u. Jones 1980; Oakley u. Jones 1982; Ninan et al. 1982; Prado de Carvalho et al. 1983). Diese Substanzen haben auch in elektrophysiologischen Experimenten eine Wirkung, die der der Benzodiazepine genau entgegengesetzt ist: Sie hemmen die GABA-induzierte Chloridpermeabilität (Polc et al. 1981). In anderen Experimenten konnte gezeigt werden, daß sich diese Substanzen auch in vivo an den Benzodiazepinrezeptor binden und ihre konvulsiven und anxiogenen Wirkungen bei einer 30–50%igen Belegung der Benzodiazepinrezeptoren ausüben (Braestrup et al. 1982; Petersen et al. 1982). Da die konvulsiven und anxiogenen Wirkungen dieser Betakarboline auch durch Benzodiazepine gehemmt werden können, kann man schließen, daß diese Substanzen ihre Wirkungen, die den Wirkungen der Benzodiazepine diametral entgegengesetzt sind, über den Benzodiazepinrezeptor ausüben. βCCM, DMCM und andere Substanzen mit ähnlicher Wirkung werden daher im Gegensatz zu den Benzodiazepinrezeptoragonisten (Benzodiazepine, Cl 218 872) als inverse Agonisten bezeichnet. Andere Substanzen wie das βCCP oder das Ro 15–1788 (vgl

Abb. 1) hemmen die Wirkungen sowohl der Benzodiazepine als auch der konvulsiven Betakarboline, ohne selbst, zumindest in niedrigen Konzentrationen, Eigenwirkungen zu haben (Braestrup et al. 1982; Ninan et al. 1982; Nutt et al. 1982). Diese Substanzen binden sich ebenfalls mit hoher Affinität an Benzodiazepinrezeptoren und werden als Benzodiazepinantagonisten bezeichnet. Offensichtlich werden also über ein und denselben Rezeptor sowohl anxiolytisch-antikonvulsive als auch anxiogen-konvulsive Wirkungen ausgeübt. Dieses Konzept der bidirektionalen Wirkung an einem einzelnen Rezeptor ist neu und bisher einzigartig in der Pharmakologie des Zentralnervensystems.

Wie läßt sich diese bidirektionale Wirkung erklären? Auch diese Frage wurde in den letzten Jahren zum Teil beantwortet. Schon seit dem ersten Bericht über die Photoaffinitätsmarkierung der Benzodiazepinrezeptoren durch ^{3}H-Flunitrazepam ist bekannt, daß auch unter optimalen Bedingungen nur etwa 25% aller in der Membran verfügbaren Benzodiazepinbindungsstellen durch Flunitrazepam irreversibel markiert werden können (Möhler et al. 1980; Sieghart u. Drexler 1983). Dennoch kann nach dieser Photomarkierung der Rezeptoren weder ^{3}H-Diazepam noch ^{3}H-Flunitrazepam an die restlichen Bindungsstellen gebunden werden. Aus diesem Befund wurde geschlossen, daß der Benzodiazepinrezeptor 4 eng benachbarte Bindungsstellen für Benzodiazepine besitzt und daß durch die irreversible Bindung von Flunitrazepam an eine dieser Stellen die anderen drei Stellen inaktiviert werden (Möhler et al. 1980; Sieghart u. Drexler 1983). Diese Hypothese wurde durch ein Experiment bestätigt, bei dem gezeigt werden konnte, daß für jedes irreversibel gebundene Flunitrazepam-Molekül drei andere, vorher reversibel am Rezeptor gebundene Flunitrazepammoleküle vom Rezeptor abdissoziieren (Sieghart u. Drexler 1983). Da ähnliche Resultate in allen untersuchten Hirnregionen erhalten wurden, scheinen alle verschiedenen Benzodiazepinrezeptorsubtypen je 4 Benzodiazepinbindungsstellen zu besitzen.

In anderen Experimenten konnte jedoch gezeigt werden, daß nach der sättigenden Photomarkierung der Membranen mit 20-nM-Flunitrazepam die reversible Bindung von Benzodiazepinantagonisten oder inversen Benzodiazepinagonisten nur zu etwa 25% gehemmt war (Hirsch 1982; Karobath u. Supavilai 1982; Möhler 1982). Es wurde hierauf die Hemmung der reversiblen ^{3}H-βCCM- oder ^{3}H-Ro-15−1788-Bindung durch mehrere Benzodiazepinagonisten oder Antagonisten vor und nach der Photomarkierung der Membranen mit Flunitrazepam untersucht. Dabei konnte gezeigt werden, daß nach der Photomarkierung die Hemmfähigkeit der Benzodiazepinagonisten etwa 20-100fach reduziert war, während die Hemmfähigkeit der Benzodiazepinantagonisten oder inversen Agonisten entweder unverändert oder sogar leicht erhöht war (Möhler 1982; Karobath u. Supavilai 1982).

Alle diese Befunde lassen sich mit einem hypothetischen Modell (Abb. 2) des GABA-Benzodiazepinrezeptors erklären (Braestrup et al. 1983). Dieser Rezeptor besitzt mindestens 4 Benzodiazepinbindungsstellen, die in mindestens zwei verschiedenen Konformationen, der BZ-R_A- und der BZ-R_C-Form vorkommen können, und diese beiden Konformationen sind frei ineinander überführbar. Benzodiazepinagonisten wandeln die Benzodiazepinbindungsstelle in die BZ-R_A-Form um, und diese BZ-R_A-Form verstärkt die GABA-Transmission und bewirkt so die antikonvulsive und anxiolytische Wirkung dieser Substanzen. Im Gegen-

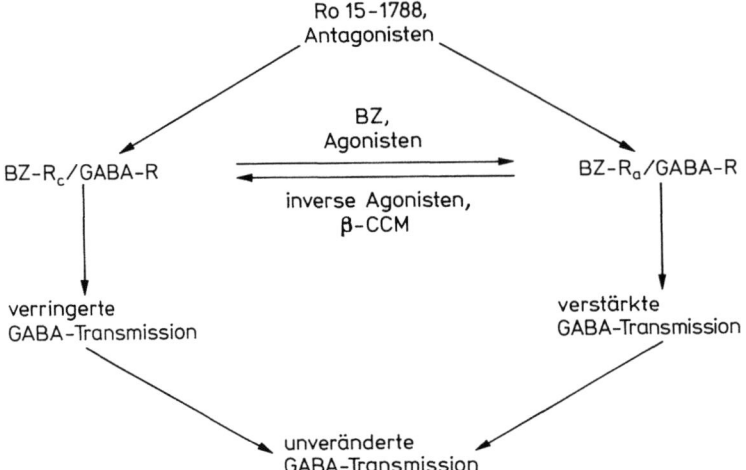

Abb. 2. Modell der Wechselwirkung von Benzodiazepinagonisten, inversen agonisten und antagonisten mit dem GABA-Benzodiazepinrezeptor-Komplex

satz dazu wandeln inverse Benzodiazepinagonisten wie βCCM oder DMCM die Bindungsstellen in die BZ-R_C-Form um. Die BZ-R_C-Konformation reduziert die GABA-Transmission und verursacht dadurch die konvulsiven und anxiogenen Eigenschaften dieser Verbindungen. Benzodiazepinantagonisten wie Ro 15–1788 oder βCCP dagegen können in gleicher Weise mit BZ-R_A- oder BZ-R_C- Konformationen wechselwirken oder binden sich an die Benzodiazepinbindungsstellen, ohne eine Konformationsänderung zu bewirken. Daher können diese Substanzen auch keine eigene Wirkung hervorrufen, sind jedoch in der Lage, die Wirkung der Benzodiazepinagonisten und inversen Benzodiazepinagonisten zu antagonisieren. Bei der Photomarkierung von Hirnmembranen durch Flunitrazepam wird offensichtlich nicht nur eine von vier Benzodiazepinbindungsstellen des GABA-Benzodiazepinrezeptorkomplexes irreversibel besetzt, sondern es werden dabei auch die anderen 3 Bindungsstellen in der BZ-R_C-Form fixiert. Dies führt zu einer 20–100fach verringerten Affinität der Rezeptoren für Benzodiazepinagonisten, während die Affinität für Benzodiazepinantagonisten und inverse Agonisten unverändert bleibt.

Zusammenfassend kann gesagt werden, daß Benzodiazepinrezeptorliganden nicht nur eine verschiedene Affinität für unterschiedliche Rezeptoren besitzen können, sondern daß diese Substanzen auch an einem Subtyp des GABA/Benzodiazepinrezeptors als Agonist, jedoch an einem anderen Subtyp als Antagonist oder inverser Agonist wirken könnten. Da die Benzodiazepinbindung, wir bereits erwähnt, von GABA und endogenen Modulatoren beeinflußt wird, könnte die jeweilige Wirkung der Benzodiazepinrezeptorliganden auch vom jeweiligen Modulationszustand der einzelnen Rezeptoren und damit auch vom psychischen Zustand der jeweiligen Person beeinflußt werden. Diese Überlegungen könnten eine mögliche Erklärung für die unterschiedlichen klinischen Wirkungen von strukturell ähnlichen Benzodiazepinen darstellen.

Literatur

Asano T, Yamada Y, Ogasawara N (1983) Characterization of the solubilzed GABA and benzodiazepine receptors from various regions of bovine brain. J Neurochem 40: 209–214

Braestrup C, Nielsen MJ (1981) ³H-propyl-β-carboline-3-carboxylate as a selective radioligand for the BZ_1 benzodiazepine receptor subclass. J Neurochem 37: 333–341

Braestrup C, Squires R (1977) Specific benzodiazepine receptors in rat brain characterized by high affinity ³H-diazepam binding. Proc Natl Acad Sci USA 74: 3804–3809

Braestrup C, Nielsen M, Honoré T (1983) Benzodiazepine receptor ligands with positive and negative efficacy. In: Mandel P, De Feudis F V (eds) CNS-Receptors – From molecular pharmacology to behavior. Raven, New York, pp 237–245

Braestrup C, Schmiechen R, Neef G, Nielsen M, Petersen EN (1982) Interaction of convulsive ligands with benzodiazepine receptors. Science 216: 1241–1243

Eichinger A, Sieghart W (1985) Differential degradation of different benzodiazepine binding proteins by incubation of membranes from cerebellum or hippocampus with trypsin. J Neurochem 45: 219–226

Hirsch JD (1982) Photolabeling of benzodiazepine receptors spares ³H-propyl-β-carboline binding. Pharmacol Biochem Behav 16: 245–248

Iorió LC, Barnett A, Billard W (1984) Selective affinity of 1-N-trifluoroethyl benzodiazepines for cerebellar type I receptor sites. Life Sci 35: 105–114

Karobath M, Supavilai P (1982) Distinction of benzodiazepine agonists from antagonists by photoaffinity labeling of benzodiazepine receptors in vitro. Neurosci Letters 31: 65–69

Klepner C A, Lippa AS, Benson DI, Sano MC, Beer C (1979) Resolution of two biochemically and pharmacologically distinct benzodiazepine receptors. Pharmacol Biochem Behav 11: 457–462

Lippa AS, Jackson D, Wennogle LP, Beer B, Meyerson LR (1982) Non benzodiazepine agonists for benzodiazepine receptors. In: Usdin E, Skolnick Ph, Tallman JF, Greenblatt D, Paul SM (eds) Pharmacology of benzodiazepines. Macmillan, London Basingstoke, pp 431–440

Möhler H (1982) Benzodiazepine receptors: Differential interaction of benzodiazepine agonists and antagonists after photoaffinity labeling with flunitrazepam. Europ J Pharmacol 80: 435–436

Möhler H, Okada T (1977) Benzodiazepine receptors – demonstration in the central nervous system. Science 198: 849–851

Möhler H, Battersby MK, Richards J G (1980) Benzodiazepine receptor protein identified and visualized in brain tissue by a photoaffinity label. Proc Natl Acad Sci USA 77: 1666–1670

Nielsen M, Braestrup C (1980) Ethyl-β-carboline-3-carboxylate shows differential benzodiazepine receptor interactions. Nature 286: 606–607

Ninan PT, Insel TM, Cohen RM, Cook JM, Skolnick P, Paul SM (1982) Benzodiazepine receptor-mediated experimental „anxiety" in primates. Science 218: 1332–1334

Nutt DJ, Cowen PhJ, Little HJ (1982) Unusual interactions of benzodiazepine receptor antagonists. Nature 295: 436–438

Oakley NR, Jones BJ (1980) The proconvulsant and diazepam-reversing effects of ethyl-β-carboline-3-carboxylate. Europ J Pharmacol 68: 381–382

Oakley NR, Jones BJ (1982) Differential pharmacological effects of β-carboline-3-carboxylic acid esters. Neuropharmacology 21: 587–589

Olsen RW (1982) Drug interactions at the GABA receptor ionophore complex. Ann Rev Pharmacol Toxicol 22: 245–277

Petersen EN, Paschelke G, Kehr W, Nielsen M, Braestrup C (1982) Does the reversal of the anticonflict effect of phenobarbital by β-CCE and FG 7142 indicate benzodiazepine receptor-mediated anxiogenic properties? Europ J Pharmacol 82: 217–221

Polc P, Ropert N, Wright DM (1981) Ethyl-β-carboline-3-carboxylate antagonizes the action of GABA and benzodiazepines in the hippocampus. Brain Res 217: 216–220

Prado de Carvalho L, Grecksch G, Chapouthier G, Rossier J (1983) Anxiogenic and non anxiogenic benzodiazepine antagonists. Nature 301: 64–66

Sieghart W (1983a) Several new benzodiazepines selectively interact with a benzodiazepine receptor subtype. Neurosci Letters 38: 73–78

Sieghart W (1983b) Association of proteins irreversibly labeled by ^{3}H-flunitrazepam with different benzodiazepine receptors. J Neural Transmission (suppl) 18: 345–352

Sieghart W, Drexler G (1983) Irreversible binding of ^{3}H-flunitrazepam to different proteins in various brain regions. J Neurochem 41: 47–55

Sieghart W, Karobath M (1980) Molecular heterogeneity of benzodiazepine receptors. Nature 286: 285–287

Sieghart W, Mayer A (1982) Postnatal development of proteins irreversibly labeled by ^{3}H-flunitrazepam. Neurosci Letters 31: 71–74

Sieghart W, Schuster A (1984) Affinity of various ligands for benzodiazepine receptors in rat cerebellum and hippcampus. Biochem Pharm 33: 4033–4038

Sieghart W, Mayer A, Drexler G (1983a) Properties of ^{3}H-flunitrazepam binding to different benzodiazepine binding proteins. Europ J Pharmacol 88: 291–299

Sieghart W, Drexler G, Mayer A, Schuster A (1983b) Interaction of benzodiazepine agonists and antagonists with different benzodiazepine receptors. In: Biggio G, Costa E (eds) Benzodiazepine recognition site ligands. Biochemistry and pharmacology. Raven, New York, pp 11–19

Tallman JF, Paul SM, Skolnick P, Gallager DW (1980) Receptors for the age of anxiety: Pharmacology of the benzodiazepines. Science 207: 274–281

Toll L, Keys Ch, Spangler D, Loew G (1984) Computer assisted determination of benzodiazepine receptor heterogeneity. Europ J Pharmacol 99: 203–209

Diskussion zu den Beiträgen Müller und Sieghart

Angst: Gibt es genetisch festgelegte Dichteverteilungen der Benzodiazepinrezeptoren bei Ratten? Also zum Beispiel eine höhere Sensitivität den Agonisten gegenüber bei weiblichen Ratten?

Müller: Es gibt eine unterschiedliche Dichteverteilung in verschiedenen Hirnarealen für die beiden Geschlechter. Dies mag auch im limbischen System der Fall sein, ich kann aber derzeit nicht sagen, in welche Richtung die Geschlechtsunterschiede gehen.

Emrich: Costa und seine Arbeitsgruppe haben kürzlich berichtet, daß sie einen endogenen Liganden mit anxiogenen und prokonvulsiven Wirkungen gefunden haben. Haben Sie Erfahrungen mit dieser Substanz?

Sieghart: Es ist leider nicht möglich, mit dieser Substanz Erfahrungen zu sammeln, da Costa sie zumindest derzeit noch nicht hergibt.

Müller: Die von Costa berichteten Befunde sind äußerst interessant, falls sich das so von anderen Gruppen replizieren läßt.

Klotz: Gibt es Korrelationen zwischen der Rezeptordichte oder Rezeptoraffinität und der Toleranzentwicklung hinsichtlich des sedativen Effekts?

Müller: Nein, in den Tierversuchen, die zu Veränderungen der Rezeptordichte führen, sind die Dosierungen extrem hoch; hier dürfen sich kaum Korrelationen zu Toleranzentwicklungen ergeben, wie man sie bei klinischen Dosierungen sieht.

Benkert: Herr Sieghart hat berichtet, daß es allmählich doch möglich ist, viele verschiedene Subtypen von Benzodiazepinrezeptoren zu unterscheiden. Wie spezifisch müssen neu entwickelte Medikamente sein, damit sie an bestimmten Subtypen von Rezeptoren wirken?

Sieghart: Die Spezifität der derzeit bekannten Benzodiazepine hinsichtlich ihrer Wirkung an einzelnen Rezeptorsubtypen ist sehr gering. Die spezifischsten Substanzen haben eine 8–10fache höhere Affinität für den Typ-I-Rezeptor als für andere Rezeptoren. Um eine selektive Wirkung an Rezeptorsubtypen zu erreichen, sollte die Substanz mindestens eine hundertfache, aber besser eine tausendfach höhere Affinität für diesen Rezeptorsubtyp aufweisen. Die unterschiedliche Wirkung der derzeit zur Verfügung stehenden Medikamente hat eher damit zu tun, daß sie mit verschiedenen Systemen interagieren.

Benkert: Wie hoch ist die Rezeptoraffinität bei anderen anxiolytisch wirksamen Medikamenten, die chemisch nicht mit den Benzodiazepinen verwandt sind, also z.B. von Neuroleptika oder Buspiron?

Sieghart: Sowohl Antidepressiva als auch Neuroleptika, auch das neu entwickelte Buspirone, haben eine geringe Affinität für den Benzodiazepinrezeptor. Ihre anxiolytischen Wirkungen entfalten diese Medikamente sicher nicht über den Benzodiazepinrezeptor.

Kanowski: Gibt es Interaktionen zwischen Nootropika und den Benzodiazepinrezeptoren? Hiermit verknüpft ist die theoretisch interessante Frage nach einem Antagonismus zwischen beiden Pharmakongruppen.

Müller: Vom Piracetam weiß ich zum Beispiel, daß es praktisch keine Affinität zum Benzodiazepinrezeptor hat.

Doenicke: Zu den Befunden von Herrn Sieghart möchte ich ergänzen: Wir haben in einem Experiment fünf Minuten nach der Einnahme von Flunitrazepam, Lormetazepam oder Plazebo einen Antagonisten gegeben. Noch 24 Stunden danach haben wir einen Angstanstieg gefunden.

Sieghart: Das ist wohl sehr von der Dosierung abhängig, in hoher Dosierung können Antagonisten offensichtlich selbst Angst induzieren.

Saletu: Gibt es nicht doch bestimmte Beziehungen zwischen dem Rezeptorsubtyp und der klinischen Wirkung verschiedener Benzodiazepine. Braestrup hat z.B. beim letzten Weltkongreß in Wien die Aussage gemacht, daß die anxiolytische oder sedative Wirkung eines Tranquilizers von der Affinität zum Rezeptorsubtyp abhängig sein könnte.

Sieghart: Nach meiner Ansicht ist hier keine entsprechende Aussage möglich. Auch bei den sogenannten „spezifischen Anxiolytika" findet man immer auch eine sedierende Wirkung.

Pharmakokinetik alter und neuer Benzodiazepine

H. Oelschläger

Einleitung

Die Wirkung eines Arzneimittels ist das Ergebnis zahlreicher, meist sehr komplexer Vorgänge im Organismus. Die Reaktionskette kann in 3 Phasen unterteilt werden: die pharmazeutische, die pharmakokinetische und die pharmakodynamische Phase. Die pharmakokinetische Phase besteht aus den Teilprozessen der Invasion und Elimination. Bei der Resorption oral verabreichter Pharmaka kann bereits durch die Enzyme der Darmschleimhaut und der Leber u.U. ein erheblicher metabolischer Abbau des Wirkmoleküls eintreten. Aus diesem Grunde ist z.B. das Antiarrhythmikum Lidocain nach oraler Gabe unwirksam. Auf die renale Ausscheidung einer pharmakodynamisch aktiven Base oder Säure hat der pH-Wert des Harns einen entscheidenden Einfluß. Innerhalb der ersten 16 h werden z. B. vom Methamphetamin und seinem Hauptmetaboliten Amphetamin bei saurem pH-Wert infolge Protonierung des Amin-N ca. 70% der oral applizierten Dosis ausgeschieden, während bei basischer Reaktion der größte Teil der Amine durch das Tubulusepithel rückresorbiert wird. Es finden sich dann nur 1,5% der Dosis im Harn, wodurch eine erhebliche Verlängerung der Wirkung des verabreichten Weckamins eintritt.

Chemie

Das erste Benzodiazepin, das Chlordiazepoxid, ist 1957 durch einen Zufall bei der Synthese von dem in Österreich geborenen amerikanischen Chemiker Leo H. Sternbach gefunden worden. Auf Grund seiner überragenden anxiolytischen Wirkung, gekoppelt mit einem sedativen, antikonvulsiven und muskelrelaxierenden Effekt, eroberte sich die neue Substanz rasch einen großen Anwendungsbereich bei der Behandlung psychiatrischer Erkrankungen.

Heute sind in der Bundesrepublik Deutschland über 25 Benzodiazepine verfügbar, deren gemeinsames Merkmal der siebengliedrige Diazepinring ist

Chlordiazepoxid

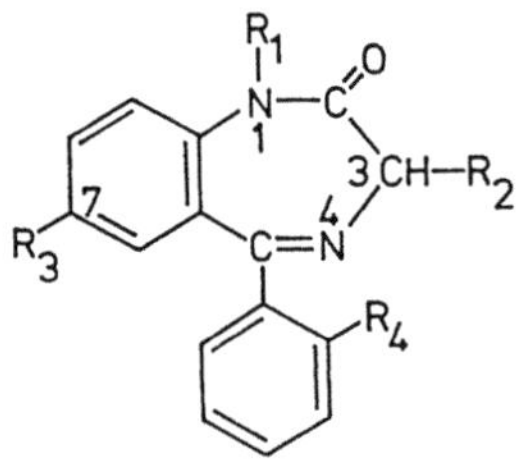

1,4 - Benzodiazepin

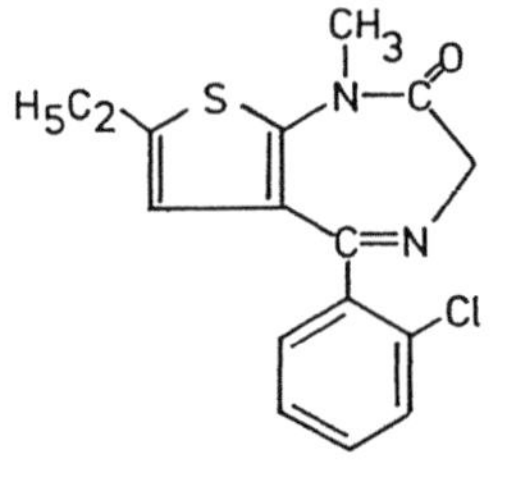

Thieno-1,4 diazepin
[Clotiazepam (Trecalmo®)]

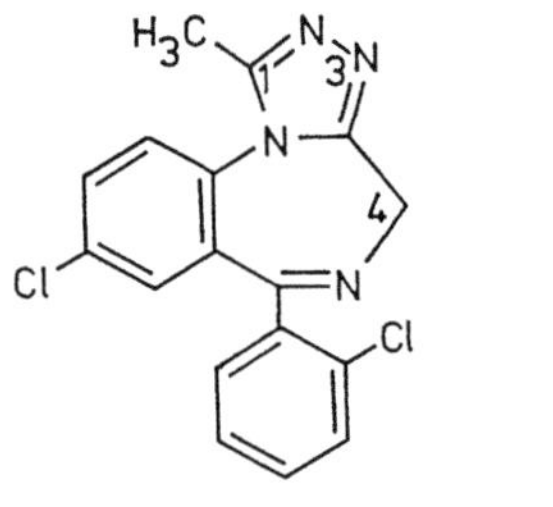

Triazolo-1,4-benzodiazepin
[Triazolam (Halcion®)]

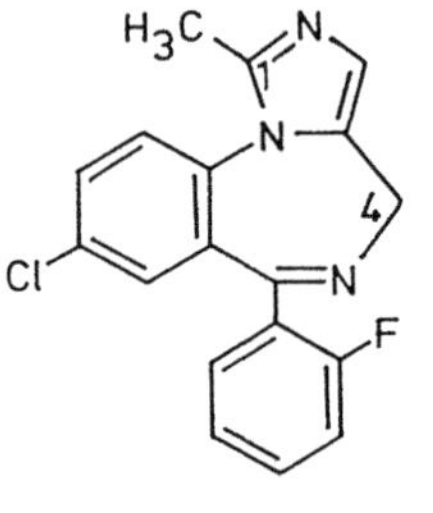

Imidazo-1,4-benzodiazepin
[Midazolam (Dormicum®)]

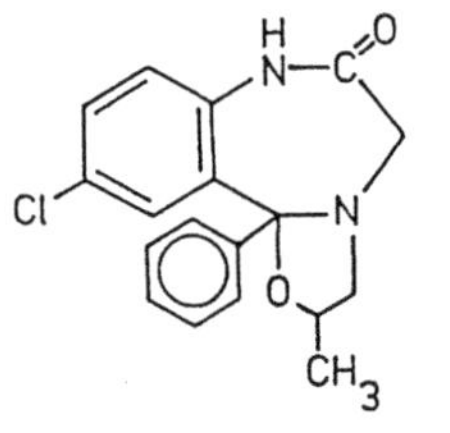

Oxazolo-1,4-benzodiazepin
[Oxazolam (Tranquit®)]

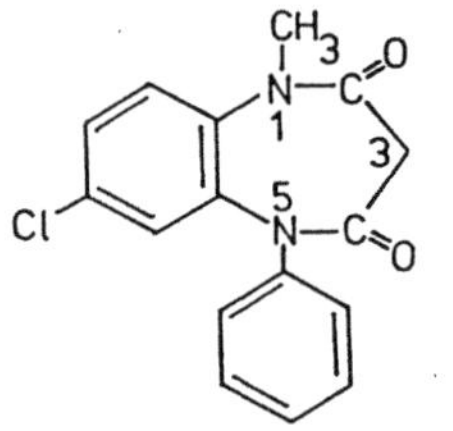

1,5-Benzodiazepin
[Clobazam (Frisium®)]

Abb. 1. Chemie der Diazepine

(Abb. 1). Der mit ihm verknüpfte aromatische Ring kann durch andere planare Systeme, z.B. das Thiophen (Clotiazepam) oder Pyrazol (Ripazepam) ausgewechselt werden, ohne daß die Spezifität der Wirkung verlorengeht. Es wird daher vorgeschlagen, in Zukunft besser von Diazepinen anstatt von Benzodiazepinen zu sprechen. Der Diazepinring ist dagegen für das Wirkungsspektrum essentiell. Wird er geöffnet, so geht die charakteristische anxiolytische Wirkung verloren. Die entsprechenden Verbindungen wirken teilweise erregend oder zentral lähmend (Oelschläger et al. 1973).

Hinsichtlich des Diazepinringes hat sich inzwischen herausgestellt, daß die Stellung der Stickstoffatome in 1 und 4, typisch für die Benzodiazepine der ersten

Tofisopam

Trifluadom

Generation, nicht für die Wirkung essentiell ist, denn neuere Substanzen wie 1,5-Benzodiazepine (Clobazam) und 2,3-Benzodiazepine (Tofisopam) wirken analog den älteren Vertretern (vgl. Abb. 1). Eine wichtige Ausnahme stellt das Trifluadom dar, das keine Affinität zu den Benzodiazepin-Rezeptoren hat, sondern an den K-Rezeptoren des Analgetikumrezeptors bindet.

Physikalisch-chemische Eigenschaften

Das pharmakokinetische Verhalten einer Substanz wird weitgehend von ihren physikalisch-chemischen Eigenschaften bestimmt. Nahezu alle Diazepine sind lipophile Amide von mittlerem Molekulargewicht, wie die log P_t-Werte ausweisen (Abb. 2). Sie varriieren von 1,49 bis 4,41. Die Verbindungen sind also unterschiedlich lipophil, prinzipiell aber stark hydrophob. Ihre Wasserlöslichkeit ist gering. Polarographisch bestimmten wir (Oelschläger u. Sengün 1973) z.B. die Wasserlöslichkeit von Prazepam mit 1 : 80000, während das Bromazepam auf Grund seines Pyridinringes eine wesentliche größere Wasserlöslichkeit (1 : 8000) besitzt. Die pKa-Werte der eingeführten Benzodiazepine schwanken zwischen 10,37 und 11,09, d.h. beim zellulären pH-Wert 7,4 liegen sie in der unprotonierten Form vor. Nur wenige Diazepine, z.B. Flurazepam und Midazolam (vgl Abb. 1), enthalten ein so hinreichend basisches Zentrum, daß sie Salze mit annäherend neutraler Reaktion bilden können.

Bei oraler Applikation werden fast alle Benzodiazepine gut und ausreichend schnell aus dem schwach sauren bis schwach basischen Milieu des Dünndarms absorbiert. Über die Blutspiegelwerte orientiert Tabelle 1. Sie macht deutlich, daß nach oraler Gabe therapeutischer Dosen die Plasmaspiegel im unteren ng-Bereich liegen. Steady-state-Konzentrationen stellen sich bei Multiple-dose-Therapie im allgemeinen nach 5 bis 15 Tagen ein. Diazepine mit einer C-3-Hydroxygruppe, z.B. Oxazepam und bedingt auch Lorazepam, werden wegen dieses Hydrophiliezentrums deutlich langsamer resorbiert. Effektive Oxazepamkonzentrationen werden erst nach 3–4 h erhalten.

Resorption

Einzelne Benzodiazepine werden schon während der Resorption weitgehend abgebaut und/oder unterliegen nahezu vollständig einem enzymatischen First-

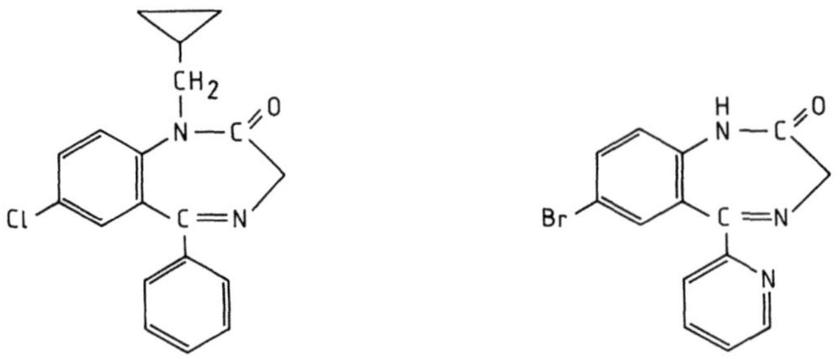

Prazepam
1:80000
pK_1 2,74

Wasserlöslichkeit

Bromazepam
1:8000
pK_1 2,76
pK_2 11,78

Wahre Verteilungskoeffizienten einiger Benzodiazepine

	P_t	log P_t
Clonazepam	169,9	2,23
Nitrazepam	186,3	2,27
Lorazepam	324,0	2,51
Prazepam	2042,0	3,31
Oxazolam	4266,0	3,63

[Verteilungssystem n-Octanol/Wasser]

Abb. 2. Physikalisch-chemische Eigenschaften der Diazepine

Tabelle 1. Maximale Plasmaspiegel von Diazepinen nach oraler Einzelgabe bei Probanden

Benzodiazepin	Dosis [mg]	t_{max} [h]	C_{max} [ng/ml]	Analytik	(Jahr)
Alprazolan	1	1,2	11-21	GC	(1981)
Bromazepam	6	1-2	80	^{14}C-TLC	(1974)
Camazepam	20	1-2	140-190	GC	(1980)
Chlordiazepoxid	50	2	2200	TLC (d.M.)	(1978)
Clonazepam	2	3-(12)	10	GC	(1973)
Diazepam	10	1-1,5	137	GC	(1973)
Dikaliumchlorazepat	20	2	190 ±58	GC (Nor-D)	(1978)
Flunitrazepam	2	1-1,5	11		(1978)
Lorazepam	2,5	2,3 ±0,4	27,5 ±3,7	GC	(1976)
Medazepam	10	1-3	172	^{14}C-Scint.	(1968)
Nitrazepam	10	2	84	GC	(1980)
Oxazepam	10	2,5	240	HPLC	(1980)
Triazolam	0,88	1,3	8,8	^{14}C-TLC	(1981)

Nordiazepam   **Abb. 3.** Degradation von Dikaliumchlorazepat

pass-Effekt. So wird Dikaliumchlorazepat nicht enzymatisch, sondern durch das saure Milieu des Magens rasch unter Dekarboxylierung in N-Desmethyldiazepam umgewandelt (Abb. 3). Dagegen wird Prazepam bei der Leberpassage enzymatisch in N-Desmethyldiazepam übergeführt, so daß Dikaliumchlorazepat und Prazepam über den gleichen Metaboliten therapeutisch wirksam werden. Somit stellen also die originären Diazepine nur Prodrugs dar. Camazepam (P t 1/2 21 h) wird dagegen in der Karbaminsäureestergruppe rasch zu Temazepam (P t 1/2 7–8 h) gespalten.

Tabelle 2 Bindung der Diazepine an humane Plasmaproteine

Benzodiazepine	% EB
Alprazolan	80
Triazolan	90
Medazepam	99
Diazepam	97,5
N-Desmethyldiazepam	97
Chlordiazepoxid	94
Lorazepam	94
Oxazepam	88
Nitrazepam	86
Clonazepam	82
Flunitrazepam	80
Flurazepam	15

Außer Flurazepam (Eiweißbindung, EB = 15%) werden alle Diazepine stark an Plasmaproteine gebunden, vornehmlich an Serumalbumin. Die Eiweißbindung liegt zwischen 80 und 99% (Tabelle 2). Ihre Bedeutung für den pharmakodynamischen Effekt darf aber im Hinblick auf das viel größere Volumen des übrigen Körperwassers, das etwa 10mal größer ist als der Plasmaraum, nicht überschätzt werden. So sind bei einer 90%igen Eiweißbindung nur 40% der Substanz im Plasmaraum und 60% der verabfolgten Substanz im übrigen Körperwasserraum verteilt. Auf Grund der geringen Plasmakonzentrationen (vgl. Tabelle 1) verdrängen die Diazepine trotz ihrer hohen Eiweißbindung keine anderen Substanzen aus deren Eiweißbindung. Die Bindung der Benzodiazepine an die Erythrozyten ist geringfügig und daher pharmakokinetisch ohne Bedeutung.

Verteilung

Die Verteilung der Diazepine läßt sich nach einer Bolusinjektion gut durch das sogenannte „offene Zweikompartimentmodell" analysieren. Für Flunitrazepam resultierte, daß sich schon nach 20 bis 25 min jeweils ca. 40% der Dosis im zentralen und peripheren Kompartiment befinden, während etwa 20% bereits eliminiert worden sind (Abb. 4). Die klinische Erfahrung hat gezeigt, daß die Blutspiegel der Diazepine häufig nicht mit dem zu beobachtenden Wirkungsspektrum korreliert werden können (Pöldinger u. Wider 1985). Eine wichtige Ausnahme stellt das in der Anästhesiologie verwendete Midazolam mit der sehr kurzen Halbwertszeit von 1,5 – 2,5 h dar. Tierversuche an Mäusen, Ratten und Meerschweinchen ergaben, daß Diazepam und seine Metaboliten bereits 1 min nach i.v.-Applikation im Gehirn in größerer Konzentration vorhanden sind als im Blut. Die Diazepine treten auch in die Muttermilch über und passieren die Plazentarschranke. Allerdings werden die zur Geburtserleichterung benötigten therapeutischen Dosen rasch aus dem Plasma der Neugeborenen entfernt und beeinflussen nicht den APGAR-Wert. Für das Verteilungsvolumen spielt auch die Fettlöslichkeit der Diazepine eine wichtige Rolle (Pöldinger u. Wider 1985).

Biotransformation

Abgebaut werden die Diazepine hauptsächlich von den Leberenzymen. Bei In-Vitro-Versuchen wurde nachgewiesen, daß in geringem Umfang auch Enzyme von Lunge, Niere, Muskel und Herz zur Metabolisierung beitragen. Außer den Enzymen des endoplasmatischen Retikulums sind von den Organellen der Zelle auch die Mitochondrien (Blume u. Oelschläger 1978) an der Biotransformation beteiligt, besonders an der Reduktion von aromatisch gebundenen Nitrogruppen. Dagegen vermögen sie keine sp^2- und sp^3-hybridisierten Kohlenstoffatome zu hydroxylieren. Im Harn finden sich kaum unverändertes Diazepin bzw. aktive Metabolite, sondern ganz dominierend die Konjugate. Ausnahmen sind beobachtet worden. So finden sich 28% Demoxepam als Chlordiazepoxidmetabolit im Harn (Schwartz u. Postma 1972) und 20% Alprazolam (Gall et al. 1978). Der

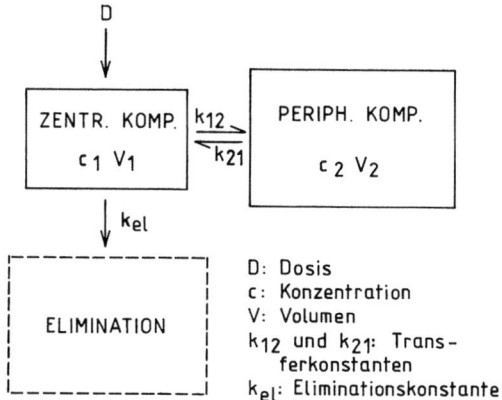

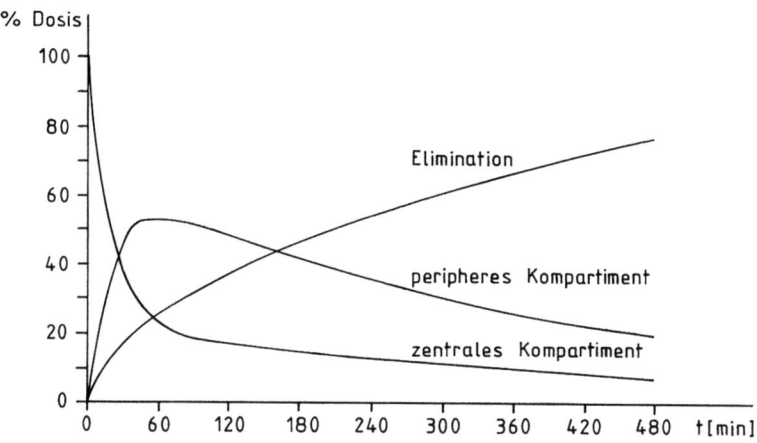

Flunitrazepamverteilung in % der Dosis nach Bolusinjektion

Abb. 4. Verteilung von Flunitrazepam (offenes Zweikompartimentmodell)

Umfang der biliären Exkretion ist gering. Manche Glukuronide zirkulieren im enterohepatischen Kreislauf.

Von den verschiedenen Biotransformationsreaktionen (Abb. 5), die oft zu Metaboliten mit stark unterschiedlichem pharmakokinetischen Profil führen, verläuft durchweg die Glukuronidierung am schnellsten. Daher hat Oxazepam, das rasch am C-3-Hydroxyl konjugiert wird, eine Eliminationshalbwertszeit von nur 4 bis 15 h (Abb. 6). Langsamer als die Bildung der Glukuronide verläuft die N-Desalkylierung. Sie wird beim Diazepam von einer trägen C-3-Hydroxylierung begleitet (Abb. 7). Untersuchungen mit Tritium-markiertem Diazepam haben gezeigt, daß durchschnittlich 71% der verabreichten Radioaktivität im Harn auftauchen, davon entfallen 30% auf Oxazepam. Diese Metabolite sind pharma-

R_1 : Alkyl

R_2: H oder OH

R_3: Hal oder NO_2

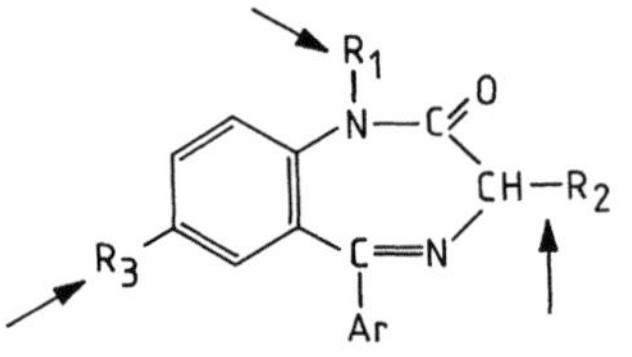

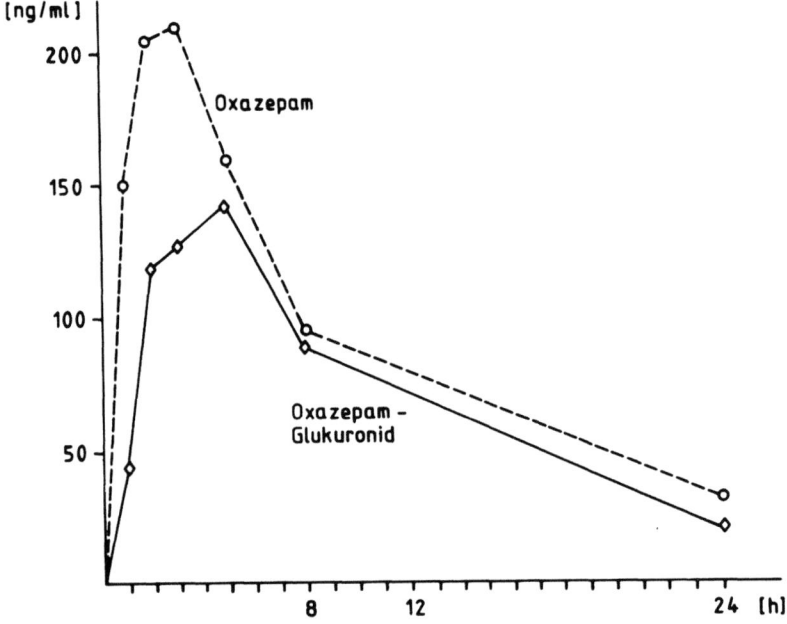

1. C-3-Glukuronidierung
2. N-1-Desalkylierung
3. C-3-Hydroxylierung
4. Reduktion der C-7-NO_2-Gruppe

Abb. 5. Stoßrichtungen bei der Biotransformation

Abb. 6. Plasmaspiegelverlauf von Oxazepam und seinem Glukuronid. (Nach Higuchi et al. 1979)

kologisch aktiv und wurden inzwischen zu eigenständigen Pharmaka. Die Eliminationshalbwertszeit des Diazepam variiert in weiten Grenzen. Sie dürfte im Mittel bei 33 h liegen, N-Desmethyldiazepam wird mit einer Halbwertszeit von ~53 h wesentlich langsamer ausgeschieden und ist daher der Hauptträger der Diazepamwirkung. Vermutlich aus sterischen Gründen wird dagegen die Methylgruppe des Triazolringes des Triazolam sehr schnell hydroxyliert und mit aktivierter Glukuronsäure konjugiert, während Clobazam wohl aus sterischen und elektronischen Gründen nicht am C-3 hydroxyliert wird. Ausgesprochen langsam wird die Nitrogruppe des Nitrazepam reduziert (Abb. 8). Das resultierende Amino- bzw. Azetaminoderivat sind pharmakologisch inaktiv.

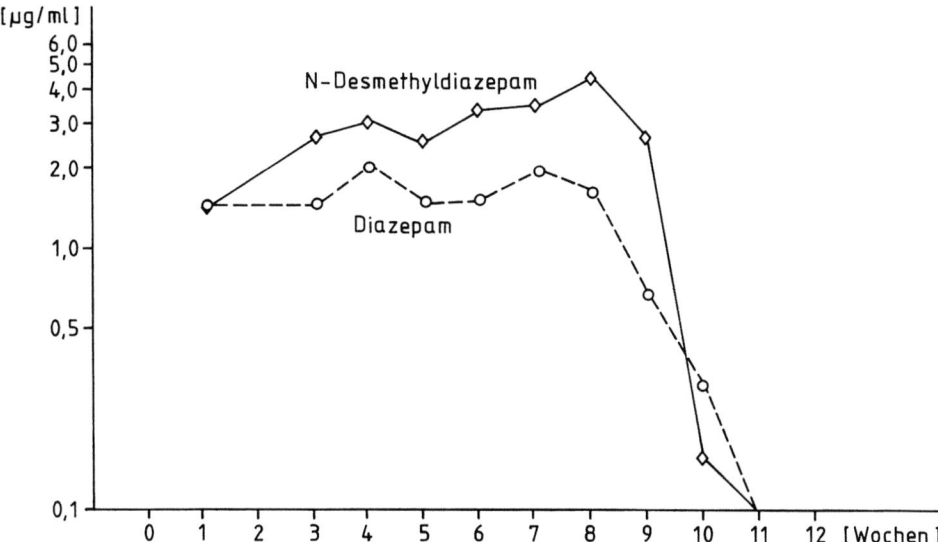

Abb. 7 Plasmaspiegelverlauf von Diazepam und N-Desmethyldiazepam. (Nach de Silva 1966)

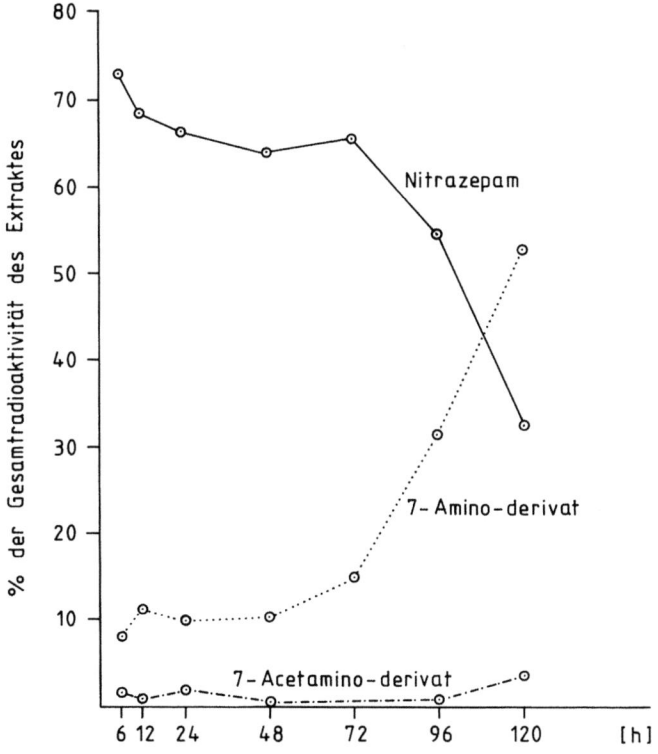

Abb. 8 Plasmaspiegelverlauf von Nitrazepam und seinen Hauptmetaboliten. (Nach Rieder u. Wendt 1973)

Um die Wirkung besser steuern zu können, sollten in Zukunft vorwiegend Benzodiazepine mit kurzen Halbwertszeiten, geringer Biotransformationsrate und inaktiven Metaboliten eingesetzt werden. Dies gilt besonders für die Therapie im Kinder- und Greisenalter. Ein Präparat, das diesen Anforderungen zum Teil genügt, ist das Triazolam, dessen Plasmahalbwertszeit bei 2,7 h liegt, allerdings hat es eine hohe Metabolisierungsrate von 80%. Auch bei täglicher Einnahme kommt es wegen der kurzen Plasmahalbwertszeit nicht zur Kumulation. Die niedrige Dosierung unter 1 mg ist durch die hohe Affinität des Triazolam zu den Diazepinrezeptoren bedingt. Das ihm strukturell sehr ähnliche Alprazolam, das auch bei neurotischer Depression eingesetzt wird, hat dagegen erstaunlicherweise eine wesentlich längere Halbwertszeit von 12 bis 15 h, für die wir konfigurative Gründe als Arbeitshypothese inzwischen angelaufener Untersuchungen verantwortlich machen.

Einteilung der Diazepine

Berücksichtigt man die pharmakokinetischen und pharmakodynamischen Eigenschaften der Metaboliten, so ergibt sich für die Praxis, obwohl auch andere Einteilungsmöglichkeiten als die nach der Halbwertszeit diskutiert werden, eine nützliche Gliederung der bisher eingeführten Diazepine in:
1. Lang wirksame Substanzen
    (t 1/2 bis zu 100 Stunden): z.B. Diazepam, Nitrazepam, Flurazepam, Bromazepam (fast immer aktive Metabolite!)
2. Mittelang wirksame Substanzen
    (t 1/2 bis 30 Stunden): z.B. Oxazepam, Lorazepam, Flunitrazepam, Temazepam (kaum aktive Metabolite)
3. Kurz wirksame Substanzen
    (t 1/2 bis 8 Stunden): z.B. Triazolam, Midazolam (kaum aktive Metabolite)

Der Kliniker muß berücksichtigen, daß diese Einteilung auf Grund von Versuchen an gesunden Probanden gewonnen worden ist. Es beeinflussen aber eine Vielzahl von Faktoren wie Alter, Geschlecht, Leber- und Nierenfunktion, vor allem aber pathologische Zustände, die Pharmakokinetik erheblich, deshalb können nach Applikation einer sogenannten Standarddosis die Serumkonzentration und der therapeutische Effekt beim Patienten stark differieren. Diazepine, die oxydativ metabolisiert werden, weisen bei alten Patienten eine längere Eliminationshalbwertszeit auf als bei jungen Patienten, während Diazepine, die lediglich konjugiert werden, kaum eine verlängerte Elimination zeigen. Nach Greenblatt et al. (1982) dürfte hierfür in erster Linie die reduzierte oxydative Kapazität der Leberenzyme des alten Menschen verantwortlich sein, während Jochemsen u. Breimer (1984) das vergrößerte Verteilungsvolumen als bestimmende Größe ansehen.

Interaktionen

Interaktionen auf pharmakokinetischer Ebene (Pöldinger u. Wider 1985) sind zwischen Diazepinen und anderen Pharmaka beschrieben worden. So bewirkt z.B.

der H_2-Antagonist Cimetidin infolge verlangsamter Elimination eine Erhöhung der Plasmaspiegel, wodurch sich die Halbwertszeit des Diazepam um bis zu 40% verlängert, während die Ausscheidung von Oxazepam nicht beeinflußt wird. Die klinische Relevanz solcher Interaktionen ist jedoch gering. Da Interaktionen bei Langzeittherapien eher zur Auswirkung kommen, hat die Frage der Interaktion von Diazepinen mit oralen Kontrazeptiva besondere Aufmerksamkeit gefunden. Für Diazepam hat sich gezeigt, daß dessen Halbwertszeit signifikant verlängert und die Clearance reduziert werden, daher sollte die Diazepamdosis herabgesetzt werden. Dagegen wird die Kinetik von Triazolam durch niedrig dosierte orale Kontrazeptiva nicht beeinflußt, während bei Temazepam die Clearance erhöht wird. Betablocker, wie Propranolol, verlangsamen die Biotransformation von Diazepam.

Analytik

Die Pharmakokinetik der Diazepine kann bei den niedrigen Dosierungen nur mit sehr empfindlichen quantitativen analytischen Methoden erforscht werden. Als solche eignen sich außer der GLC („gas liquid chromatography") ggf. mit Derivatisierung, die TLC („thin layer chromatography") mit densitometrischer Messung, die HPLC („high pressure liquid chromatography") mit UV- bzw. elektrochemischen Detektoren und die DPP („differential pulse polarography" Oelschläger 1981; 1983). Der besondere Vorzug der DPP liegt darin, daß Substanz und Metaboliten häufig im Gemisch ohne Clean-up direkt im biologischen Material bestimmt werden können. Die polarographisch aktive Gruppe aller Diazepine ist, wie wir als erste fanden (Oelschläger 1963), die $N=C$-Doppelbindung (4/5). Sie wird, ebenso wie alle weiteren elektroaktiven Gruppen im Molekül, z.B. eine Nitrogruppe (Oelschläger et al. 1966), an der tropfenden Quecksilberelektrode reduziert. Allerdings liegt die Nachweisgrenze bei der DPP nicht so tief wie bei den chromatographischen Verfahren: 10^{-8} mol$\cdot$l^{-1} Diazepin sind noch analysierbar.

Literatur

Blume H, Oelschläger H (1978) Über den Arzneistoffmetabolismus durch Mitochondrien aus Rattenleber. Arzneimforsch 28: 956—960
Gall M, Kamdar BV, Collins RJ (1978) Pharmacology of some metabolites of triazolam, alprazolam and diazepam prepared by a simple, one-step oxidation of benzodiazepines. J Med Chem 21: 1290—1294
Greenblatt DJ, Sellers EM, Shader RI (1982) Drug disposition in old age. New Engl J Med 306: 1081—1088
Jochemsen R, Breimer DD (1984) Pharmacokinetics of benzodiazepine hypnotics in man. Pharmacy Int 5/10: 244—248
Oelschläger H (1963) Über das polarographische Verhalten des Chlordiazepoxids (Librium). Arch Pharm (Weinheim) 296: 396—403
Oelschläger H (1981) Advances in electroanalytical methods. In: Breimer DD, Speiser P (eds) Topics in pharmaceutical sciences. Elsevier, North Holland Biomedical Press
Oelschläger H (1983) Polarographic analysis of psychotropic drugs. Bioelectrochemistry and Bioenergetics 10: 25—36. Section of J. Electroanal. Chem. and Interfacial Electrochemistry 155

Oelschläger H, Sengün FI (1973) Elektrochemische Eigenschaften und polarographische Gehaltsbestimmung des Prazepams. Arch Pharm (Weinheim) 306: 737–746

Oelschläger H, Behrendt WA, Hoffmann H (1973) Basische Diphenylmethanderivate mit zentraldepressiver Wirkung. Arzneimforsch 23: 802–806

Oelschläger H, Volke J, Lim GT, Frank U (1966) Zur Analytik des Euhypnicums 1,3-Dihydro-7-nitro-5-phenyl-2H-1,4-benzodiazepin-2-on. Arneimforsch 16: 82–87

Pöldinger W, Wider F (1985) Tranquilizer und Hypnotika (Therapie von Angstzuständen und Schlafstörungen) Fischer, Stuttgart New York

Schwartz MA, Postma E (1972) Metabolites of demoxepam, a chlordiazepoxide metabolite, in man. J Pharm Sci 61: 123–125

Diskussion zum Beitrag Oelschläger

Emrich: Mir ist nicht ganz klar, wie Sie Ihre Aussage über die Hochdruckflüssigkeitschromatographie gemeint haben? Wollen Sie etwa sagen, daß diese Methode, die als Standardmethode überall angewandt wird, nichts mehr wert ist und alles polarographisch gemacht werden sollte?

Oelschläger: Selbstverständlich ist die HPLC eine Standardmethode in der Metabolitenforschung. Ihre Anwendung setzt aber voraus, daß Referenzsubstanzen existieren. Die polarographischen Methoden sind trotz der Verbesserung ihrer Empfindlichkeit, z.B. bei der differentiellen Pulspolarographie, meines Erachtens zu wenig in der Praxis berücksichtigt worden. Durch den Elektrodenvorgang haben sie den großen Vorzug einer sehr hohen Spezifität. Für die polarographischen Methoden spricht auch die relativ preiswerte Instrumentation. Ein leistungsfähiger Multipolarograph kostet etwa DM 25.000,— —.

Große Fortschritte verspricht in Zukunft die Kombination der HPLC mit elektrochemischer Detektion. Wir konnten z.B. aromatische Hydroxylverbindungen wie das Fosfestrol und seine Monokonjugate im unteren Nanogrammbereich durch Oxidation noch sicher nachweisen.

Klinische Pharmakologie der Benzodiazepine

U. Klotz

Die Vielzahl der auf dem Markt befindlichen Benzodiazepine weist ein sehr ähnliches Wirkspektrum (anxiolytisch, sedativ-hypnotisch, muskelrelaxierend, antikonvulsiv) auf, und die größten quantitativen Unterschiede weist diese Substanzgruppe in ihrer Pharmakokinetik auf. Beginn und Dauer der pharmakodynamischen Wirkungen hängen von der Absorptionsgeschwindigkeit (bei i.m.- und p.o.-Applikation), dem Verteilungsgleichgewicht ZNS/Peripherie (besonders bei einmaliger Gabe) und der Eliminationsgeschwindigkeit (vorwiegend bei mehrmaliger Gabe) der Substanzen und ihrer oft noch biologisch aktiven Metaboliten ab. Die Pharmakokinetik wird beim Patienten durch eine Reihe von Faktoren modifiziert, was dementsprechend auch zu Veränderungen bei der Pharmakodynamik führen kann. Beispielsweise kommt dem Patientenalter, der Leberfunktion und der Komedikation eine wesentliche Bedeutung zu. Dabei lassen sich die im Alter häufiger beobachteten sedativen Nebenwirkungen nur zum Teil durch pharmakokinetische Veränderungen wie verlängerte Eliminationshalbwertzeit ($t_{1/2}$), vergrößertes Verteilungsvolumen (V) und reduzierte hepatische Clearance (CL) erklären. Bei Lebererkrankungen muß bei allen Benzodiazepinen, die nicht glukuroniert werden, mit einer Beeinträchtigung der Elimination gerechnet werden. Diese sogenannte Phase-II-Stoffwechselreaktion bleibt im Gegensatz zu den Cytochrom-P-450-abhängigen Phase-I-Abbauwegen (z.B. Oxidation, Dealkylierung) auch von der Hemmung durch Cimetidin, oralen Kontrazeptiva, Disulfiram und Isonikotinsäurehydrazid unbeeinflußt. Bei der klinisch relevantesten Interaktion zwischen Benzodiazepinen und Alkohol spielen pharmakokinetische und pharmakodynamische Mechanismen eine Rolle. Während bei mehrmaliger Gabe Kumulation und Beeinträchtigung der Vigilanz von der Eliminationsgeschwindigkeit determiniert werden, wird diskutiert, ob Toleranz und „rebound"-Phänomene auch davon abhängen können.

Einleitung

Einen wesentlichen Schwerpunkt der wissenschaftlichen Forschungen auf dem Gebiet der klinischen Pharmakologie stellen die Beziehungen zwischen Pharmakokinetik, Pharmakodynamik und therapeutischen Wirkungen bzw. unerwünschten Nebenwirkungen dar. Im Idealfall lassen sich die Zeit-Wirkungskurven mit dem Konzentrationsverlauf der Arzneimittel im Blut bzw. Plasma in Einklang bringen.

Bei den Benzodiazepinen gibt es auch zahlreiche Versuche, ihre verschiedenen pharmakologischen Wirkungen mit den Plasmakonzentrationen zu korrelieren.

Klinische Pharmakologie der Benzodiazepine   33

Tabelle 1. Meßmethoden zur quantitativen Erfassung der pharmakodynamischen Wirkungen von Benzodiazepinen

---

Befindlichkeitsskalen und Fragebögen (z.B. ASI, Hamilton, EWL)
Visuelle Analogskalen
Flickerverschmelzungsfrequenz
Pharmako-EEG (evozierte Potentiale)
Sakkadentest
Reaktionstests
Nachfahrtests
Gedächtnis- und Lerntests
d2-Durchstreichtest
Zahlen- Symbol-Tests
Streßmodelle (z.B. Cold-pressure-Test, Sprachverzögerer, Kopfrechnen)

Dabei gibt es sowohl von der pharmakokinetischen als auch von der pharmakodynamischen Seite Besonderheiten zu beachten. Zur quantitativen Erfassung der pharmakologischen Wirkungen werden verschiedene Meßmethoden angewendet (Tabelle 1), von denen die einfachen visuellen Analogskalen, Reaktionszeitmessungen, das Pharmako-EEG und der Sakkadentest (Erfassung schneller Augenbewegungen) am aussagekräftigsten und geeignetsten erscheinen (Übersicht bei Klotz et al. im Druck).

Bei den pharmakokinetischen Determinanten (Absorption, Verteilung, hepatische Elimination) der klinischen Wirkungen ist zwischen ein- und mehrmaliger Applikation zu unterscheiden. Der Wirkeintritt der Benzodiazepine nach oraler Gabe hängt von der Absorptionsgeschwindigkeit ab; beispielsweise wird das polarere (wasserlösliche) Oxazepam deutlich langsamer als das lipophilere (fettlösliche) Diazepam resorbiert, was bei der Indikation „Einschlafstörung" zu berücksichtigen ist. Nach i.v.-Applikation determiniert die Anflutgeschwindigkeit ins Gehirn den Wirkungseintritt, der besonders rasch beim Midazolam zu beobachten ist. Die Wirkdauer wird hauptsächlich durch Verteilungsvorgänge bestimmt, wobei der Rückverteilung aus dem ZNS in periphere Gewebe auch eine große Bedeutung zukommt.

Bei der in der Klinik und im Praxisalltag überwiegenden mehrmaligen Gabe der Benzodiazepine spielt dann die Eliminationsgeschwindigkeit die entscheidende Rolle für die Wirkdauer, besonders wenn man an die sedativ-hypnotischen Effekte und die „hang-over"-Phänomene nach Absetzen dieser Medikamente denkt (Übersicht bei Klotz 1984).

Plasmakonzentrations-Wirkungsbeziehungen

In eigenen Untersuchungen mit Diazepam konnte gezeigt werden, daß die mit dem Leeds-Psychometertestgerät gemessenen Reaktionszeiten und die mit fünf visuellen Analogskalen erfaßte Sedation einen parallelen Zeitverlauf mit dem Konzentrationsabfall nach der i.v.-Injektion von 0.1 mg Diazepam/kg zeigten (Abb. 1). Diese Übereinstimmung zwischen Pharmakokinetik und -dynamik war

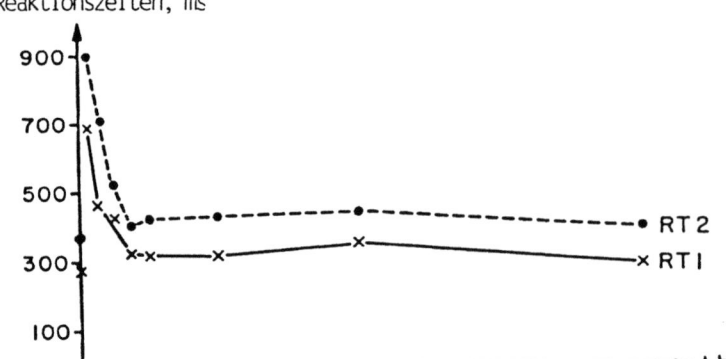
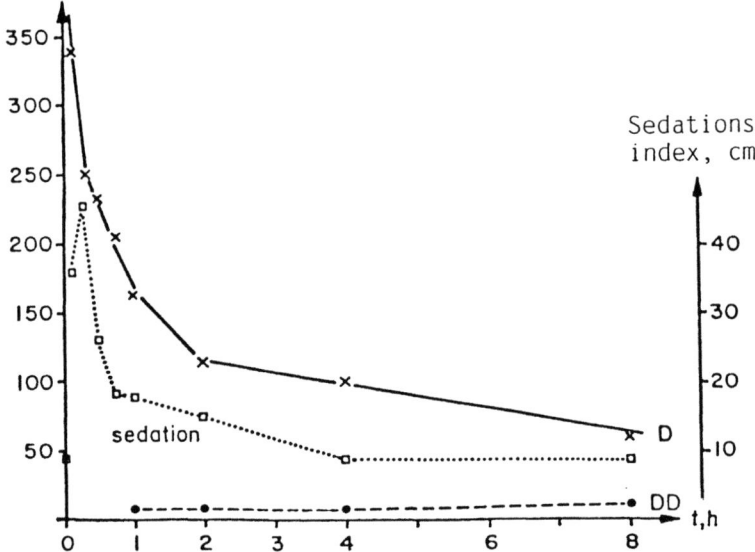

Abb. 1. Plasmakonzentrationsverlauf (unten) von Diazepam (D: x—x) und seinem Hauptmetaboliten Desmethyldiazepam (DD: ●— —●) nach einmaliger intravenöser Gabe von 0.1 mg Diazepam/kg und dem Sedationsindex (□···□) sowie den gemessenen Reaktionszeiten (oben) RT1 (x—x) und RT2 (●— —●) (Daten von Klotz u. Reimann 1984)

nur während der initialen Verteilungspahse zu sehen, denn nach etwa 2 bis 4 Stunden waren die normalen Ausgangstestwerte wieder annährend erreicht (Klotz u. Reimann 1984).

Mit dem kurzwirksamen Midazolam konnten sowohl nach einmaliger oraler und intravenöser Gabe wie auch unter Steady-state-Bedingungen ähnliche Befunde erhoben werden (Allonen et al. 1981). Wie man anhand von Abb. 2 sieht, war zwischen den Plasmakonzentrationsverläufen (a) und dem aus visuellen

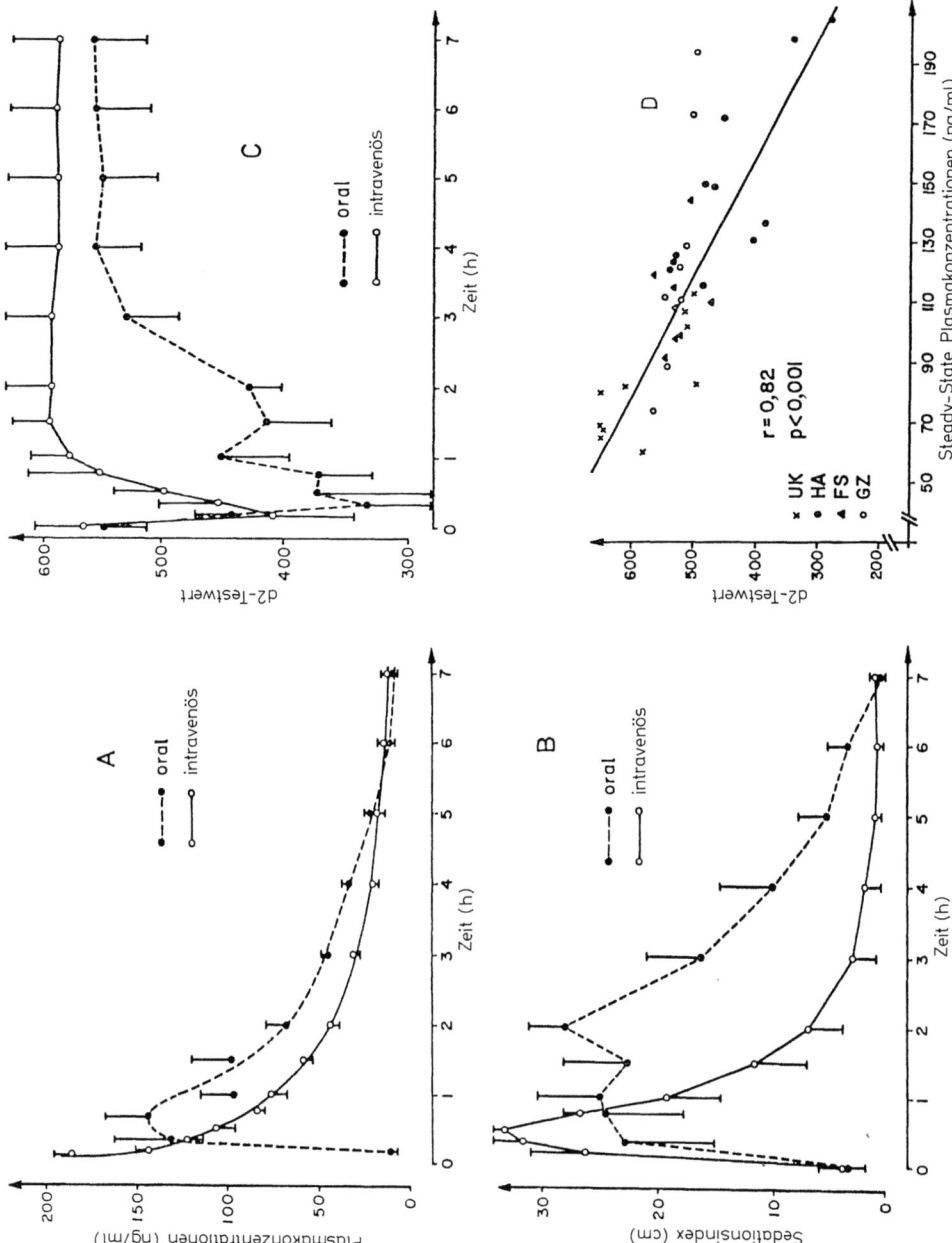

Abb. 2a–d. Plasmakonzentrationsverlauf von Midazolam (A) nach einmaliger oraler (15 mg; ●– –●) und intravenöser (0.075 mg/kg; o—o) Applikation; in B und C sind die entsprechenden Zeitverläufe des Sedationsgrades bzw. des d2-Durchstreichtests wiedergegeben (alle Werte geben x̄ ± SD wieder; n=6). Unter Steady-state-Bedingungen (D) korreliert die Midazolamkonzentration ebenfalls mit den d2-Durchstreichtestwerten (Daten von Allonen et al. 1981)

Analogskalen gebildeten Sedationsindex (b) sowie den Werten im d2-Durchstreichtest (c) weitgehend ein paralleler bzw. spiegelbildlicher Zeitverlauf festzustellen, der eine Beziehung zwischen Konzentration und Wirkung für dieses Benzodiazepin (d) deutlich macht.

Pharmakokinetische Besonderheiten der Benzodiazepine

Im allgemeinen werden Benzodiazepine rasch und vollständig nach oraler Einnahme resorbiert. Die größten Unterschiede weisen die zahlreichen klinisch zur Verfügung stehenden Substanzen nicht in ihren pharmakologischen bzw. therapeutischen Wirkungen, sondern in ihrem Stoffwechsel und ihrer hepatischen Eliminationsgeschwindigkeit auf. Abbildung 3 soll verdeutlichen, daß zum einen zwei grundsätzliche Stoffwechselreaktionen zu unterscheiden sind:
(a) Zytochrom-P-450-abhängige Phase-I-Reaktionen (z.B. Dealkylierung, Hydroxylierung);
(b) Phase-II-Reaktionen (z.B. Kopplung mit Glukuronsäure, Azetylierung);
zum anderen, daß sehr häufig die gebildeten Metabolite noch biologisch aktiv sind und daher ihr Wirkungsbeitrag bei der Intensität und Dauer berücksichtigt werden muß.

Es ist schon seit längerem bekannt, daß alte Patienten empfindlicher auf Benzodiazepine reagieren (Klotz 1982 a). Zahlreiche pharmakokinetischen Studien konnten zeigen (vgl. Tabelle 2), daß mit dem Alter bei manchen Benzodiazepinen die Eliminationshalbwertzeit ($t_{1/2}$) ansteigt, was in der überwiegenden Zahl der Fälle auf einer Vergrößerung des scheinbaren Verteilungsvolumen (V) beruht und nur manchmal durch eine zusätzliche Abnahme der hepatischen Clearance (CL) hervorgerufen wird, da das Alter per se die Stoffwechselkapazität bzw. -reserve kaum beeinträchtigt. Bei Benzodiazepinen,

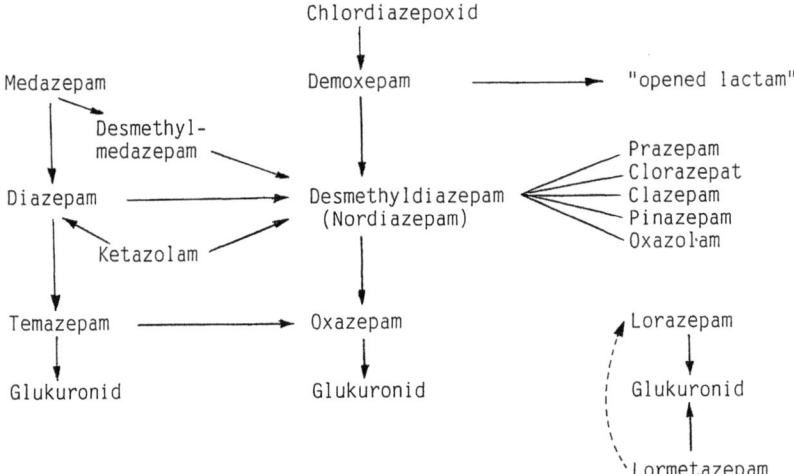

Abb. 3. Stoffwechselschema für einige Benzodiazepine (nur die Glukuronierung stellt eine Phase-II-Stoffwechselreaktion dar)

Tabelle 2. Alterseinflüsse auf die Pharmakokinetik von Benzodiazepinen (prozentuale Veränderungen bei alten Patienten gegenüber jungen Kontrollpersonen)

Benzodiazepin	Eliminations-halbwertzeit	Scheinbares Verteilungsvolumen	Totale Plasmaclearance
Alprazolam	+ 40%	−20%	−25% (nur bei ♀)
Bromazepam	+ 75%	+55%	−10%
Brotizolam	+ 95%	ns	−60%
Chlordiazepoxid	+ 80–370%	+35%	−40–70%
Clobazam	+ 60–180%	+35–60%	−40% (nur bei ♂)
Clotiazepam	+ 20% (nur bei ♀)	+25% (nur bei ♀)	ns
Desalkylflurazepam	+ 35–115%	–	–
Desmethyldiazepam	+ 90–195% (nur bei ♂)	+20–60%	−25–60% (nur bei ♂)
Diazepam	+125–200%	+80–200%	ns
Flunitrazepam	ns	ns	ns
Lorazepam	ns	ns	ns
Lormetazepam	ns	ns	ns
Midazolam	+ 20–55%	+20–50%	ns
Nitrazepam	+ 40%	+50–100%	ns
Oxazepam	ns	ns	ns
Temazepam	ns	ns	ns
Triazolam	ns	ns	−50%[a]

ns = statistisch nicht signifikant
[a] Kontroverse Literaturdaten

Tabelle 3. Pharmakokinetik von Benzodiazepinen bei alkoholischer Leberzirrhose

Benzodiazepin	$t_{1/2, h}$		V, l/kg		CL, ml/min	
	Kontrolle	Zirrhose	Kontrolle	Zirrhose	Kontrolle	Zirrhose
Chlordiazepoxid	24	63	0,33	0,48	15	7,7
Desmethyl-diazepam	51	108	0,65	0,63	11	4,6
Diazepam	47	105	1,3	1,7	26	14
Lorazepam	22	31	1,3	2,0	0,75[a]	0,81[a]
Oxazepam	5,6	5,8	0,67	0,88	136	156

[a] ml/min/kg

die durch Glukuronierung ausgeschieden werden, ist die Pharmakokinetik altersunabhängig. Da bei gleichen Plasmakonzentrationen alte Patienten stärker sediert sind, müssen pharmakodynamische Unterschiede bzw. Veränderungen auf Rezeptorebene angenommen werden (Klotz 1986).

Weil die Leberfunktion für die hepatische Elimination verantwortlich ist, war es nicht zu überraschend, daß bei Patienten mit alkoholischer Zirrhose die Elimination mancher Benzodiazepine verlangsamt ist (vgl. Tabelle 3). Wiederum bilden jedoch die glukuronierten Benzodiazepine (z.B. Oxazepam, Lorazepam) eine Ausnahme (Klotz 1980).

Ähnlich verhält es sich bei verschiedenen Arzneimittelinteraktionen. Während der H_2-Rezeptorantagonist Cimetidin, das Tuberkulostatikum Isonikotinsäure-

Tabelle 4. Benzodiazepine und Interaktionen auf hepatischer Ebene

Phase-I-verstoffwechselte Benzodiazepine: Hemmung der Elimination ($t_{1/2}$ ↑ und/oder CL↓)	Hemmstoff	Phase-II-glukuronierte Benzodiazepine: keine Hemmung der Elimination
Alprazolam, Chlordiazepoxid Clobazam, Desalkylflurazepam Desmethyldiazepam, Diazepam Nitrazepam, Triazolam	Cimetidin	Clotiazepam[a] Lorazepam Oxazepam Temazepam
Diazepam, Triazolam	INH	Clotiazepam[a], Oxazepam
Chlordiazepoxid, Clotiazepam Diazepam, Nitrazepam	orale Kontrazeptiva	Lorazepam Oxazepam
Chlordiazepoxid, Diazepam	Disulfiram	Lorazepam, Oxazepam
Diazepam	Propranolol	Lorazepam

[a] Phase I-Stoffwechsel

hydrazid (INH), orale Kontrazeptiva und Disulfiram Benzodiazepine, die durch Phase-I-Reaktionen ab-/umgebaut werden, in ihrer Elimination hemmen (z.B. Abnahme der CL um etwa 30–50% durch Cimetidin), werden glukuronierte Substanzen (vgl. Tabelle 4) nicht beeinträchtigt. Im Falle der oralen Kontrazeptiva kommt es sogar beim Lorazepam und Oxazepam durch Induktion zu einer beschleunigten Elimination (Klotz, im Druck).

Die klinisch relevanteste Interaktion spielt sich sicherlich zwischen Alkohol und den Benzodiazepinen ab. Dafür sind kinetische Ursachen (schnellere Absorption mit höheren initialen Plasmakonzentrationen; Hemmung der Elimination der Benzodiazepine durch akute Alkoholgaben; im Tierversuch Erhöhung der Gehirnspiegel durch Alkohol) und pharmakodynamische Gründe (Alkohol verstärkt die Bindung der Benzodiazepine an ihrem zentralen Rezeptorkomplex) verantwortlich (Klotz 1982 b).

Schlußfolgerungen

Zum besseren Verständnis der pharmakologischen und therapeutischen Wirkungen der Benzodiazepine kann die Kenntnis ihrer Pharmakokinetik mit den entsprechenden Determinanten (z.B. Leberfunktion, Alter) und Störfaktoren (z.B. Arzneimittelinteraktionen) eine wertvolle Hilfe sein. Durch die Berücksichtigung klinisch-pharmakologischer Prinzipien bei der Auswahl und Dosierung dieser häufig eingesetzten Medikamente kann die Therapie mit Benzodiazepinen rationaler und damit auch sicherer gestaltet werden.

Literatur

Allonen H, Ziegler G, Klotz U (1981) Midazolam kinetics. Clin Pharmacol Ther 30: 653–661
Klotz U (1980) Pharmacokinetics and hepatic dysfunction in man. In: Gladtke E, Heimann G (eds) Pharmacokinetics. Fischer, Stuttgart, pp 243–251
Klotz U (1982a) Pharmacokinetics and pharmacodynamics in the elderly. In: Kitani K (ed) Liver and aging. Liver and drugs. Elsevier Biomedical, Amsterdam, pp 287–299
Klotz U (1982b) Drug interactions with benzodiazepines. In: Usdin E, Skolnick P, Tallman Jr JF, Greenblatt D, Paul SM (eds) Pharmacology of benzodiazepines. Mac Millan, London, pp 299–311
Klotz U (1984) Clinical pharmacology of benzodiazepines. Progr Clin Biochem Med 1: 117–167
Klotz U (1986) Age-dependent actions of benzodiazepines. In: Platt D (ed) Drugs and ageing. Springer, Berlin Heidelberg New York Tokyo, pp 131–139
Klotz U (im Druck) Einfluß des Alters und von Medikamenten auf die Pharmakokinetik der Benzodiazepine. In: Doenicke A (Hrsg) Benzodiazepine in der Anaesthesie.
Klotz U, Reimann IW (1984) Pharmacokinetic and pharmacodynamic interaction study of diazepam and metoprolol. Eur J Clin Pharmacol 26: 223–226
Klotz U, Reimann IW, Ziegler G (im Druck) Gibt es bei Benzodiazepinen Plasmakonzentrations-Wirkungsbeziehungen? In: Frölich JC (Hrsg) Plasmakonzentration-Wirkungsbeziehungen von Pharmaka. Fischer, Stuttgart

Diskussion zum Beitrag Klotz

Rüther: Ich hätte zwei Fragen zur Klinik: 1. Ist die anterograde Amnesie bei schnell anflutenden Benzodiazepinen häufiger als bei langsam anflutenden? 2. Gibt es Tests für das Ende der Wirkung eines Medikaments, z.B. für das sehr kurz wirksame Midazolam?

Klotz: Insgesamt muß man wohl bestätigen, daß die anterograde Amnesie etwas mit der Anflutungsgeschwindigkeit zu tun hat. Derzeit führen wir diesbezügliche Tests durch, bei denen die Anflutungszeit experimentell variiert wird. Auf die zweite Frage kann ich keine spezielle Antwort geben, erfahrungsgemäß ist die Wirkungsdauer von Midazolam etwa nach 4 h beendet.

Doenicke: Ich glaube nicht, daß man das so einfach sagen kann, die Wirkungsdauer hängt sehr wohl von dem spezifischen psychometrischen Test ab. Die Vigilanz, gemessen in längerdauernden Reaktionstests, ist 4 h nach der Medikamenteneinnahme sicher noch behindert; erst in der 6. Stunde waren in einer eigenen Untersuchung die Ausgangswerte wieder erreicht.

Philipp: Ich habe eine Frage nach der Toleranzentwicklung hinsichtlich der anxiolytischen Wirkung der Benzodiazepine. Für die sedierende Wirkung ist dies ja bekannt, für die anxiolytische Wirkung aber nicht eindeutig. Gibt es Testverfahren, die auch eine Toleranzentwicklung für die anxiolytische Wirkung nachweisen? Insbesondere würde mich interessieren, ob sich aus Akutversuchen mit Probanden Hinweise für eine mögliche Toleranzentwicklung hinsichtlich einer bestimmten Wirkkomponente ableiten lassen.

Klotz: Nein, aus Akutversuchen kann man nicht auf klinische Toleranzphänomene schließen.

Clarenbach: Ich habe auch eine Frage nach der Toleranzentwicklung. Wenn nicht die Down-Regulierung der Benzodiazepinrezeptoren dafür verantwortlich ist, was führt dann zur Toleranzentwicklung?

Klotz: Dafür sind zentrale Mechanismen verantwortlich. Die Toleranzentwicklung ist nicht an bestimmte Plasmaspiegel gebunden.

Berzewski: Sind Ihnen Interaktionen zwischen Benzodiazepinen und oralen Antidiabetika bekannt?

Klotz: Nein.

Zur Bedeutung von Benzodiazepinantagonisten in Klinik und Forschung

H.M. Emrich

Nach Einführung der Benzodiazepine in die Therapie von Angstzuständen hat es relativ lange gedauert, bis durch die Entdeckung der Benzodiazepinrezeptoren (Möhler u. Okada 1977) eine molekulare Pharmakologie dieser Substanzen möglich wurde. Dabei zeigt sich, daß der Wirkungsmechanismus der Benzodiazepine nur in der Interaktion mit GABAergen Systemen dargestellt werden kann. Etwa gleichzeitig – und unabhängig voneinander – war von den Arbeitsgruppen von Costa (Costa et al. 1978) und von Haefely (1978) gezeigt worden, daß die Applikation von Benzodiazepinagonisten zu einer Aktivation GABAerger Neurone führt. Inzwischen konnte nachgewiesen werden, daß die Benzodiazepine über eine durch die Benzodiazepinrezeptoren vermittelte allosterische Konformationsänderung die Affinität der GABA-Rezeptoren zu GABA erhöhen und damit die GABAergen Wirkungen hervorrufen (Costa 1983) (Abb. 1). Dieser Befund erklärt auch die prima facie höchst erstaunliche und ungewöhnliche Tatsache, daß der Benzodiazepinrezeptor nicht nur unidirektional wie die sonst bekannten Rezeptoren von Transmittersubstanzen funktioniert, sondern bidirektional operieren kann, d.h. er kann sowohl durch Agonisten als auch durch sogenannte „inverse Agonisten" mit umgekehrter Wirkung angesteuert werden (vgl. Abb. 1). Dies ist möglich, weil der Benzodiazepinrezeptor durch seine Ankoppelung an den GABA-Rezeptor dessen Sensitivität zu GABA nicht nur erhöhen kann (wie im Falle der Aktivierung durch klassische Agonisten), sondern auch diese zu reduzieren vermag (wie im Falle der inversen Agonisten). Das System funktioniert also als molekulares Regulatorsystem im Sinne einer Sensitivitätsverstellung, und stellt sicherlich eines der „elegantesten" Psychopharmakawirkprinzipien dar, die bisher nachgewiesen wurden, da das betroffene neurochemische System in seiner Regulationsfähigkeit, d.h. Steigerung oder Abschwächung der präsynaptischen GABA-Freisetzung, nicht beeinträchtigt wird; gleichzeitig wird aber der Operationsbereich des Gesamtsystems auf ein höheres bzw. niedrigeres Niveau verschoben. Grundsätzlich können die klassisch agonistischen Wirkungen am Benzodiazepinrezeptor als anxiolytisch und antikonvulsiv und diejenigen der inversen Agonisten als anxiogen und prokonvulsiv charakterisiert werden. Die spezifischen Benzodiazepinantagonisten, wie z.B. Ro 15–1788, wirken nun offensichtlich antagonistisch hinsichtlich beider Effekte, d.h. sie schwächen sowohl die Wirkungen der klassischen Agonisten als auch diejenigen der inversen Agonisten ab (vgl. Abb. 1).

Welche Anwendungsmöglichkeiten ergeben sich nun für die Benzodiazepinantagonisten in Klinik und Forschung? Eine erste, naheliegende Indikation für diese Substanzen liegt in der Möglichkeit, bei Vorliegen einer Benzodiazepinüberdosierung bzw. -intoxikation den Benzodiazepineffekt am Rezeptor sofort wirkungsvoll auszuschalten. Entsprechende Untersuchungen liegen tierexperimentell und

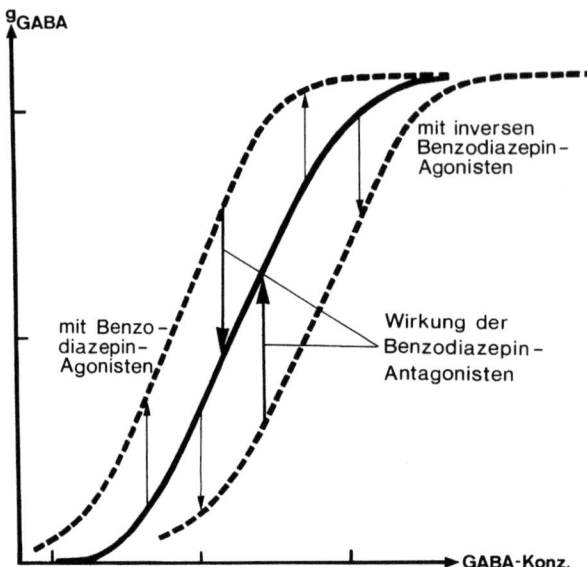

Abb. 1. Schematische Darstellung zur Illustration der regulativen Funktion von Benzodiazepinagonisten und inversen Benzodiazepin-agonisten auf die GABAerge Synapse. Durch die Benzodiazepinagonisten wird bei gleichbleibender GABA-Konzentration die GABAerge Wirkung verstärkt und durch die inversen Agonisten abgeschwächt. Beide Wirkungen werden durch Benzodiazepinantagonisten antagonisiert. (Modifiziert und erweitert nach Haefely 1984)

klinisch vor, und sie belegen, daß die Benzodiazepinantagonisten zu einer sofortigen Weckreaktion und Aufhebung der benzodiazepinbedingten Sedierung bzw. des so induzierten Schlafes führen. Für die Anästhesiologie und Intensivmedizin ist somit ein spezifischer Benzodiazepinantagonist eine wertvolle Bereicherung des therapeutischen Arsenals. Klinische Untersuchungen unter Verwendung von Ro 15–1788 in der Anästhesiologie zeigen, daß Patienten, die präoperativ Benzodiazepinagonisten erhalten hatten, nach Anwendung des Antagonisten wacher wirkten und eine Verbesserung der Gedächtnisleistung und der Orientierung aufwiesen. Die optimale Dosierung hierfür scheint bei 0,3–0,5 mg/Patient zu liegen (bis maximal 1,0 mg/Patient). Bei höheren Dosen kann es zu Angstzuständen, Panikreaktionen und Wundschmerzen kommen. Bei Patienten dagegen, die in suizidaler Absicht größere Mengen von Benzodiazepinen eingenommen haben, werden etwas höhere Dosierungen (ca. 1,5 mg) empfohlen. Bei Patienten, die außer Benzodiazepinen noch andere Sedativa eingenommen haben, ist der therapeutische Nutzen des Antagonisten von der relativen Wertigkeit dieser zusätzlichen Intoxikation abhängig. Interessanterweise gibt es aber bereits Hinweise dafür, daß Benzodiazepinantagonisten auch bei alkoholinduzierten Bewußtseinsstörungen therapeutisch wirksam sein können. Dies ist vor dem Hintergrund der indirekten GABAergen Effekte von Alkohol verständlich.

Eine weitere Anwendung der Benzodiazepinantagonisten liegt im Bereich der klinischen Grundlagenforschung. Sie geht aus von der Hypothese, daß dem Vorhandensein eines spezifischen neurochemischen Rezeptors ein endogener Ligand korrespondieren sollte, der – analog zu den Endorphinen beim Opiatrezeptor – als „Endodiazepin" zu charakterisieren wäre. Ähnlich wie Naloxon am Opiatrezeptor wäre dann z.B. Ro 15–1788 ein „tool", d.h. ein neurochemisches Werkzeug, um einem hypothetischen endogenen Liganden auf die Spur zu kommen. Am Max-Planck-Institut für Psychiatrie wurden derartige Untersuchungen an gesunden Probanden durchgeführt, wobei unter Schlafentzugbedingungen Ro 15−1788 unter Doppelblindbedingungen im Plazebovergleich zugeführt wurde. In einer Serie von psychometrischen Leistungstests und Schlafvariablen konnte kein Hinweis auf eine deutliche Ro-15−1788-induzierte Leistungs- und/oder Schlafveränderung gefunden werden (Emrich et al. 1984; Emrich u. Lund 1985), was gegen die Existenz eines agonistischen benzodiazepinähnlichen Liganden spricht. Wie in Abb. 2 dargestellt, zeigt sich unter den genannten Bedingungen nach 10 mg Ro 15−1788 (i.v.) keine Veränderung der Stimmung, beurteilt unter Verwendung der Befindlichkeits-Skala (Bf-S) von v. Zerssen (im Druck). In 3 von 5 Fällen kommt es allerdings zu einem anxiogenen Effekt (Angstskala „A" von v. Zerssen). Gleichzeitig wird die visuo-motorische Koordination (APTT) etwas verbessert. Interessanterweise beobachteten Ludwig u. Ziegler (im Druck) bei Schlafableitungen nach 10 mg Ro 15−1788 (i.v.) in der ersten Stunde des Schlafes eine Reduktion langsamer Wellen und Hinweise auf ein eher gesteigertes Aktivationsniveau im Vergleich zu Plazebo, ein Befund, der mit der anxiogenen Tendenz dieser Medikation in Beziehung gesetzt werden kann. 30 mg Ro 15−1788 (p.o.) haben dagegen eher einen schlafanstoßenden Effekt (Emrich u. Lund 1985)

Inzwischen wurde von der Gruppe von Costa (Corda et al. 1984) ein endogener Ligand des Benzodiazepinrezeptors isoliert, der anxiogene Eigenschaften hat und als inverser Agonist charakterisiert wurde. Nach Reproduktion dieses Befundes ergibt sich die Frage, inwieweit konstitutionell bedingte Angstzustände

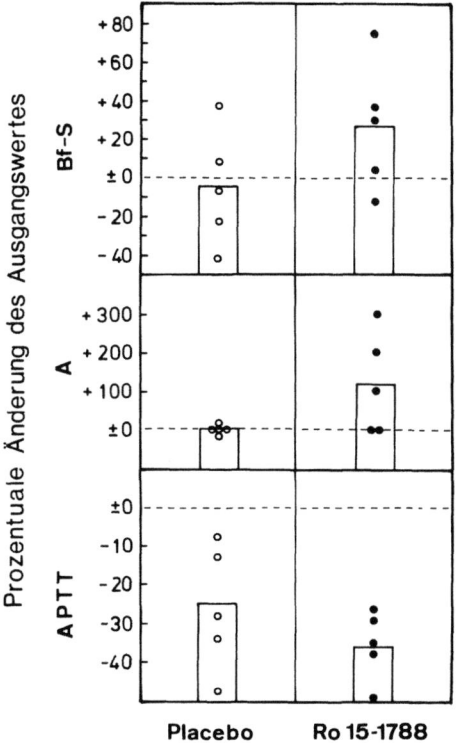

Abb. 2. Wirkung von Ro 15−1788 (10 mg i.v.) auf die Befindlichkeit (Bf-S), Angstsymptomatik (A) und Performance in einem Leistungstest (visuo-motorische Koordination, APTT) bei 5 gesunden Probanden unter Schlafentzugbedingungen

bei Patienten auf einer Freisetzung eines anxiogenen endogenen inversen benzodiazepinähnlichen Liganden beruhen könnten. Eine wirksame Therapie wäre dann interessanterweise nicht nur durch klassische Agonisten am Benzodiazepinrezeptor möglich, sondern auch durch Anwendung von Benzodiazepinantagonisten, was eine völlig neue Anwendung dieser Substanzen darstellen würde.

Abschließend soll noch eine Problematik diskutiert werden, die für die klinische Zukunft der Benzodiazepinagonisten von besonderer Bedeutung sein dürfte. Das Abhängigkeitspotential der Benzodiazepine wurde in den letzten Jahren kontrovers diskutiert und stellt ein in zunehmendem Maße auch in der Öffentlichkeit ernstgenommenes Problem dar. Grundsätzlich sind zwei Phänomene zu unterscheiden, einmal die Abhängigkeit in dem Sinne, daß psychische (bzw. körperliche) Absetzphänomene auftreten können, zum anderen die psychische Abhängigkeit im Sinne des „seeking behavior" beim Tier. Für die Zukunft der Benzodiazepine wird es von entscheidender Bedeutung sein, zu prüfen, ob die sog. Benzodiazepinpartialagonisten, d.h. Substanzen, die ähnlich wie die Opiatpartialagonisten gemischt sowohl agonistische als auch antagonistische Wirkungen am Rezeptor entfalten, in beiden Hinsichten unbedenklicher sind als die bisher verwendeten Benzodiazepine. Eine solche Entwicklung wäre eine weitere klinisch bedeutungsvolle Perspektive der molekularpharmakologischen Benzodiazepin-Antagonisten-Forschung.

Literatur

Corda MG, Ferrari M, Guidotti A, Konkel D, Costa E (1984) Isolation, purification and partial sequence of a neuropeptide (DBI) precursor of an anxiogenic putative ligand for benzodiazepine recognition site. Neurosci Lett 47: 319–324

Costa E (ed) (1983) Benzodiazepines – from molecular biology to clinical practice. Raven, New York

Costa E, Guidotti A, Tofano G (1978) Molecular mechanisms mediating the action of diazepam on GABA receptors. Brit J Psychiatry 133: 239–248

Emrich HM, Lund R (1985) Effect of the benzodiazepine antagonist Ro 15–1788 on sleep after sleep withdrawal. Pharmacopsychiatry 18: 171–173

Emrich HM, Sonderegger P, Mai N (1984) Action of the benzodiazepine antagonist Ro 15–1788 in humans after sleep withdrawal. Neurosci Lett 47: 369–373

Haefely W (1978) Central actions of benzodiazepines: General introduction. Brit J Psychiatry 133: 231–238

Haefely W (1984) Actions and interactions of benzodiazepine agonists and antagonists at GABAergic synapses. In: Bowery NG (ed) Actions and interactions of GABA and benzodiazepines. Raven, New York, pp. 263–285

Ludwig L, Ziegler G (to be published) Is there an intrinsic effect of the benzodiazepine antagonist Ro 15–1788 on sleep in man? In: Koella WP, Rüther E, Schulz H (eds) Sleep '84. Fischer, Stuttgart

Möhler H, Okada T (1977) Benzodiazepine receptor: demonstration in the central nervous system. Science 198: 849–851

Zerssen D von (to be published) Clinical selfrating-scales (Sr-S) of the Munich psychiatric information system (Psychis München). In: Sartorius N, Ban TA (eds) Assessment of depression

Diskussion zum Beitrag Emrich

Sieghart: Ich möchte davor warnen, daß auf Grund der Hemmbarkeit eines bestimmten Effekts durch Ro 15−1788 automatisch geschlossen wird, daß dieser Effekt über den Benzodiazepinrezeptor zustande kommt. Ro 15−1788 bindet auch an andere Proteine, die nichts mit Benzodiazepinrezeptoren zu tun haben. Von daher können sich durchaus auch andere klinische Wirkungen dieser Substanz ergeben, die mit dem Benzodiazepinrezeptor nichts zu tun haben!

Rüther: Ich möchte eine Bemerkung zu den gemischten Agonisten/Antagonisten machen. Wir haben an 5 Patienten mit endogener Depression oder mit paranoider Symptomatik sieben Tage lang Ro 16−6028 geprüft und dabei ein interessantes Phänomen beobachtet: Die Symptomatik reduzierte sich während dieser Zeit kaum, die Patienten hatten aber eine erhebliche Distanz dazu. Ein paranoider Patient z.B. konnte nach einigen Tagen über seinen Wahn in allen Einzelheiten erzählen. Ich halte diese Substanzen für sehr interessant.

Benkert: Wir hatten bei Patienten mit psychotischen Depressionen mit Lorazepam einen ähnlichen Effekt bei fünf oder sechs Patienten gefunden, der allerdings nicht immer reproduzierbar war.

Müller: Herr Ziegler, der jetzt bei uns in Mannheim ist, hat mit dem Benzodiazepinantagonisten Ro 15−1788 eine Doppelblindstudie hinsichtlich seiner Wirkung auf den Schlaf durchgeführt. Er hat in dieser Studie nur während der ersten halben Stunde eine Wirkung gefunden. Deshalb die Frage an Sie, Herr Emrich, zu welchen Zeitpunkten Sie nach der Einnahme von Ro 15−1788 gemessen haben.

Emrich: Wir haben die Schlafuntersuchungen nach Gabe von 30 mg p.o. gemacht. Hierbei ist eine viel längere Wirkung anzunehmen. Kleinere diskrete Veränderungen haben wir ja gefunden, aber keine wesentlichen Veränderungen. Meiner Ansicht nach hängt dies damit zusammen, daß es wohl kaum einen ganz reinen Antagonisten gibt.

Müller: Ich möchte hier noch einmal nachfragen: Herr Sieghart hat uns z.B. von erregenden Effekten von Benzodiazepinantagonisten berichtet, auch eine Gruppe bei Janssen hat ähnliche Effekte (entgegengesetzt zum Diazepam) gefunden. Wie erklären sie diese Diskrepanz zu Ihren Ergebnissen?

Emrich: Es hängt meiner Ansicht nach sowohl mit der Dosierung als auch mit der Applikation zusammen, niedrige intravenös verabreichte Dosen erscheinen wohl einen reinen antagonistischen Effekt zu haben, gibt man höhere Dosen p.o., so kommt eine sedierende und schlafanstoßende Wirkung hinzu, die die antagonistischen erregenden Effekte wieder aufhebt.

Klotz: Herr Doenicke hat ja schon auf das Problem bei Medikamenten mit partiell agonistischer Wirkung hingewiesen: Je höher die Dosis ist, desto klarer kommt die agonistische Wirkung zum Vorschein. Bei Ro 15−1788 kann man sagen, daß 30 mg per os etwa einer Dosierung von 15 mg intravenös entsprechen. Dies sind sehr hohe Dosierungen, da z.B. in der Anästhesie schon 1.5 mg reichen, um eine antagonistische Wirkung zu erzielen.

Emrich: Diese Versuche sind vor etwa zweieinhalb Jahren durchgeführt worden, aus heutiger Sicht würde man sagen, daß die damals allgemein verwendeten Dosierungen relativ hoch lagen; allerdings war die Fragestellung der Studie nicht die Antagonisierung exogen zugeführter Benzodiazepine, sondern endogener Liganden. Da sind höhere Dosierungen sinnvoll.

Zur Bestimmung der Pharmakodynamik alter und neuer Benzodiazepine mittels des Pharmako-EEGs

B. Saletu

Seit der Entdeckung der Benzodiazepine in der Mitte der fünfziger Jahre kam es zu einer gewaltigen Zunahme immer neuer synthetische Abkömmlinge, die in der Therapie des Angstsyndroms wahrhaftig eine Revolution herbeiführten (Sternbach 1980). War man anfangs froh, eine Substanz entdeckt zu haben, die dank ihrer anxiolytischen, schlafanstoßenden, muskelrelaxierenden und antikonvulsiven Eigenschaften ein großes Indikationsgebiet besaß, so versuchte man mit der Zeit, einzelne Komponenten dieses Wirkungsspektrums zu verstärken bzw. andere abzuschwächen. Diese Entwicklung gipfelt zur Zeit in der Synthese paritieller Angonisten/Antagonisten. Mit der Vielzahl neuer potentieller Medikamente erhob sich zugleich die Notwendigkeit nach Screeningmethoden, die bereits in der Phase der Humanpharmakologie quanitative und objektive Daten über die Pharmakodynamik vermittelten. Das „quantitative Pharmako-EEG", d.h. die computerassistierte quantitative Analyse des menschlichen Elektroenzephalogramms vor und nach Medikamentengabe in Verbindung mit gewissen statistischen Verfahren scheint solch eine Methode darzustellen (Fink 1969; Itil 1974; Saletu 1976; Matejcek u. Devos 1976; Herrmann 1982). Im folgenden soll darauf eingegangen werden, inwiefern das quantitative Pharmako-EEG Hinweise darauf geben kann, ob, wie, wann, in welchem Dosisbereich und in welcher galenischen Formulierung ein Benzodiazepin zentral aktiv ist bzw. wie es um die Zusammenhänge zwischen Pharmakokinetik und -dynamik bzw. Wirkung und Wirksamkeit steht.

Zur Klassifikation mittels Pharmako-EEG-Profilen

Wie in zahlreichen plazebokontrollierten Doppelblindstudien verschiedenster Autoren bewiesen (Fink 1969; Itil 1974; Saletu 1976; Saletu et al. 1976, 1977, 1978, 1979 a, b, 1980, 1981, 1982 a, b, 1984 a, b, 1985 a, b; Matejcek und Devos, 1976, Hermann, 1982), induzieren alle klinisch gebräuchlichen Benzodiazepine signifikante Veränderungen der Gehirntätigkeit, welche im spektralanalysierten EEG durch eine Abnahme der Total Power, Abnahme der absoluten und relativen Power der Alphaaktivität, Zunahme der absoluten und relativen Power der Betaaktivität (insbesondere im mittleren Frequenzbereich) sowie durch eine Beschleunigung des Zentroids und der Zentroidabweichung der gesamten Aktivität charakterisiert sind (Abb. 1). Weiter kann eine Abnahme des Zentroids und der Zentroidabweichung der Delta-/Thetaaktivität sowie eine Zunahme der Zentroidabweichung der Alphaaktivität beobachtet werden. Im Intervallanalysierten EEG zeigt sich im allgemeinen eine Zunahme der Durchschnittsfrequenz, Frequenzvariabilität und der Betaaktivität, während Alphaaktivität sowie Aktivi-

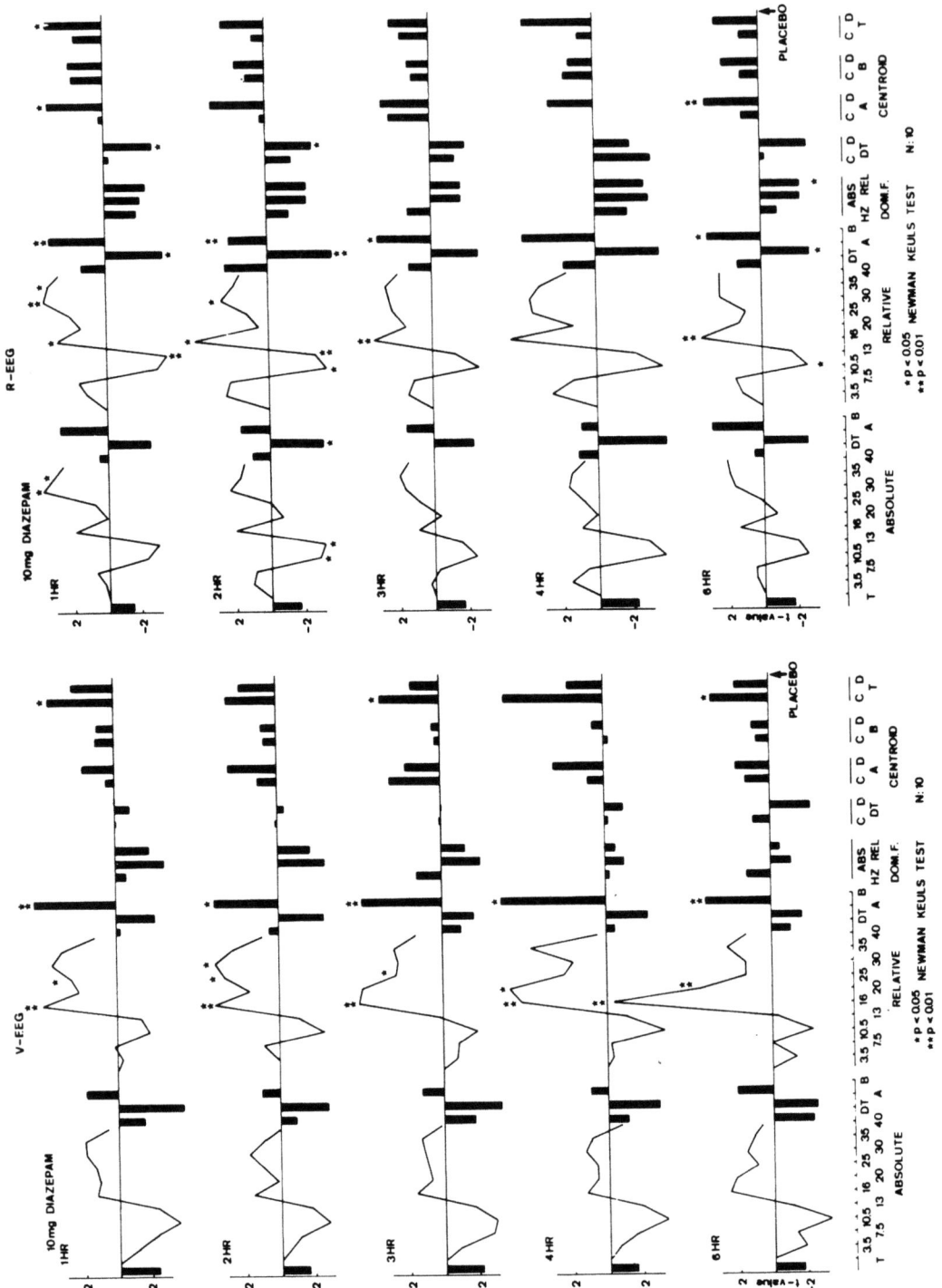

täten im langsamen Bereich der „first derivatives" und die Amplitude abnehmen (Abb. 2). Deltaaktivität zeigt sich vermehrt, wenn das Benzodiazepin hypnotische Qualitäten besitzt, wie noch später gezeigt werden wird. Die Betavermehrung sowie die Durchschnittsfrequenzbeschleunigung dürften für die Benzodiazepine die spezifischste EEG-Veränderungen sein, da wir sie unabhängig vom Bewußtseinszustand, d.h. sowohl im Wachzustand als auch im Schlaf nachweisen konnten. So kam es nach Verabreichung von Diazepam und Clorazepat, aber auch nach neueren Benzodiazepinen wie Alprazolam und Triazolam im Ganznacht-Schlaf- und REM-EEG zu einer im Vergleich zu Plazebo signifikanten Zunahme der Durchschnittsfrequenz, Frequenzvariabilität und der Betaaktivitäten, während langsame Aktivitäten, Amplitude und Amplitudenvariabilität abnehmen (Abb. 3 und 4) (Itil et al. 1972 a, b, 1974, Saletu 1976). Die Schlaf- und insbesondere die REM-EEG-Befunde sind insofern interessant, als sie unter konstanten Bedingungen gewonnen werden. Wie wir wissen, kommt es während des Wach-EEGs zu Vigilanzschwankungen und zu Dämmerschlafmustern, insbesondere wenn Probanden am vorhergehenden Abend spät zu Bett gegangen waren oder schlecht geschlafen hatten. Greift man nun aber z.B. das EEG während des REM-Schlafes heraus, so erhält man eine Aufnahme, die immer unter denselben Bedingungen aufgenommen worden war, da ja der Bewußtseinszustand des REM-Schlafes von Nacht zu Nacht gleich ist. Ein weiterer Vorteil liegt darin, daß es während des REM-Schlafes zum Erliegen der Muskelaktivität kommt. Daß die Betavermehrung bzw. Durchschnittsfrequenzbeschleunigung das sensibelste Maß für Benzodiazepineffekte darstellen, zeigen auch Regressions- und Korrelationsuntersuchungen in bezug auf den Blutspiegel (vgl. unten).

Das Pharmako-EEG-Profil der Benzodiazepine unterscheidet sich von dem anderer Psychopharmaka (Saletu, 1976). So bewirken Neuroleptika vom Chlorpromazintyp eine ausgeprägte Vermehrung von langsamen und Abnahme von raschen Wellen; vom Promethazintyp eine verringerte Alphaaktivität sowie vermehrte Beta- und niedrig gespannte Alphaaktivitäten, aber auch von hochgespannten langsamen Wellen; und vom Lävomepromazintyp vermehrte Theta- und Betaaktivitäten bei herabgesetzter Alphaaktivität. Letztere Gruppe zeigt Ähnlichkeiten mit dem Pharmako-EEG-Profil der Antidepressiva vom Amitriptylintyp. Hingegen bewirken Antidepressiva vom Desipramintyp eine Vermehrung von Alpha- und Abnahme von raschen Betaaktivitäten (Saletu 1982). Letzteres Pharmako-EEG-Profil ähnelt dem der Psychostimulanzien. Antihypoxidotika/Nootropika lassen Alpha- bzw. Betaaktivitäten zunehmen, während Delta- und Thetaaktivitäten abnehmen (Saletu 1981).

Abb. 1. Pharmako-Profile von 10 mg Diazepam basierend auf einer Spektralanalyse (n = 10). Spektralanalysierte EEG-Veränderungen nach 10 mg Diazepam unter vigilanzkontrollierten Aufnahmebedingungen sind in der linken Hälfte (V-EEG), solche unter Ruhebedingungen (R-EEG) in der rechten Seite des Bildes dargestellt. 38 Computer-EEG-Variablen sind auf den Abszissen, Unterschiede zwischen diazepaminduzierten und placeboinduzierten Veränderungen in bezug auf den Ausgangswert sind in Form von t-Werten auf den Ordinaten repräsentiert. Die Nullinie zeigt Plazebo an. 10 mg Diazepam induzieren eine signifikante Vermehrung von Betaaktivität, eine Abnahme der Alphaaktivität sowie eine Beschleunigung des Zentroids der geesamten Aktivität

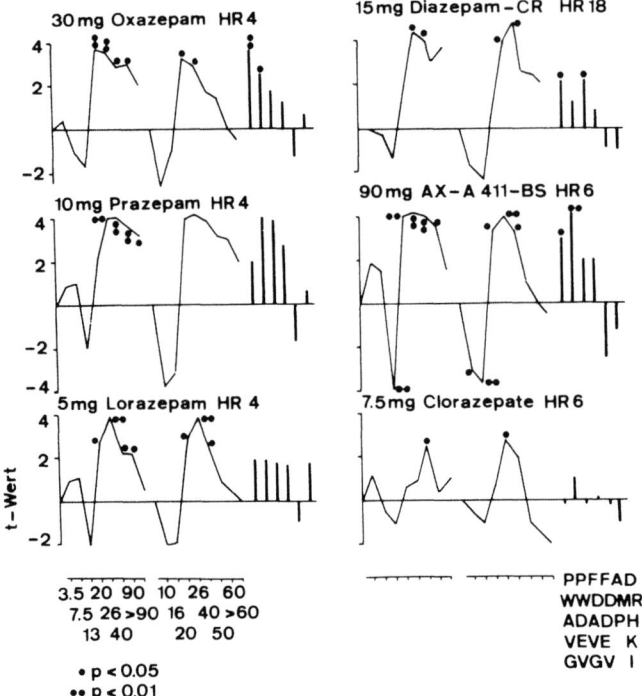

Abb. 2. Pharmako-EEG-Profile von Benzodiazepintranquilizern basierend auf digitaler Intervallanalyse des Ruhe-EEG (n=10). 22 intervallanalysierte EEG-Variablen sind auf den Abszissen, medikamenteninduzierte Veränderungen auf den Ordinaten in Form von t-Werten repräsentiert. Benzodiazepintranqualizer bewirken charakteristischerweise eine Zunahme mittelrascher Betaaktivitäten, eine Zunahme der Durchschnittsfrequenz und Frequenzabweichung sowie eine Alphaabnahme. Im Delta- und Thetaband zeigt sich nur andeutungsweise eine Zunahme der Aktivitäten

Zur Differenzierung zwischen anxiolytischen und hypnotischen Benzodiazepinen

Je nach ihrer sedierenden Wirkung kann man im Pharmako-EEG anxiolytische und hypnotische Benzodiazepine unterscheiden. Erstere induzieren in klinisch gebräuchlichen Dosen kaum eine Vermehrung von langsamen Wellen und unfassen Tagestranquilizer wie Oxazepam, Prazepam, Bromazepam, Clobazam (Saletu et al. 1978, 1984a, 1985b to be plublished; Schmit et al. 1984) (Abb. 5). Selbst bei Verabreichung von extrem hohen Dosen, wie z.B. 75 und 150 mg Prazepam konnten wir keine signifikante Zunahme der Deltaaktivität feststellen (Abb. 6). Diazepam sollte ebenfalls dieser Gruppe zugerechnet werden, obwohl im Ruhe-EEG manchmal eine Tendenz zur Deltavermehrung festzustellen war (vgl. Abb. 1). Interessanterweise wird ja Diazepam sowohl als Tagestranquilizer als auch als schlafanstoßendes Medikament gebraucht.

Anderseits gibt es Benzodiazepine, die im niedrigen Dosisbereich ein anxiolytisches Pharmako-EEG-Profil induzieren, im höheren Dosisbereich jedoch eine

Zur Bestimmung der Pharmakodynamik alter und neuer Benzodiazepine 51

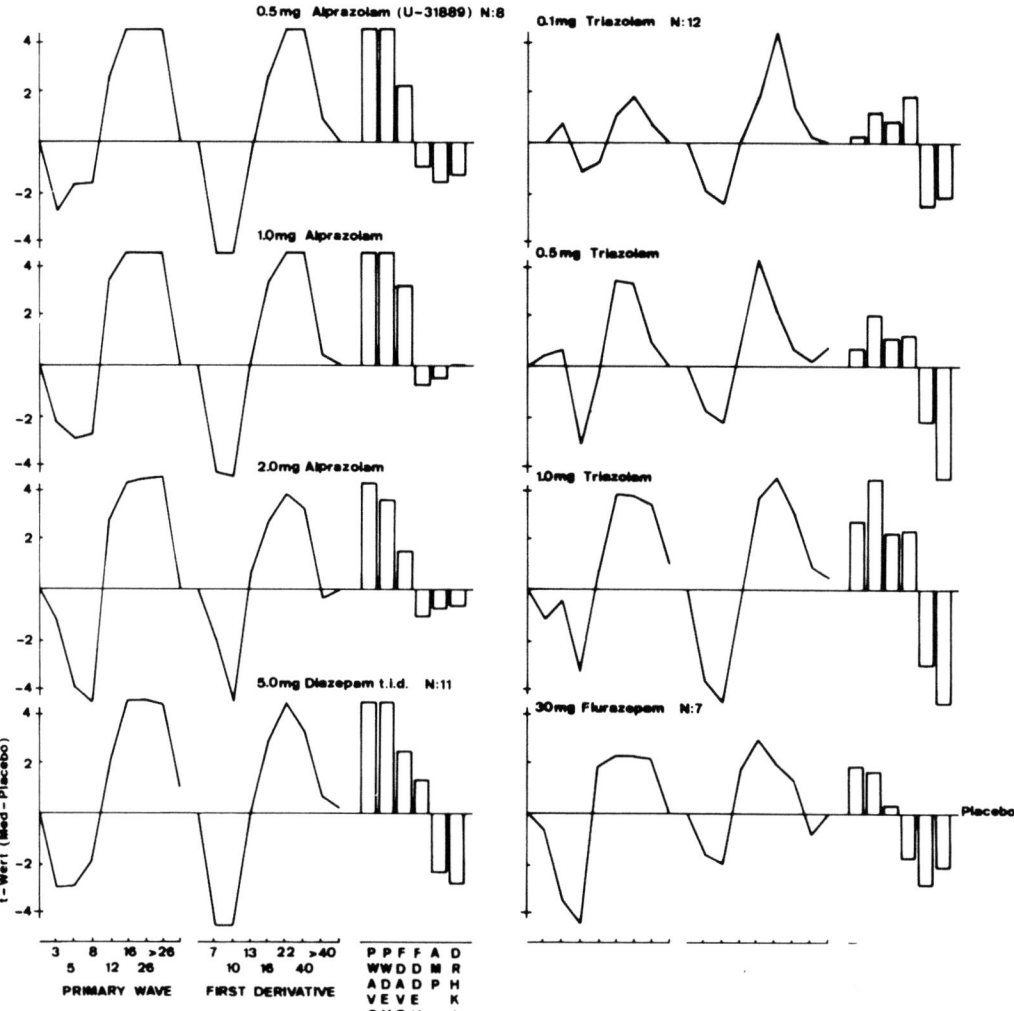

Abb. 3. Ganznacht-Schlaf-EEG-Profile von Benzodiazepinen. Intervallanalysierte Schlaf-EEG-Variablen sind auf den Abszissen, Unterschiede zwischen benzodiazepininduzierten und plazeboinduzierten Veränderungen sind in Form von t-Werten auf den Ordinaten dargestellt. Die Nullinie repräsentiert Plazebo. Die Analyse bezieht sich je nach Länge der Schlafzeit auf etwa 700 bis 800 30-Sekunden-Epochen. Benzodiazepine bewirken eine Zunahme von raschen Wellen, der Durchschnittsfrequenz und der Frequenzvariabilität sowie eine Abnahme von langsamen Wellen, der Amplitude und der Amplitudenvariabilität im Ganznacht-Schlaf-EEG

signifikante Zunahme von Deltaaktivität bewirken, wie am Beispiel von Brotizolam in Abb. 7 gezeigt wird. Zu diesen als Hypnotika eingesetzten Benzodiazepinen sind Flurazepam, Flunitrazepam, Triazolam, Temazepam, aber auch Cloxazolam und Lorazepam zu zählen (vgl. Abb. 5) (Saletu et al. 1976, 1979 a, 1985a, b to be published). Es erscheint von Interesse, daß diese auf neurophysiologischen

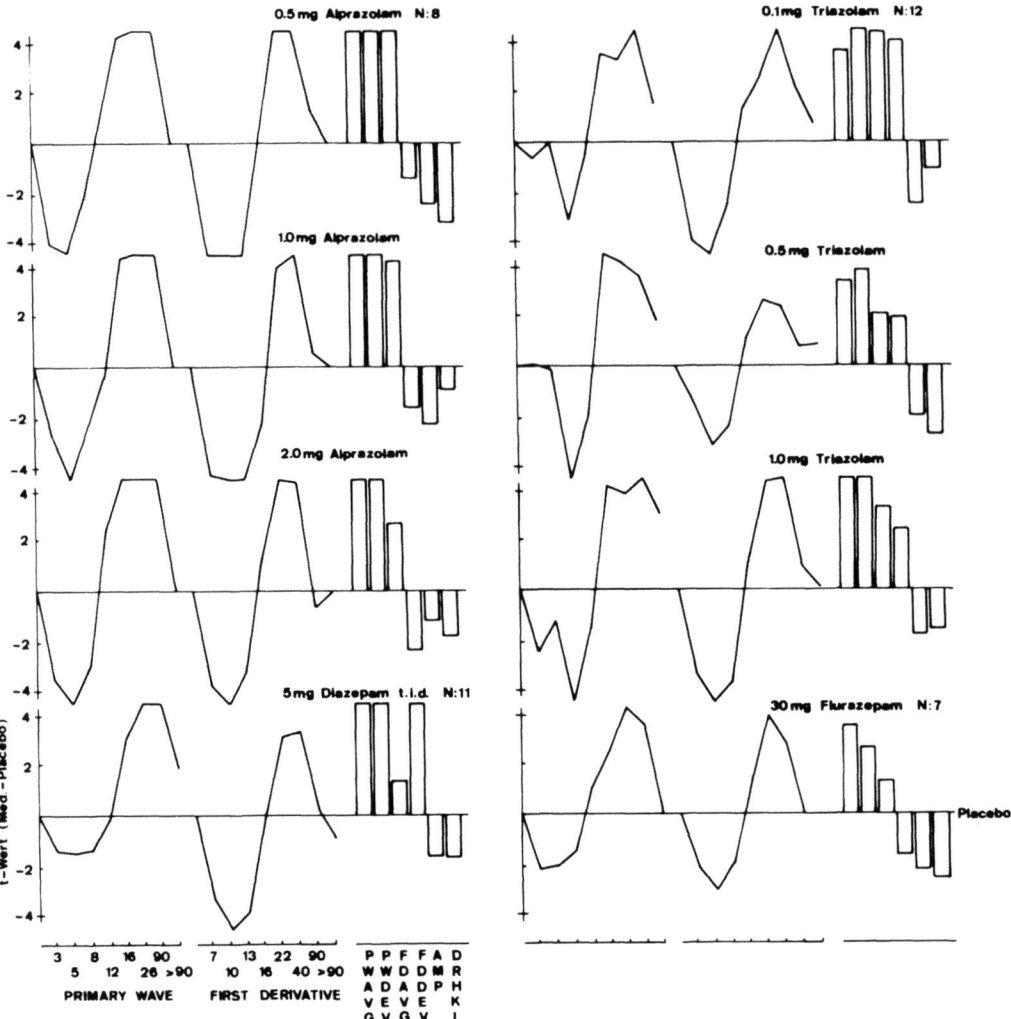

Abb. 4. REM-Schlaf-EEG-Profil von Benzodiazepinen. Die Beschreibung der Achsen kann aus Abb. 3 entnommen werden. Bei der Berechnung der intervallanalysierten EEG-Variable werden etwa 80 bis 200 30-Sekunden-Epochen des REM-Schlafes berücksichtigt. Benzodiazepine bewirken eine Vermehrung der Betaaktivität, Durchschnittfrequenz und Frequenzvariabilität sowie eine Abnahme von langsamen Wellen, der Amplitude und Amplitudenvariabilität

Veränderungen beruhende Einteilung der Benzodiazepine mit einer klinischen Unterteilung nach Pöldinger u. Wider (1983) weitgehend übereinstimmt.

Pharmako-EEG-Profile partieller Benzodiazepinrezeptoragonisten/antagonisten

Die bisher beschriebenen Medikamente sind Agonisten am Benzodiazepinrezeptor, d.h. sie aktivieren diesen, wenn sie sich an ihn binden. 1981 beschrieben

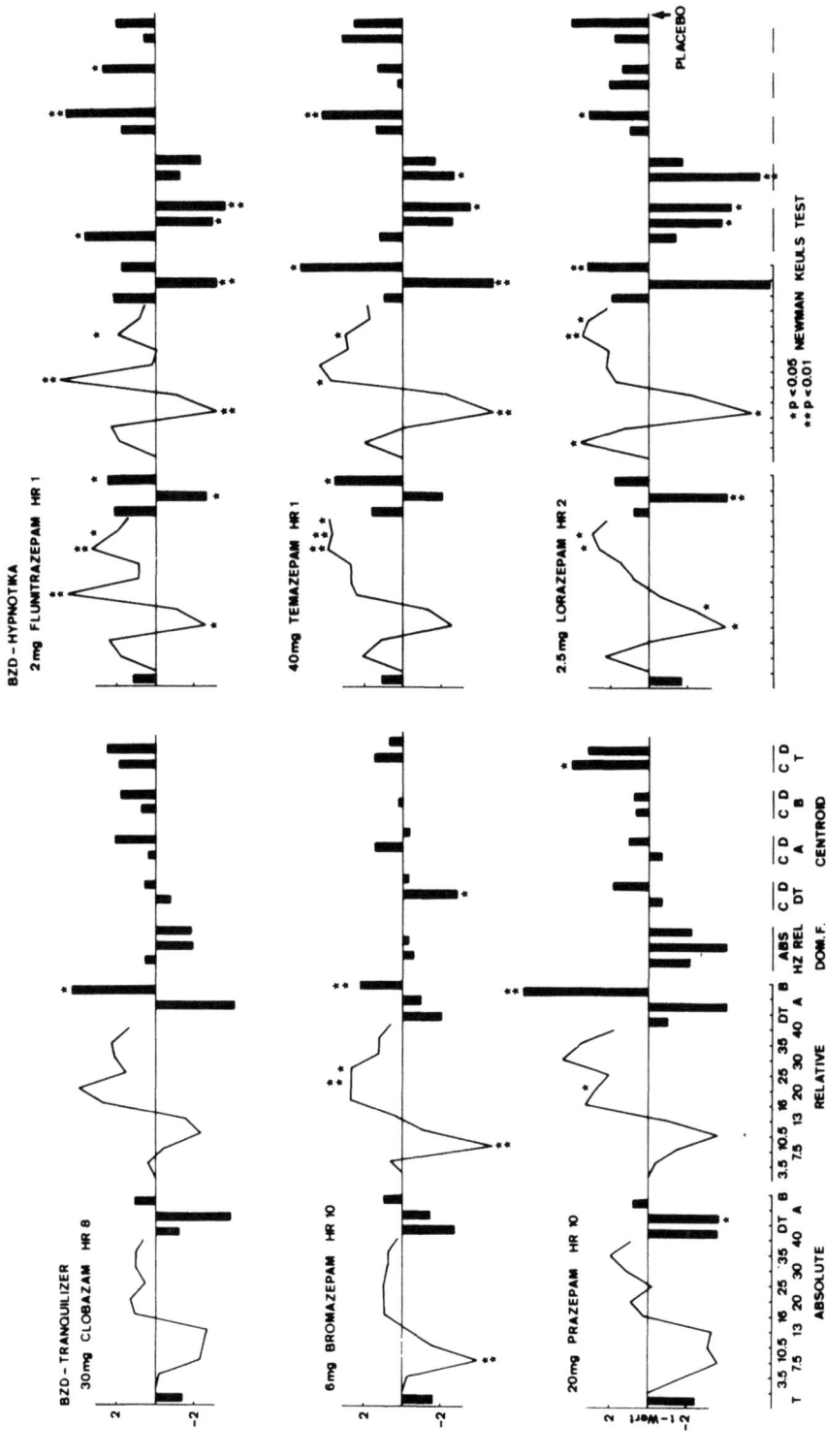

Abb. 5. Pharmako-EEG-Profile von Benzodiazepin-Tranquilizern und -Hypnotika (V−EEG, O_2 zu C_z, Spektralanalyse). Benzodiazepin-Hypnotika bewirken im Gegensatz zu Benzodiazepintranquilizern eine Vermehrung der Deltaaktivität

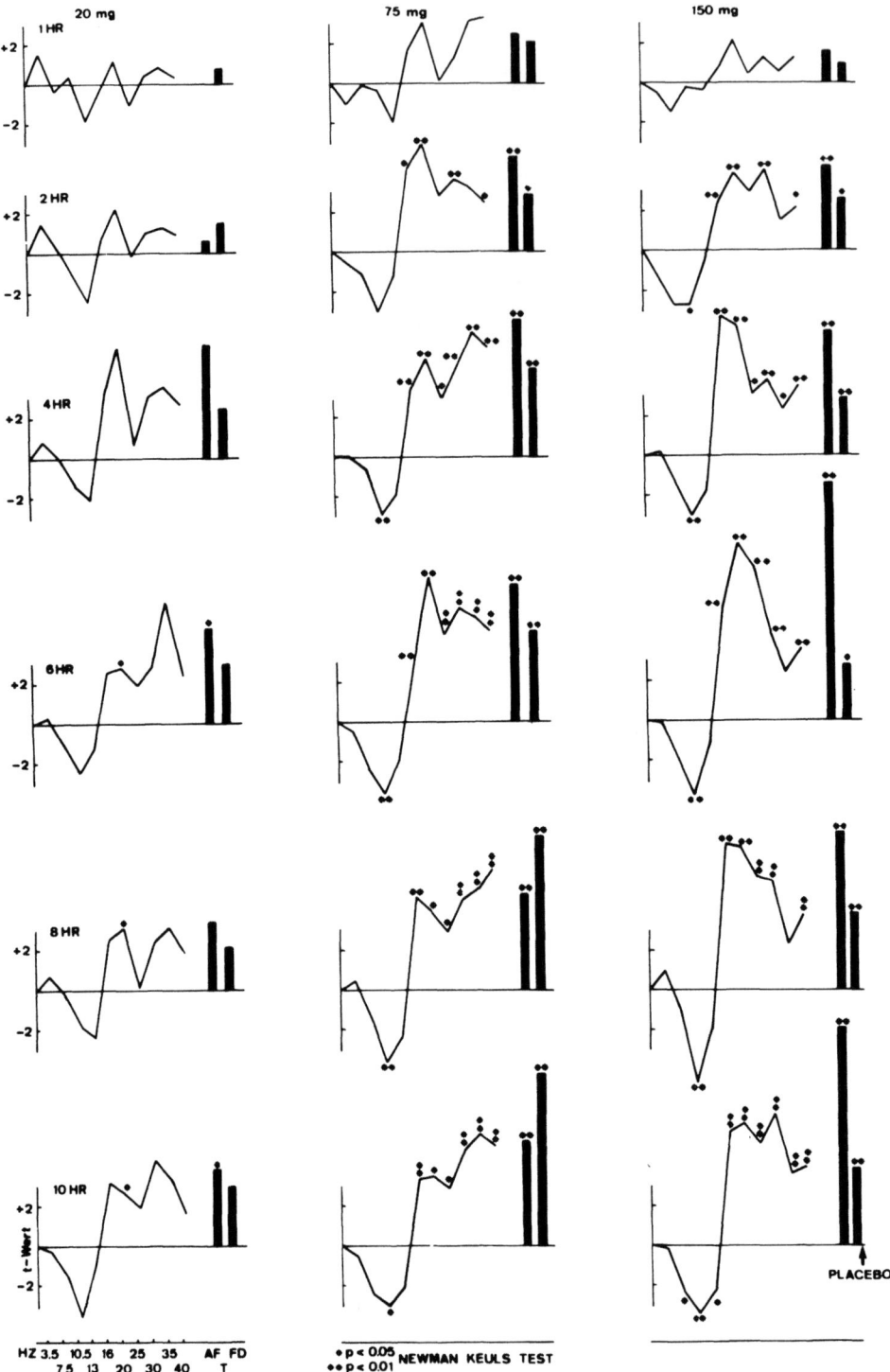

Abb. 6. Pharmako-EEG-Profile von Prazepam (V-EEG, O_2 zu C_z, Spektralanalyse). Auch nach der Verabreichung von hohen und sehr hohen Dosen des Tagestranquilizers Prazepam kommt es zu keiner Vermehrung von langsamen Aktivitäten

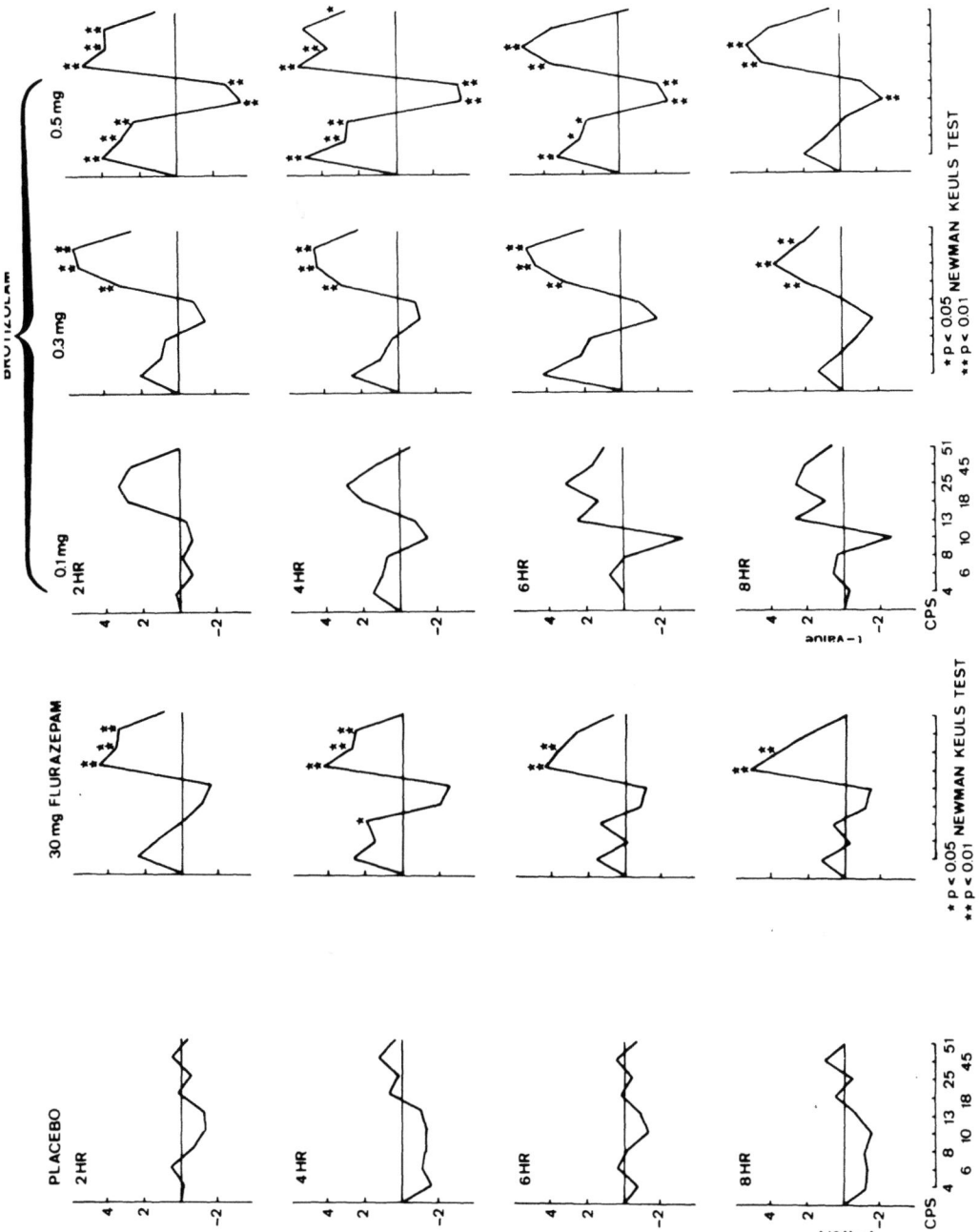

Abb. 7. Pharmako-EEG-Profile von Benzodiazepinhypnotika. Wie Benzodiazepinanxiolytika, bewirken Benzodiazepinhypnotika eine Vermehrung von Betaaktivitäten und Abnahme von Alphaaktivität, während im höheren Dosisbereich jedoch auch noch eine Vermehrung von Deltaaktivitäten die hypnotischen Qualitäten des Präparates anzeigt.

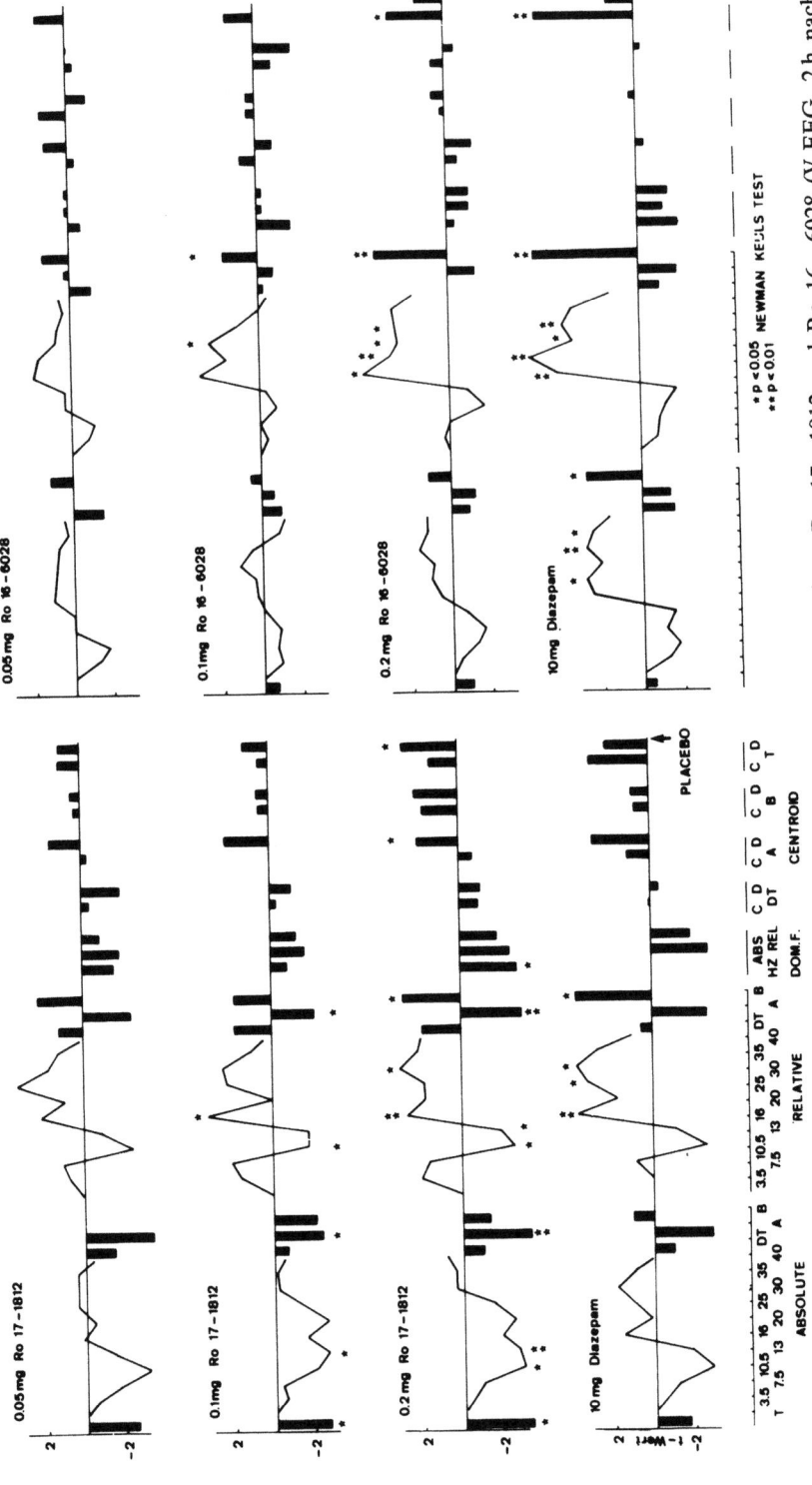

Abb. 8. Pharmako-EEG-Profile partieller Benzodiazepinrezeptoragonisten/antagonisten Ro 17–1812 und Ro 16–6028 (V-EEG, 2 h nach Applikation, O_2-C_z, Spektralanalyse, n:10). Partielle Agonisten/Antagonisten weisen im Vergleich zu vollen Agonisten wie 10 mg Diazepam eine geringere Betavermehrung auf. Ro 16–6028 zeigt im Vergleich zu Ro 17–1812 weniger sedierende Qualitäten

Hunkeler et al., Möhler et al., und Polc et al. hochpotente spezifische Antagonisten am Benzodiazepinrezeptor, die sich ebenfalls an diesen binden, ihn aber nicht aktivieren, wodurch Agonisten kompetitiv gehemmt werden. In den letzten Jahren hat man nun versucht, partielle Agonisten bzw. gemischte Agonisten/Antagonisten zu entwickeln, die beide Eigenschaften in sich vereinigen. d.h. vorwiegend agonistisch an Rezeptoren wirken, die anxiolytische und antikonvulsive Effekte vermitteln, und vorwiegend antagonistisch an Rezeptoren wirken, die für sedierende und muskelrelaxierende Eigenschaften verantwortlich sind. Erste plazebokonrollierte Doppelblind-Pharmako-EEG-Untersuchungen mit Ro 17−1812 und Ro 16−6028, zwei tetrazyklischen Imidazolkarbonsäureester mit in bezug auf anxiolytische und antikonvulsive Eigenschaften agonistischen, jedoch bezüglich Sedierung und Muskelrelaxation fehlenden bzw. gering antagonistischen Effekten (Hoffmann La Roche 1983 a, b) ergaben, daß diese beiden Substanzen bereits in äußerst geringen Dosen (0,05, 0,1 und 0,2 mg) am Menschen zentrale Wirkungen entfalten (Saletu et al. 1984 b, in Vorbereitung). Diese waren im vigilanzkontrollierten EEG durch eine Abnahme der Total power und Alphaaktivität sowie Zunahme der Betaaktivität und Tendenz zur Beschleunigung des Zentroides der gesamten Aktivität charakterisiert, was wiederum einem anxiolytischen Pharmako-EEG-Profil entspricht (Abbildung 8). Allerdings waren die Veränderungen im Vergleich zu 10 mg Diazepam schwächer und kürzer ausgeprägt. Dies trifft insbesondere auf die Betaaktivität zu. Andererseits kam es im Ruhe-EEG bereits im niedrigeren Dosisbereich zu einer auffallenden Vermehrung der Deltaaktivität, wobei diese zusammen mit der Alphaabnahme an ein neuroleptisches Pharmako-EEG-Profil erinnert und eine selektive Sedierung im Ruhezustand anzeigt. Dieses R-EEG-Profil der partiellen Agonisten unterscheidet sich auch deshalb von dem der reinen Agonisten, weil letztere als initiale Veränderung bei steigenden Dosen eine Betavermehrung zeigen, während erstere als konsistenteste Veränderung eher eine Vermehrung von langsamen Aktivitäten aufweisen. Auch in psychometrischen Tests wiederspiegelte sich diese sedierende Wirkung — wenngleich erst im höheren Dosisbereich. Weitere Analysen bzw. Pharmako-EEG- und klinische Untersuchungen werden zur Zeit noch durchgeführt.

Zur Zeit- und Dosis-Wirkungs-Beziehung (zerebrale Bioverfügbarkeit)

Geben die bis hierher beschriebenen Pharmako-EEG-Profile Aufschluß darüber, „ob" und „wie" ein Medikament auf das menschliche ZNS wirkt, so kann die Methode vor allem zur Abklärung der Fragen herangezogen werden, „wann" und „in welchem Dosisbereich" eine psychotrope Substanz an ihrem Zielorgan — dem menschlichen Gehirn — wirkt. Mittels Darstellung der Veränderung in einzelnen quantitativen EEG-Variablen über die Zeit bzw. in Abhängigkeit zur Dosis gelingt es sehr eindrucksvoll, Zeit- und Dosis-Wirkungs-Relationen eines Pharmakons zu erforschen. So zeigt z.B. Abbildung 9 den Beginn, das Maximum und das Ende des zentralen Effektes von Cloxazolam — einem neuen Benzodiazepin — im Vergleich zu Plazebo und dem bereits klinisch weithin erprobten Diazepam.

Während nach Plazebo nur minimale Veränderungen auftreten, kommt es nach Cloxazolam zu einer dosisabhängigen Abnahme der Alpaaktivität. Dieser

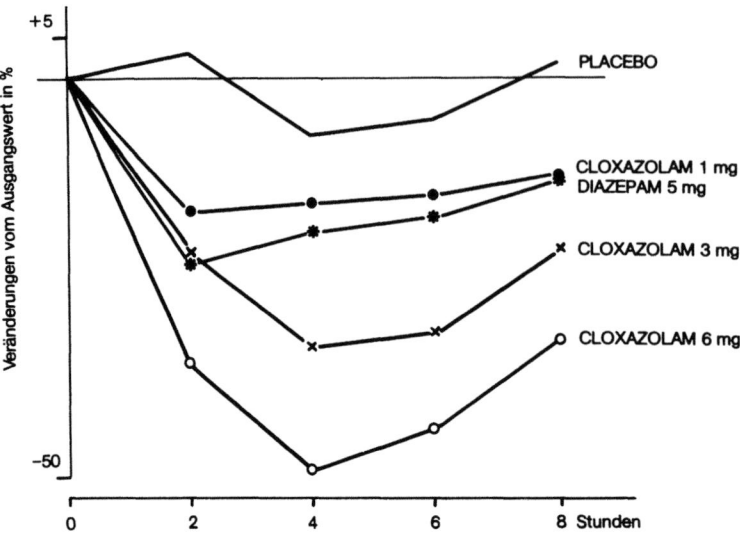

Abb. 9. Bestimmung der zerebralen Verfügbarkeit des Anxiolytikums Cloxazolam mittels Zeit- und Dosiswirkungsrelationen (relative EEG-Power). Auf der Abszissen sind Stunden, auf der Ordinate Veränderungen der Alphaaktivität (in Prozenten des Ausgangswertes) nach oraler Gabe einer Einzeldosis dargestellt. Im Gegensatz zu Plazebo, das kaum Veränderungen bewirkt, induziert Cloxazolam eine dosisabhängige Abnahme der Alphaaktivität. Dieser Effekt beginnt in der 2. Stunde, erreicht das Maximum in der 4. und ist auch noch in der 8. Stunde vorhanden. Die Vergleichsubstanz 5 mg Diazepam hingegen liegtt im Hinblick auf den ZNS-Effekt zwischen 1 und 3 mg Cloxazolam und erreicht das Wirkungsmaximum in der 2. Stunde

Tabelle 1. Dosisvergleich: Cloxazolam/Diazepam während einer doppelblinden Langzeitbehandlung von Angstsyndrompatienten (n = 15/15)

Behandlungs-dauer	$\bar{X}$ Tagesdosis		$\bar{X}$ Niedr. Tagesdosis		$\bar{X}$ Höchste Tagesdosis		$\bar{X}$ Dosis-verhältnis
	Cloxa-zolam	Dia-zepam	Cloxa-zolam	Dia-zepam	Cloxa-zolam	Dia-zepam	Cloxazolam/Diazepam
1 Woche	3,58	9,28	3	5	6	15	1:2,59
3 Wochen	3,66	9,10	2	5	6	15	1:2,42
24 Wochen	3,25	8,33	2	5	6	12,5	1:2,56

Effekt beginnt in der 2. Stunde, erreicht das Maximum in der 4. Stunde und ist auch noch in der 8. Stunde vorhanden. Die Vergleichssubstanz, 5 mg Diazepam, erreicht das Wirkungsmaximum bereits in der 2. Stunde und liegt bezüglich der Intensität des ZNS-Effektes zwischen 1 und 3 mg Cloxazolam. Die zu 5 mg Diazepam äquipotente Dosis von Cloxazolam ist 2 mg. Demnach ist die Testsubstanz 2,5 mal potenter als die Vergleichssubstanz Diazepam (Saletu et al. 1976).

Es erhebt sich die Frage, inwieweit eine mittels Pharmako-EEG ermittelte Äquipotenz zweier Medikamente für die Klinik Gültigkeit hat. Dieses Problem

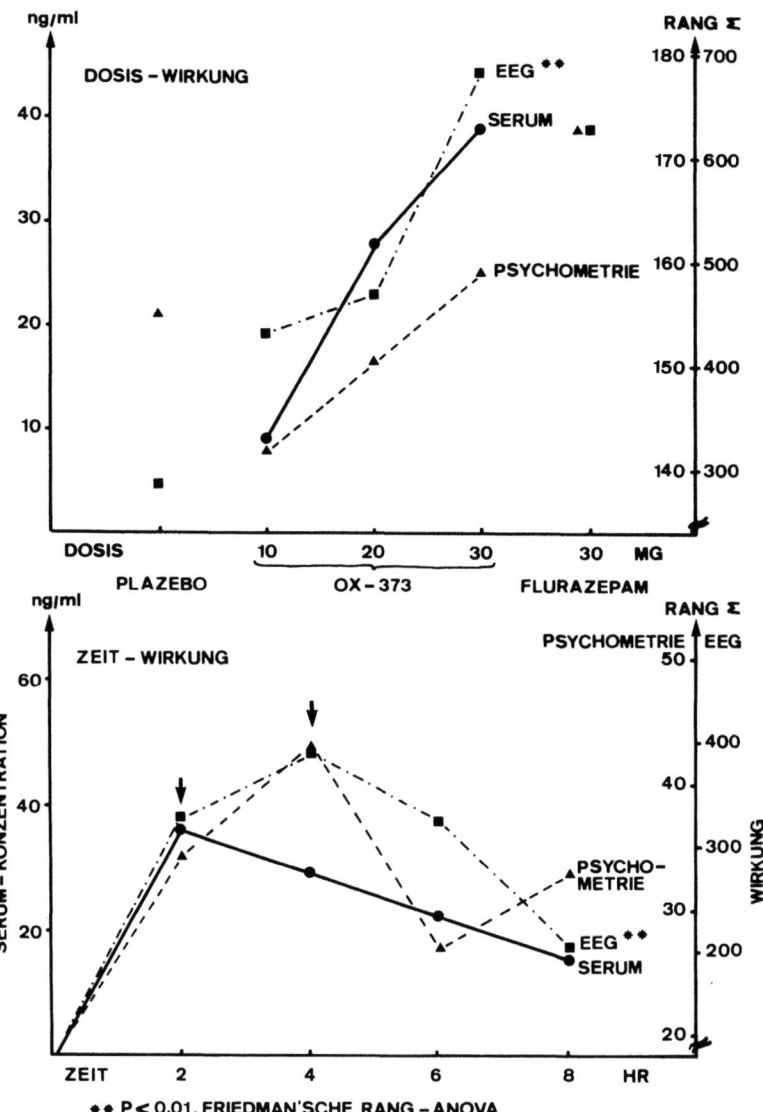

Abb. 10. Pharmakokinetik und Pharmadynamik nach oralen Einzeldosen vn Cinolazepam (OX-373). Zeit bzw. Dosen sind auf den Abszissen, Blutspiegel (ng/ml) bzw. Rangsummenwerte von EEG-Veränderungen auf den Ordinaten dargestellt. Während die Blutkonzentrationen bereits in der 2. Stunde ihren Höhepunkt erreichen, ist das pharmakodynamische Wirkungsmaximum auf der Basis neurophysiologischer Veränderungen erst 2 h später zu beobachten. Mittels einer Friedmanschen Rangvarianzanalyse kann eine dosisabhängige Wirkung von Cinolazepam klar nachgewiesen werden. Alle aktiven Substanzen sind von Plazebo unterschiedlich. Die zu 30 mg Flurazepam äquipotente Dosis von Cinolazepam beträgt 30 mg

untersuchten wir in einer klinischen Doppelblindlangzeitstudie über 6 Monate an je 15 Patienten mit einem generalisierten Angstsyndrom, wobei vom behandelnden Psychiater die optimale Dosis von Diazepam bzw. Cloxazolam titriert werden mußte. Die in der 1., 3. und 24 Woche gefundenen Werte für die durchschnittliche Tagesdosis, minimale Tagesdosis und höchste Tagesdosis mögen der Tabelle 1 entnommen werden. Wie man sieht, ergibt sich auch aufgrund dieser klinischen Versuchsanordnung ein Dosierungsverhältnis von Cloxazolam/Diazepam von 1:2,5, was unsere Pharmako-EEG-Vorhersage eindrucksvoll bestätigte. Demnach läßt sich das quantitative Pharmako-EEG zur Bestimmung der für spätere klinische Untersuchungen zu verwendenden Dosen neu entwickelter Medikamente heranziehen.

Werden oft Zeit- und Dosis-Wirkungs-Relationen anhand von einigen besonders interessant erscheinenden EEG-Variablen (z.B. Alphaaktivität) bestimmt, so versuchten wir letztens mittels der Friedmannschen Rangvarianzanalyse, die Pharmakodynamik anhand von Veränderungen in allen (bis 30) untersuchten EEG-Variablen zu determinieren. In Abb. 10 wird eine Dosis-Wirkungs-Beziehung bei einem neuen Benzodiazepin Cinolazepam gezeigt: 30 mg produzieren mehr Wirkung als 20 und 10 mg, wobei alle 3 Dosen sich deutlich vom Plazebo unterscheiden und die äquipotente Dosis zu 30 mg Flurazepam (der Vergleichssubstanz) bei 30 mg Cinolazepam liegt. Bezüglich der Zeit-Wirkungs-Relation ist ersichtlich, daß Cinolazepam einen raschen Beginn der ZNS-Wirkung aufweist, das Wirkungsmaximum in der 4. Stunde hat, jedoch in der 8. Stunde kaum mehr einen Effekt zeigt. Wie wir in früheren Untersuchungen feststellen konnten, ähneln pharmakodynamische Gegebenheiten aufgrund neurophysiologischer Untersuchungsmethoden sehr jenen, die mittels psychometrischer Testtechniken erfaßt worden waren (Saletu u. Grünberger 1979).

Im vorliegenden Falle von Cinolazepam zeigt sich das Wirkungsmaximum der Substanz aufgrund psychometrischer und neurophysiologischer Daten in der 4. Stunde, während bezüglich der Dosis-Wirkungsrelation 30 mg Cinolazepam Flurazepam am nächsten kommen (Saletu et al. 1982 b).

Aber auch mittels des quantitativ analysierten Ganznachtschlaf-EEGs bzw. des EEGs während der REM-Perioden lassen sich Dosis Wirkungs-Beziehungen berechnen, wie wir anhand unserer Alprazolam- bzw. Triazolam- und Clorazepatstudien zeigen konnten (Itil et al. 1972 a, b, 1974; Saletu 1976).

Zur Beziehung zwischen Pharmakokinetik und Pharmakodynamik

Bereits 1975 zeigt Fink signifikante Zusammenhänge zwischen EEG-Veränderungen und Blutspiegel nach Verabreichung von Diazepam und Bromazepam. Interessanterweise waren die Korrelationen weder uniform noch zufallsverteilt, sondern am höchsten für EEG-Variablen, die am konsistentesten zerebrale Benzodiazepineffekte widerspiegelten, nämlich die Betaaktivität im Bereich von 18 – 25 und über 25 Hz sowie die Alphaaktivität. In eigenen Untersuchungen mit Benzodiazepinen, die keine oder aber nur minimale Metaboliten aufweisen (wie z.B. Oxazepam und Temazepam), konnten wir diese Aussage bestätigen (Saletu et al. 1978, 1985a). Wie aus Tabelle 2 ersichtlich, zeigten Regressions- und

Tabelle 2. Regression und Korrelation zwischen Blutspiegel und pharmakodynamischen Variablen nach Temazepam

Variable	Korrelations-koeffizient	Regression	Intercept (ng/ml)
EEG-Beta	+,66***	24,0	94
EEG-Zentroid	+,39***	82,3	168
EEG-Alpha	−,47***	−13,3	205
Aufmerksamkeit (AD/Score)	−,26**	0,7	227
Konzentration (AD/Fehler %)	−,26**	−17,0	266
Aufmerksamkeitsvariabilität (AD/Varianz)	−0,2	−0,8	254
Alphabetischer Reaktionstest (Score)	−,41***	−1,8	239
Alphabetischer Reaktionstest (Varianz)	,02*	0,7	254
Pauli-Test (Score)	−,40***	−4,3	250
Pauli-Test (Fehler %)	+,11	5,6	253
Zahlengedächtnis (Score)	−,20*	−16,2	239
Psychomotorik (FM/Score)	−,29**	−4,0	252
Komplexe Reaktion (Score)	−,40***	−5,7	252
Reaktionszeit (m/s)	−,22*	−0,6	250
Reaktionszeit (Fehler)	+,42***	29,8	253
CFF (Hz)	−,25**	−12,2	232
Nacheffekt/Spirale (s)	+,04	3,0	253
Befindlichkeit (BF-S)	−,03	−0,4	255
Affektivität (Score)	−,03	−0,4	256
Pupillenweite (mm)	−,08	−24,1	253
SCL (µmhos)	−,23*	−3,8	295

* p<0,05   ** p<0,01   *** p<0,001

Korrelationsanalysen zwischen Blutspiegel und EEG bzw. psychometrischen Veränderungen nach Temazepam, daß Betaaktivität und das Zentroid der Gesamtaktivität positiv mit Plasmaspiegeln korrelierte, während Alphaaktivität sowie die psychometrischen Variablen Aufmerksamkeit, Konzentration, alphabetischer Reaktionstestscore, Pauli-Testscore, numerische Gedächtnisleistung, Psychomotorik, komplexe Reaktion, Reaktionszeit, Flimmerverschmelzungsfrequenz und Hautleitfähigkeit negativ korreliert war. Basierend auf dem Intercept konnte geschlossen werden, daß die EEG-Betaaktivität die für Benzodiazepine sensitivste Variable darstellt, gefolgt vom Zentroid der Gesamtaktivität und der Alphaaktivität. Bereits ab 94 ng/ml kam es zur Betavermehrung, ab 186 ng/ml zur Zentroidbeschleunigung, während eine Alphaabnahme erst ab 205 ng/ml zu sehen war. Psychometrische Variablen demonstrierten eine Verschlechterung von 250 ng/ml aufwärts, während unterhalb dieses Spiegels eine Verbesserung festzustellen war. Dies ist insofern von Interesse, als Blutspiegel, die einen sedierenden Effekt zur Folge hatten, nur nach Dosen über 10 mg Temazepam erreicht wurden. Spezifisch sahen wir Blutspiegel über 250 ng/ml Temazepam nach Verabreichung von 40 mg Temazepam in der 1. bis zur 6. Stunde und nach 20 mg in der 1. und 2. Stunde. Unsere Befunde lassen den Schluß zu, daß 20 und 40 mg Temazepam schlafanstoßende Effekte ausüben, während 10 mg Temazepam als eine rein tranquillisierende Dosis angesehen werden kann, was wir auch mittels ganznachtpolysomnographischen Studien bei schlafgestörten Patienten beweisen konnten (Saletu et al. 1983).

Bei psychoaktiven Medikamenten wird man annehmen, daß Blutspiegel mit quantitativen EEG-Veränderungen korreliert sind. Diese Annahme muß aber nicht zutreffen, wenn die Blut-Hirn-Schranke nur sehr schwer passierbar ist und selbst hohe Blutspiegel wenig meßbare ZNS-Veränderungen mit sich bringen. Andererseits werden Substanzen mit einer hohen Penetrationsfähigkeit rasche Effekte im ZNS bewirken. Demnach kommt es abhängig vom Medikament, seinen Metaboliten und der Geschwindigkeit seines Eindringens in tiefere Kompartments zu einer Zeitverschiebung zwischen dem Blutspiegelgipfel und dem Maximum der pharmakodynamischen Veränderungen, die z.B. bei Cinolazepam nur 2 Stunden beträgt (vgl. Abb. 10).

Stellt man nun die Rangsummenscores der gesamten EEG-Veränderungen in Abgängigkeit zur Plasmakonzentration eines Präparates in der üblichen zweidimensionalen graphischen Form für kinetische/dynamische Vergleiche dar, so erhält man des öfteren zunächst keinen offensichtlichen Zusammenhang. Berücksichtigt man aber die Zeiten der Messungen in einer solchen Graphik, so zeigt sich plötzlich ein System in diesen zusammenhanglos erscheinenden Punkten (Abb.

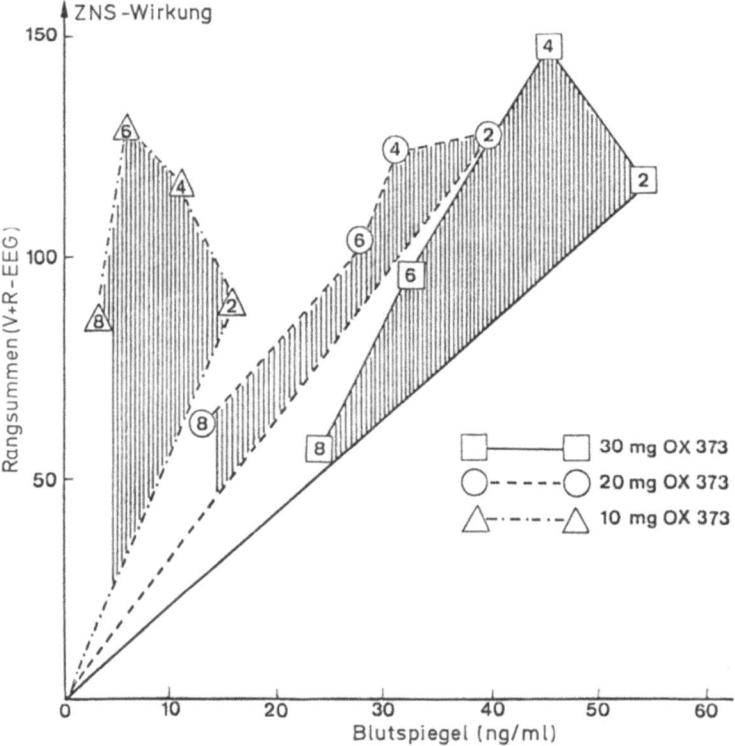

Abb. 11. Hysteresisschleife als Ausdruck der Beziehung zwischen Pharmakodynamik und -kinetik nach 3 Dosen Cinolazepam (n = 10). Plasmaspiegel sind auf der Abszisse, ZNS-Wirkung in Form von Rangsummen basierend auf allen EEG-Variablen des V- und R-EEGs in der Ordinate repräsentiert. Die relativ schlanken Hysteresisschleifen zeigen nur eine geringe Verzögerung zwischen pharmakokinetischen und pharmakodynamischen Effekte an

11). Es ergibt sich eine schleifenartige Kurve, die besagt, daß die ZNS-Wirkung weniger am aufsteigenden als am absteigenden Schenkel der kinetischen Kurve eines Präparates ausgeprägt ist. Dieses Phänomen wurde bereits von Galeazzi et al. (1976) als „Hysteresisschleife" beschrieben und besagt: Je größer die Fläche innerhalb dieser Schleife ist, um so größer ist die Verzögerung oder „Hysteresis" zwischen Blutspiegel- und pharmakodynamischen Veränderungen. Diese Hysteresis kann folgendermaßen erklärt werden:
(1) Es bilden sich aktive Metaboliten und
(2) der verzögerte Medikamenteneffekt spiegelt die Konzentration der Substanz am tiefen Kompartment-Rezeptor wider. Da eine psychoaktive Substanz die Blut-Hirn-Schranke passieren muß, bevor sie ihren signifikanten ZNS-Effekt entfaltet, muß diese letztere Annahme in jedem Fall zutreffen.

Zum Unterschied der EEG-Veränderungen bei Probanden und Patienten

Bei einigen Präparaten hatten wir Gelegenheit, den ZNS-Effekt eines bestimmten Präparates (z.B. Lopirazepam) nach Verabreichung derselben Dosis (10 mg) zum selben Zeitpunkt (2 h nach oraler Gabe) bei normalen Probanden und bei Alkoholikern mit einem Angstsyndrom zu vergleichen (Saletu et al. 1979 b). Bei beiden Gruppen konnte eine Zunahme der Durchschnittsfrequenz und mittelraschen Betaaktivitäten und eine Abnahme der Alphaaktivitäten nachgewiesen werden. Während jedoch normale Probanden auch eine zusätzliche Vermehrung von Delta- und Thetaaktivitäten zeigten, konnte dies bei den Patienten nicht beobachtet werden. Daraus kann geschlossen werden, daß ein Anxiolytikum bei ängstlichen Alkoholikern weniger Sedierung ausübt als bei Normalen, was wiederum auf die Tatsache zurückzuführen ist, daß unbehandelte Alkoholiker eine höhere ZNS-Erregbarkeit haben als Gesunde. Erstere weisen nämlich im Vergleich zu letzteren eine höhere Betaaktivität, Durchschnittsfrequenz und Frequenzvariabilität sowie reduzierte Alpha- und langsame Aktivitäten auf.

Wirkung versus Wirksamkeit

Die Frage des Zusammenhanges zwischen ZNS-Wirkung und therapeutischer Wirksamkeit kann einerseits mittels Korrelationsuntersuchungen, andererseits durch eine Reihe von aufeinander folgenden Studien beantwortet werden, wobei es in der Literatur viele Beispiele gibt, in denen die aufgrund eines Pharmako-EEG-Profiles vorhergesagte therapeutische Wirksamkeit auch vom Kliniker bestätigt wurde. So fanden wir z.B. während einer dreiwöchigen Behandlung von ängstlichen Alkoholikern mit Lopirazepam, daß die typischste EEG-Veränderung nach Benzodiazepinen — nämlich die Betaaktivität im Bereich von 20—26 Hz mit der Veränderung des Hamilton-Angstscores (Hamilton 1976) signifikant korreliert war: Je größer die Zunahme der Betaaktivität im Bereich von 20—26 Hz, desto ausgeprägter war die klinische Besserung des Patienten (Saletu et al. 1979 b) (Abb. 12). Ferner, je mehr die rasche Betaaktivität entnahm, desto mehr Abnahme dokumentierte der Patient in bezug auf sein mittels der Erlanger-Angstskala (Blaha u. Galster 1976) und Zung-Skala (Zung 1976) erfaßtes Angstsyndrom (Abb. 12). Letztere Korrelation ist insofern von Interesse, als wir

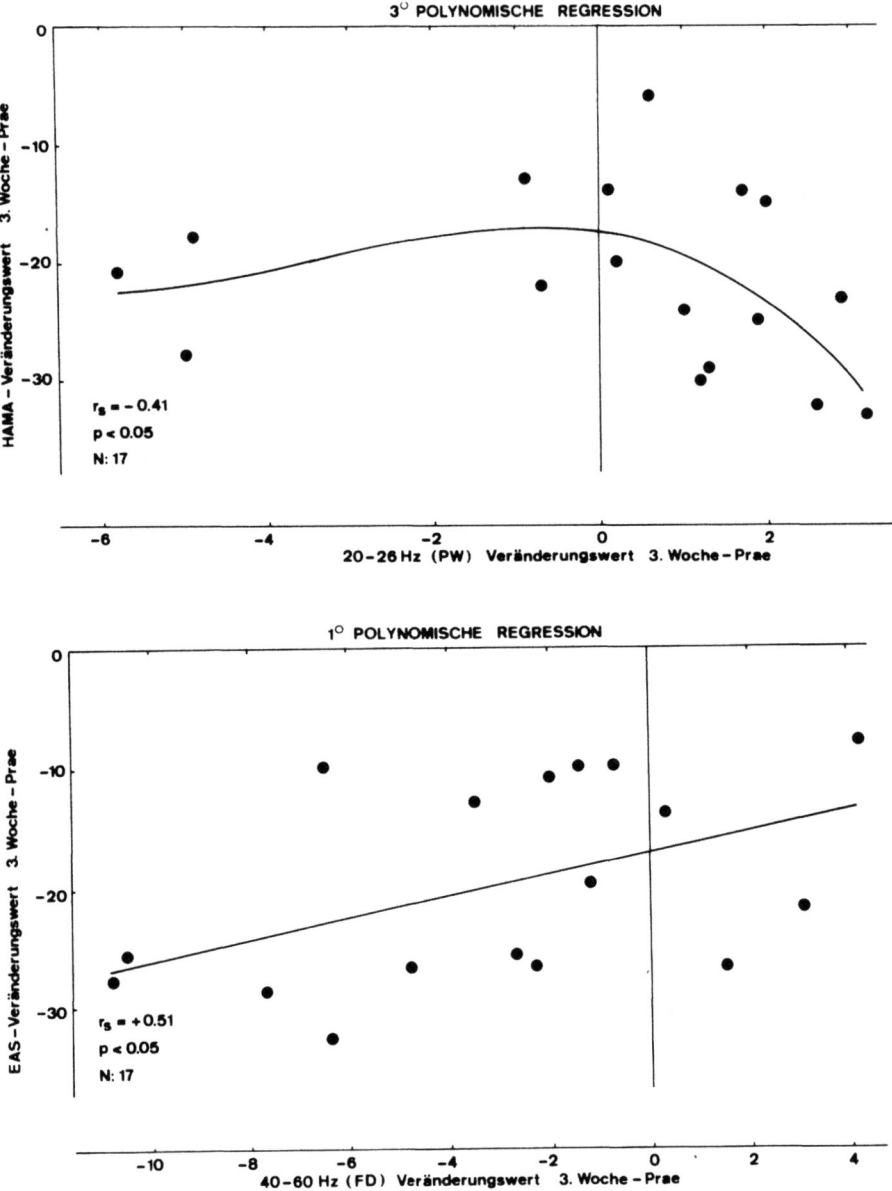

Abb. 12. Regression und Korrelation zwischen quantitativen EEG-Veränderungen und Angstsymptomatik während einer 3wöchigen Behandlung mit Lopirazepam von Angstsyndrompatienten. Je größer die Zunahme der anxiolytikaspezifischen Beta-Aktivität im Bereich von 20–26 Hz, desto ausgeprägter ist die Abnahme im Hamilton-Angstscore. Je größer die Abnahme in raschen Betaaktivitäten (40 – 60 Hz), desto besser wird der Erlanger-Angstscore (vom Patienten selbst beurteilt)

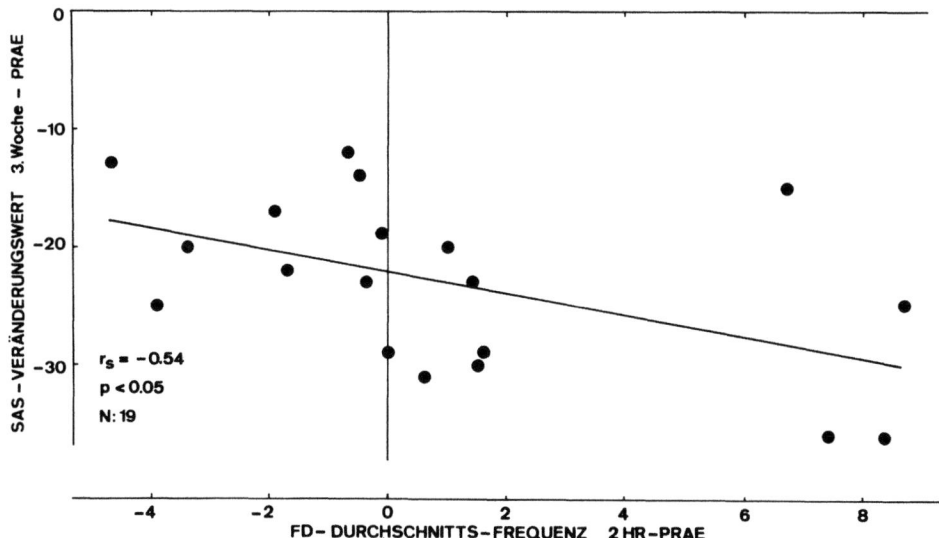

Abb. 13. Quantitative EEG-Veränderungen nach einer Einzeldosis von 10 mg Lopirazepam als prognostischer Indikator für das klinische Ansprechen auf dreiwöchige Behandlung mit demselben Präparat (beurteilt mittels des SAS-Scores) (n: 17). Je mehr Zunahme in der Durchschnittsfrequenz 2 Stunden nach Erstgabe von 10 mg Lopirazepam, desto besser ist der Therapieerfolg nach 3 Wochen Behandlung mit demselben Präparat

auch bei Schizophrenen beobachteten, daß die neuroleptikainduzierte Abnahme der raschen Betaaktivität mit einer klinischen Besserung verbunden war (Saletu 1976).

Schließlich wies in der Lopirazepamstudie eine Korrelationsanalyse auf die Möglichkeit hin, neurophysiologische Veränderungen nach Einzeldosen zur Voraussage der therapeutischen Ansprechbarkeit von Patienten heranzuziehen: Je stärker die nach Anxiolytika charakteristischerweise zu beobachtende Zunahme der Durchschnittsfrequenz (FD) 2 h nach einer Einzeldosis, desto ausgeprägter war die klinische Besserung nach dreiwöchiger Behandlung (Abb. 13). Dies läßt darauf schließen, daß bei Patienten, die markante Kurzzeiteffekte in ihrer ZNS-Aktivität nach einem gewissen Medikament aufweisen, auch gute klinische Langzeiterfolge erwartet werden können.

Zusammenfassung

Mittels der quantitativen computerunterstützten Analyse des menschlichen Elektroenzephalogramms (EEG) nach Verabreichung von Medikamenten in Verbindung mit gewissen statistischen Verfahren („quantitatives Pharmako-EEG") gelingt es, Benzodiazepine zu klassifizieren und deren Verfügbarkeit am Zielorgan — dem Gehirn — objektiv und quantitativ zu erfassen. Insbesondere kann man folgende Fragen beantworten:
(1) Hat ein Medikament einen im Vergleich zu Plazebo signifikanten Effekt auf das zentrale Nervensystem?

(2) Wie sieht sein Pharmako-EEG-Profil aus? Handelt es sich um ein eher anxiolytisches oder hypnotisches Medikament?
(3) Wie steht es um seine Zeit-Wirkungs-Relation (Beginn, Maximum und Ende der zentralen Wirkung)?
(4) Wie ist seine Dosis-Wirkungs-Relation (minimal wirksame Dosis, äquipotente Dosen zu bereits klinisch erprobten Präparaten etc.)?

Schließlich werden Zusammenhänge zwischen pharmakokinetischen und pharmakodynamischen Daten, zwischen ZNS-Effekten bei Probanden und Patienten sowie zwischen Wirkung und Wirksamkeit dargelegt.

Literatur

Blaha L, Galster JV (1976) Die quantitative Erfassung der Tranquilizer-Wirkung auf Angstsyndrome. Psychopathometrie 2: 74–81

Fink M (1969) Cerebral electrometry – quantitative EEG applied to human psychopharmacology. In: Dolce G, Künkel H (eds) Computerized EEG analysis. G Fischer, Stuttgart, pp 271–288

Galeazzi R L, Benet L Z, Sheiner L B (1976) Relationship between the pharmacokinetics and pharmacodynamics of procainamide. Clin Pharmacol Ther 20: 278–289

Hamilton M (1976) 048 HAMA. Hamilton Anxiety Scal. In: Guy W (ed) ECDEU assessment manual for psychopharmacology. Rev Ed Rockville, Maryland, pp 337–340

Herrmann W M (1982) Development and critical evaluation of an objective procedure for the electroencephalographic classification of psychotropic drugs. In: Herrmann W M (ed) Electorencephalography in drug research. Fischer, Stuttgart New York, pp 249–351

Hoffmann-La Roche (1983a) Ro 17–1812: Investigational new drug brochure. Hoffmann-La Roche, Basel

Hoffmann-La Roche (1983b) Ro 16–6028: Investigational new drug brochure. Hoffmann-La Roche, Basel

Hunkeler W, Möhler H, Piere L, Polc P, Bonetti E P, Cumin R, Schaffner R, Haefely W (1981) Selective antagonists of benzodiazepines. Nature 290: 514–516

Itil T M (1974) Quantitative pharmaco-electroecephalography. Mod Probl Pharmacopsychiatry 8: 43–75

Itil T M, Saletu B, Marasa J (1972a) Digital computer analyzed sleep electroencephalogram (sleep print) in predicting anxiolytic properties of clorazepate dipotassium (Tranxene). Curr Ther Res 14: 415–427

Itil T M, Saletu B, Marasa J, Mucciardi A N (1972b) Digital computer analyzed awake and sleep EEG (sleep prints) in predicting the effects of a triazolobenzodiazepine (U-31, 889). Pharmakopsychiatrie Neuro-Psychopharmakologie 5: 225–240

Itil T M, Saletu B, Marasa J (1974) Determination of drug-induced changes in sleep quality based on digital computer „sleep prints". Pharmakopsychiatrie 240: 265–280

Matejcek M, Devos J E (1976) Selected methods of quantitative EEG analysis and their application in psychotropic drug research. In: Kellaway P, Peterson I (eds) Quantitative analytic studies in epilepsy. Raven, New York, pp 183–205

Möhler H, Burkart W P, Keller H H, Richards J G, Haefely W (1981) Benzodiazepine antagonist Ro 15–1788: binding characteristics and interactions with drug-induced changes in dopamine turnover and cerebellar cGMP levels. J Neurochem 37: 714–722

Pöldinger W, Wider F (1983) Durchführung der Therapie mit Tranquilizern und Hypnotika. In: Langer G, Heiman H (Hrsg) Psychopharmaka. Springer Wien New York, pp 336–346

Polc P, Laurent J P, Scherschlicht R, Haefely W (1981) Electrophysiological studies on the specific benzodiazepine antagonist Ro 15–1788. Naunyn-Schmiedeberg's Arch Pharmacol 316: 317–325

Saletu B (1976) Psychopharmaka, Gehirntätigkeit und Schlaf. Karger, Basel

Saletu B (1981) Application of quantitative EEG in measuring encephalotropic and pharmacodynamic properties of antihypoxidotic/nootropic drugs. In: Scientific International Research (ed) Drugs and methods in C.V.D. Pergamon, Oxford, pp 79–115

Saletu B (1982) Pharmaco-EEG profiles of typical and atypical antidepressants. In: Costa E, Racagni G (ed) Typical and Atypical Antidepressants: Clinical Practice. Raven, New York, pp 257–268

Saletu B, Grünberger J (1979) Evaluation of pharmacodynamic properties of psychotropic drugs: Quantitative EEG, psychometric and blood level investigations in normals and patients. Pharmacopsychiatry 12: 45–58

Saletu B, Matejcek M, Knor K, Schneewind W, Ferner U (1976) Assessing the psychoactivity of cloxazolam (MT 14–411) by quantitative EEG and psychological studies. Curr Ther Res 20: 510–528

Saletu B, Grünberger J, Linzmayer L (1977) Classification and determination of cerebral bioavailability of psychotropics drugs by quantitative „pharmaco-EEG" and psychometric investigations (studies with AX-A-411-BS). Int J Clin Pharmacol 15: 449–459

Saletu B, Grünberger J, Linzmayer L, Nitsche V (1978) Bestimmung der Psychoaktivität und Langzeitwirkung einer Retardform von Oxazepam (Anxiolit Retard) mittels Blutspiegel, quantitativer EEG- und psychometrischer Analysen. Wr klin Wschr 90: 382–389

Saletu B, Grünberger J, Volavka J, Berner P (1979a) Classification and bioavailability studies with WE 941 by quantitative pharmaco-EEG and clinical analysis. Arzneim Forsch Drug Res 29: 700–704

Saletu B, Saletu M, Grünberger J, Mader R (1979b) Drawing inferences about the therapeutic efficacy of drugs in patients from their CNS effect in normals: Comparative quantitative pharmaco-EEG and clinical investigations. In: Saletu B, Berner P, Hollister L (eds) Neuro-Psychopharmacology. Pergamon, Oxford, pp 393–407

Saletu B, Grünberger J, Linzmayer L, Stadler R (1980) Classification and assessment of cerebral bioavailability of lopirazepam (D-12524) by quantitative EEG and psychometric analysis. Arzneim Forsch Drug Res 30: 513–518

Saletu B, Grünberger J, Amrein R, Skreta M (1981) Assessment of pharmacodynamics of a new „controlled-release" form of diazepam (Valium CR Roche) by quantitative EEG and psychometric analysis in neurotic subjects. J Int Med Res 9: 408–433

Saletu B, Grünberger J, Saletu M, Mader R, Karobath M (1982a) The acute drug effect as predictor of therapeutic outcome: Neurophysiological/behavioral correlations during anxiolytic therapy of alcoholics. In: Perris C, Kemali D, Flor-Henry P, Vacca L (eds) Electrophysiological correlates of Psychopathology (Adv biol Psychiatry vol 9). Karger, Basel, pp 67–80

Saletu B, Grünberger J, Taeuber K, Nitsche V (1982b) Relation between pharmacodynamics and -kinetics: EEG and psychometric studies with cinolazepam and nomifensine In: Herrmann W (ed) EEG in drug research. Fischer, Stuttgart New York, pp 89–111

Saletu B, Grünberger J, Anderer P (1983) Abendliches Fernsehen und Schlaf. Polysomnographische, psychometrische und psychopharmakologische Untersuchungen bei Schlafgestörten (I und II). Med Welt 34: 829–832, 866–870

Saletu B, Grünberger J, Linzmayer L, Sieghart W (1984a) Zur zentralen Wirkung hoher Benzodiazepindosen: Quantitative Pharmako-EEG- und psychometrische Studien mit Prazepam. In: Hopf A, Beckmann H (Hrsg) Forschungen zur Biologischen Psychiatrie. Springer, Berlin Heidelberg New York Tokyo, pp 271–294

Saletu B, Grünberger J, Linzmayer L (1984b) Early clinical pharmacological trials with a novel partial benzodiazepine agonist/antagonists Ro 17-1812 using pharmaco-EEG and psychometry. Vortrag am 14. C.I.N.P. Kongress, Florenz 19–23 Juni 1984

Saletu B, Grünberger J, Linzmayer L Sieghart W (1985a) On the value of CNS, ANS and behavioral measures in early clinical psychopharmacology. In: Pichot P, Wolf R, Thau K (eds) Psychiatry: The state of art vol 3. Plenum, New York London, pp 7–12

Saletu B, Grünberger J, Berner P, Koeppen D (1985b) On differences between 1.5- and 1.4-benzodiazepines: Pharmaco-EEG and psychometric studies with clobazam and lorazepam. In: Hindmarch I, Stonier PD, Trimble MR (eds) Clobazam. Human psychopharmacology and clinical applications. International Congress and Symposium Series, Nr. 71. Royal Society of Medicine, London, pp 23–46

Saletu B, Grünberger J (to be published) On central effects of beta blockers: Placebo-controlled comparative quantitative EEG and psychometric trials with levobunolol and bromazepam. Stress Medicine.

Schmit U, Linzmayer L, Saletu B, Grünberger J (1984) Angst und Ärger: Psychobiologische Studien zur Frage der spezifischen angstlösenden Wirkung von Tranquilizern. Nervenarzt 55: 143–149

Sternbach L H (1980) The benzodiazepine story. In: Priest R G, Vianna Filho U, Amrein R, Skreta M (eds) Benzodiazepines today and tomorrow. MTP, Lancaster/England, pp 5–17

Zung WWK (1976) 054 SAS. Self-Rating Anxiety Scale. In: Guy W (ed) ECDEU assessment manual for psychopharmacology. Rev Ed Rockville, Maryland, pp 337–340

Diskussion zum Beitrag Saletu

Borbély: Tagsüber finden Sie bei Benzodiazepinen eine Zunahme der Deltaaktivität im EEG. Dies ist in gewisser Weise ja paradox, da Benzodiazepine nachts während des Schlafs die gegenteilige Wirkung haben. Daraus ergibt sich die Frage: haben Sie die Vigilanz während Ihrer Experimente ausreichend kontrolliert?

Saletu: Ja! Veränderungen der Deltaaktivität tagsüber sind anders zu sehen als nachts. Tagsüber bedeutet eine Zunahme der Deltaaktivität (trotz Kontrolle) eine vermehrte Müdigkeit bzw. Abnahme der Vigilanz. Im Schlaf — einer extremen Vigilanzreduzierung — kommt es bei Normalen zu einer starken Zunahme der Deltaaktivität und Abnahme von rascheren Aktivitäten, nach Benzodiazepinen hingegen durch die typische Vermehrung der Betaaktivität zu einer *relativen* Abnahme der Deltaaktivität.

Müller: Haben alle Benzodiazepine eigentlich qualitativ gleichwertige EEG-Profile? Lorazepam z.B. hat klinisch eine stärkere anxiolytische und geringere sedierende Wirkung. Wie sieht es hier mit dem EEG-Profil aus?

Saletu: Unsere pharmakoelektroenzephalographische Einteilung der Benzodiazepine in anxiolytische und hypnotische stimmt mit der klinischen Einteilung, etwa der von Pöldinger, gut überein. Die einzige Ausnahme ist Lorazepam, von uns als eher stärker sedierend angesehen. Allerdings ist die hypnotische Wirkung oft eine Frage der Dosis (z.B. Temazepam). Hypnotisch wirkende Benzodiazepine sind in niedrigen Dosen ebenfalls anxiolytisch wie Tagestranquilizer; letztere sind aber selbst in höheren Dosen nur wenig sedierend. So fanden wir z.B. bei Prazepam selbst nach Einzeldosen von 150 mg keine ausgeprägte Sedierung.

Stoeckel: Die Dosierung der Benzodiazepine ist nicht nur für das Ausmaß, sondern auch für die Art ihrer Wirkung von großer Bedeutung.

Rüther: 1. Ist es möglich, vom Pharmako-EEG der Benzodiazepine auf die Profile der Wirkung zu schließen? Zeigt sich die hypnotische Potenz der Benzodiazepine schon im Pharmako-EEG? 2. Welche Tests gibt es zur Prüfung der anterograden Amnesie?

Saletu: Zur ersten Frage: Ja! Ich glaube, daß man zumindest über zwei der vier Haupteigenschaften der Benzodiazepine aus dem Pharmako-EEG etwas aussagen kann, nämlich 1. über die anxiolytische und 2. über die sedierende schlafanstoßende Wirkung. Die 3. antikonvulsive Eigenschaft kann ja mit freiem Auge bei dementsprechenden Aufnahmen beurteilt werden.

ad 1.: Alle Benzodiazepine machen eine Vermehrung von mittelraschen Betaaktivitäten und eine Abnahme von Alphaaktivitäten, sowie einige andere Veränderungen, die ich in meinem Referat geschildert habe. Je stärker die Potenz, desto ausgeprägter die Veränderungen. Korrelationsuntersuchungen ergaben, daß sowohl zu den Blutspiegeln, als auch zur therapeutischen Wirksamkeit Verbindungen gegeben sind.

ad 2.: Hypnotische Benzodiazepine bewirken eher eine Vermehrung der Deltaaktivitäten als Tagestranquilizer.

Zur zweiten Frage: Wir verwenden dafür den Subtest „assoziative Merkfähigkeit" des Grünberger-Verbalen-Gedächnistests (Grünberger, 1977). 10 Dreierwortgruppen werden zum Zeitpunkt des maximalen Effektes vorgegeben und danach in 2-stündigen Abständen abgefragt, wobei das erste Wort bei der Reproduktion angegeben wird.

Kanowski: Welche Elemente des Ruhe-EEGs sind Ausdruck der benzodiazepinverstärkten GABAergen Inhibition anzusehen?

Saletu: Das ist eine sehr schwere Frage, die ich deshalb nicht direkt beantworten kann, weil wir keine Korrelationsuntersuchungen zwischen EEG-Veränderungen und Veränderungen im GABA-Pool zur Verfügung haben. Da GABA eine der wichtigsten Neurotransmittersubstanzen in unserem ZNS ist, fällt die Beantwortung noch schwerer, weil jüngst Pharmako-EEG-Untersuchungen mit GABAergen Präparaten (z.B. Gabapentin, Gammavinyl-GABA, Milacemide) gezeigt haben, daß eine Manipulation am GABAergen System nicht unbedingt zu einer zentralen Hemmung bzw. Sedierung führt. Ich möchte aber auf Gemeinsamkeiten hinweisen, die wir nach Verabreichung von Barbituraten, Benzodiazepinen, Methaqualon und Karbaminsäurederivaten wie Meprobamat sehen, und das sind eben die Zunahmen in der mittelraschen Betaaktivität, Abnahme der Alphaaktivität, Zunahme der Durchschnittsfrequenz und Frequenzvariabilität. Schließlich haben Sie die „Hemmung" angesprochen und da ist natürlich die Vermehrung von Deltaaktivität zu nennen. Andererseits haben wir in jüngsten Untersuchungen mit GABAergen Medikamenten auch teilweise eine Vigilanzförderung sehen können im Sinne einer Abnahme von Deltaaktivität und Zunahme von Alpha- und alphabenachbarten Betaaktivitäten! Dies scheint eben dadurch möglich, daß GABA ein äußerst verbreiteter Neurotransmitter ist, der via einer Hemmung der Hemmung oder — wie jüngste Untersuchungen gezeigt haben — via dopaminerger Mechanismen zu einer Aktivierung führen könnte.

Indikationsstellung bei ängstlichen und depressiven Syndromen [1]

J. Angst und A. Dobler-Mikola

Einleitung

Die psychiatrische *Diagnostik* vermengt syndromale und ätiologische Aspekte; unglücklich ist dabei, daß die ätiologischen Diagnosen oft nicht mehr als Vermutungen sind und die meisten Syndrome ohnehin mehrfaktoriell bedingt sind. Neuerdings macht die diagnostische Klassifikation Fortschritte in Richtung einer mehr deskriptiven Gruppierung unter Verzicht auf Diagnosen wie „symptomatisch, organisch, endogen, neurotisch, reaktiv" usw. Konservativ wird aber immer noch an kategorialen diagnostischen Klassen festgehalten. Dies gilt sowohl für die Unterscheidung innerhalb der Angsterkrankungen („generalized anxiety", Panikattacken) und Phobien (Agoraphobie, einfache Phobien, soziale Phobien) als auch zu den Depressionen.

Das Thema, ob Angsterkrankungen und Depressionen phänomenologisch wirklich zu trennen sind, hat die Forschung seit Jahrzehnten beschäftigt, im allgemeinen aber nur aus der Sicht von behandelten, psychiatrischen Kranken. Zu nennen sind hier die Arbeiten aus der Newcastle-Schule, die kürzlich wieder von Mountjoy u. Roth (1982) zusammengefaßt wurden. Auch andere Studien wie diejenigen von Downing u. Rickels (1974), Prusoff u. Klerman (1974) und die neueren aus Iowa (VanValkenburg et al. 1983, Coryell et al. 1983) beziehen sich auf klinische Patientengruppen. Nach diesen Untersuchungen sind Angsterkrankungen und Depressionen klinisch relativ gut zu trennen. Diese Konzeption steht im harten Gegensatz zu Sir Aubrey Lewis' (1934, 1936) unitarischer Hypothese affektiver Erkrankungen. Seine Skepsis wird auch von Goldberg (1982) geteilt, und neuerdings haben Weissman et al. (1978) aus dem New Haven Survey 1975 und Leckman et al. (1983) aus der Yale Family Genetic Study Befunde vorgebracht, die ernsthaft an einer scharfen Trennung zwischen Depressionen und Angsterkrankungen zweifeln lassen. In dieselbe Richtung gehen die neuesten Befunde von VanValkenburg et al. (1984) und der Zwillingsstudien aus Australien von Jardine et al. (1984).

Die diagnostische Frage ist im Hinblick auf die *Indikationsstellung* von besonderer Relevanz. Allerdings werden in der Praxis recht oft Kombinationsbehandlungen vorgezogen. Depressionen werden oft nicht nur mit Antidepressiva, sondern mit Vorteil auch unter Zugabe von Anxiolytika behandelt und umgekehrt Angsterkrankungen nicht nur mit Benzodiazepinen, sondern auch mit Antidepressiva. Haben wir es hier mit einem Paradoxon zu tun oder ist nicht vielleicht die Behandlungspraxis realistischer und daher mehr symptom- und syndromorien-

---

[1] Projekt unterstützt durch den Schweizerischen Nationalfonds zur Förderung der wissenschaftlichen Forschung (Kred. Nr. 3.804.76 und 3.956.80)

tiert nd der auf diagnostischer Klassifikation basierenden Indikationsstellung längst davon gelaufen?

Wir wollen im folgenden untersuchen, inwieweit auf diagnostischer, syndromaler und symptomatologischer Ebene eine Trennung von Angsterkrankungen und Depressionen möglich ist. Wir gehen dabei von der Hypothese eines Kontinuums dieser affektiven Störungen aus, halten primär einmal alle kategorialen Klassifikationen für künstlich und würden einer mehrdimensionalen, syndromalen, deskriptiven Diagnostik den Vorzug geben. Die Beweislast liegt auf den Verfechtern der kategorialen Klassifikation; logischerweise muß nicht Homogenität, sondern Heterogenität bewiesen werden. Gelingt es empirisch, die Vermischung von Angst und Depression hinreichend klarzulegen, so wird auch die daraus folgende Praxis der Pharmakotherapie gerechtfertigt.

Unsere Daten entstammen einer Kohortenstudie 22- bis 23jähriger Erwachsener aus der Normalbevölkerung des Kantons Zürich, die eingehend und wiederholt über Jahre untersucht werden konnten. Design, Methodik und Kriterien für die Klassifikation wurden veröffentlicht (Angst et al. 1984a, Angst u. Dobler-Mikola 1984b,c, 1985a,b,c). Die Befunde werden aus drei Perspektiven dargestellt: Trennung bzw. Überlappung von Angst und Depression auf diagnostischer Ebene, Analyse der Überlappung auf der Ebene von Symptomen (einerseits erhoben durch Interviews, andererseits durch Fragebogen (SCL-90, Derogatis 1977) und Trennungsversuche mit Hilfe von verschiedenen Diskriminanzanalysen. Notgedrungen können nur die wichtigsten Ergebnisse dargestellt werden. Ausführliches findet sich in den oben zitierten Arbeiten.

Diagnostische Überlappung zwischen Angsterkrankungen und Depressionen

Für den Zeitraum eines Jahres wurden aufgrund von verschiedenen Kriterien 119 Fälle von Angsterkrankungen und Depressionen diagnostiziert. Wir unterschieden „Major Depression DSM-III" und „Minor Depression" nach RBD(SYM)-Kriterien (Angst u. Dobler-Mikola 1985a). Die letztere entspricht einer „minor depression", die weitgehend die Kriterien für „major depression" nach DSM-III

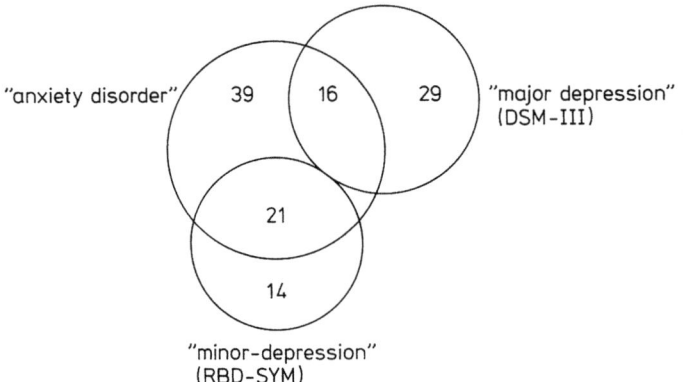

Abb. 1. Überlappung von „anxiety disorder" mit „major" und „minor depression"

erfüllt, ausgenommen die Zeitdauer. Die Phasen sind kürzer als zwei Wochen und wiederholen sich monatlich über ein Jahr. Als dritte Gruppe wurden „Anxiety Disorders" definiert, wobei neben dem Vorhandensein gewisser Symptome eine soziale Behinderung, im Falle von Phobien zusätzlich ein Vermeidungsverhalten erforderlich war.

Die diagnostischen Überlappungen zwischen den drei Gruppen sind in Abb. 1 wiedergegeben. Im Längsschnitt ist künftig zu erwarten, daß auch Major und Minor depression im Sinne einer „double depression" (Keller et al. 1983) überlappen werden.

Von den 119 Fällen zeigen 37 (31%) eine Überlappung auf diagnostischer Ebene. Die Überschneidung ist bei der Minor depression deutlich größer als bei der Major depression. Aus der Sicht der Angsterkrankungen zeigt die Hälfte eine Vermischung mit Depressionen, was sehr bemerkenswert ist.

Überlappung auf der Ebene von Symptomen, Items und Skalen

Der weiteren Analyse wird eine vereinfachte Klassifikation zugrunde gelegt, nämlich „anxiety disorders" einerseits und Depression (major und minor) andererseits. In Abb. 2 ist die Überlappung vereinfacht dargestellt. Dabei ist die Mischgruppe noch einmal unterteilt. Es handelt sich hier um Probanden, die beide Diagnosen, nämlich Angsterkrankung sowie Depression, erhalten haben. Aufgrund der Selbsteinschätzung auf einer Analogskala 0 – 100 wurde die Beeinträchtigung durch Angst und Depression festgehalten und je nach Überwiegen eine Untergruppe Ad oder Da gebildet, bei gleich hoher Einstufung der beiden Syndrome (N=9) wurde der Gruppe Da der Vorzug gegeben.

Tabelle 1 zeigt die durch ein Interview gefundenen klinischen *Symptomhäufigkeiten* über die vier Klassen, d.h. die beiden Extremgruppen und die beiden Mischgruppen. Mehrere Ergebnisse sind interessant:

Die beiden Mischgruppen unterscheiden sich wenig voneinander. Wie zu erwarten, weist die Gruppe der reinen „anxiety disorders" weniger depressive Symptome auf und die Gruppe der „reinen Depressionen" weniger Angst- und

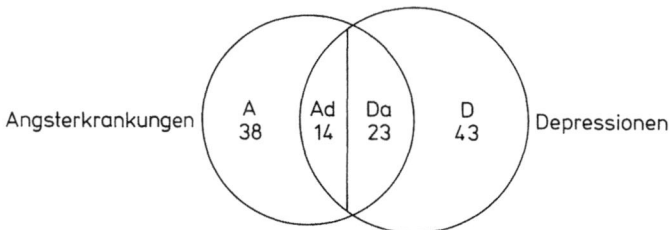

Abb. 2. Überlappung von Angsterkrankungen und Depressionen.
A = Probanden mit der Diagnose „Angsterkrankung" (1 von ursprünglich 39 Fällen wurde aus diagnostischen Gründen ausgeschlossen); D = Probanden mit der Diagnose „Depression" [DSM-III, RBD (SYM)]; Ad = Probanden mit beiden Diagnosen und einer Selbsteinschätzung auf einer Analogskala von Angsterkrankung > Depression; Da = Probanden mit beiden Diagnosen und einer Selbsteinschätzung auf einer Analogskala von Angsterkrankung < Depression

Tabelle 1. Häufigkeiten der durch SPIKE-Interview (Angst et al. 1984a) erfaßten Symptome in %

Symptome	A (38)		Ad (14)		Da (23)		D (43)
Depression							
Traurig, depressiv, freudlos	42	<<<	100		100		93
Appetitmangel, Gewichtsverlust, Gewichtszunahme	24		50		74		53
Besonders wenig oder besonders viel geschlafen	18	<<<	71		69		60
Energieverlust, Müdigkeit	31	<<<	93		96		91
Langsamkeit beim Bewegen oder beim Sprechen	–	<<<	36		35		21
Unruhig sein, sich immer bewegen müssen	18	<	57		52		44
Verlust von Interessen und Freunden, vermindertes sexuelles Verlangen	21	<	64		87	>	60
Minderwertigkeitsgefühle, Schuldgefühle	21	<<<	71		83		65
Lebensüberdrüssigkeit	21	<	57		74	>	49
Konzentrationsschwierigkeiten, Mühe beim Denken	29		57	<	91		77
Angst							
Angstanfälle	24		29		35	>>>	2
Panik	3	<	21		22	>>	–
Angst allein zu sein	39		43		61	>>>	14
Angst vor dem kommenden Tag	34		36		61	>>>	14
Körperliche Begleitsymptome (wie Herzklopfen, Schwitzen, Zittern, Durchfall, Übelkeit, Schwindel, Atemnot, trockener Mund)	21		36		52	>>>	5
Phobie							
Ausschließlich Prüfungsangst	5		14		9		–
Angst vor bestimmten Situationen	29		50		26	>	12
Angst vor Tieren	10		–		–		5
Vermeideverhalten	24		50		22	>	5
Angstzustand, wenn trotzdem in Situation	18		36		17		9
Suizidgedanken oder -versuch	8	<	36		39		19

⟨ oder ⟩ = p<0,05   ⟨⟨ oder ⟩⟩ = p<0,01   ⟨⟨⟨ oder ⟩⟩⟩ = p<0,001

phobische Symptome. Bemerkenswert ist aber die Tatsache, daß in der Gruppe der reinen Angsterkrankungen die Häufigkeit depressiver Symptome nicht geringer ist als diejenige von ängstlichen oder phobischen.

Analoge Befunde ergeben sich auch aufgrund des Fragebogens *SCL-90* (Tabelle 2). Hier zeigt sich vor allem eine relativ hohe Symptomhäufigkeit der Mischgruppe Da; sie ist deutlich kränker als die rein depressive Gruppe D.

Auf *Skalenebene* (SCL-90) zeigt sich derselbe Befund (Tabelle 3). Es ist sehr auffällig, daß Angst und Phobie sich in der reinen Angstgruppe nicht stärker ausgeprägt finden als in den beiden Überlappungsgruppen; der Trend geht sogar eher in die umgekehrte Richtung. Auch die rein depressive Gruppe ist hochsignifikant weniger schwer krank als die Mischgruppe Da.

Herausragend ist der Befund, daß die Mischgruppen schwerer affiziert sind als die reinen Gruppen, was als Ausdruck einer Kombination zweier Erkrankungen oder auch als Gipfel einer kontinuierlichen Verteilung interpretiert werden kann.

Tabelle 2. Häufigkeiten der SCL-90-Items (Derogatis 1977; Intensität: mäßig oder stärker)

Item-Nr.	SCL-90 Items	Kontrollen (86) %	A (38)[a] %	Ad (14) %	Da (23) %	D (43) %
SCL-Skala Depression						
05	Verminderung von sexuellem Interesse	2	21	14	39	〉〉 12
14	Energieverlust oder Langsamkeit	3	31	43	52	35
15	Gedanken, das Leben zu beenden	–	8	7	30	〉 7
20	Rasch Tränen haben	1	24	14	〈 48	〉〉 16
22	Sich eingeengt und gefangen fühlen	2	34	28	65	〉〉〉 19
26	Selbstvorwürfe wegen bestimmter Dinge	10	50	50	61	〉 35
29	Sich einsam fühlen	3	37	21	〈 61	〉〉 28
30	Sich traurig fühlen	7	47	36	〈〈 78	〉 49
31	Sorgen oder brüten über gewisse Dinge	21	63	64	83	67
32	Für nichts Interesse haben	2	10	14	〈 52	〉 23
54	Gefühl der Hoffnungslosigkeit über die Zukunft	4	35	57	69	〉〉 35
71	Gefühl, alles sei eine Anstrengung	1	21	36	48	〉 23
79	Minderwertigkeitsgefühle	2	45	50	59	〉〉 23
SCL-Skala Angst						
02	Nervosität oder inneres Zittern	13	47	64	69	53
17	Zittern	–	13	21	39	〉〉 9
23	Plötzliche Angst ohne Grund	–	24	50	52	〉〉〉 9
33	Sich ängstlich fühlen	–	31	36	39	〉 14
39	Herzklopfen oder Herzjagen	1	13	21	35	〉〉 7
57	Gefühl, gespannt oder innerlich erregt zu sein	11	68	57	〈 87	〉〉 53
72	Anfälle von Panik und Schrecken	–	13	28	30	〉 7
78	Sich so unruhig fühlen, daß Sie nicht stillsitzen können	5	34	36	48	25
80	Gefühl, daß Ihnen etwas Schlimmes passieren wird	1	21	43	26	19
86	Erschreckende Gedanken und Vorstellungen	3	34	36	43	28
SCL-Skala Phobie						
13	Sich auf offenen Plätzen oder auf der Straße fürchten	–	3	14	17	〉 2
25	Angst, allein aus dem Haus zu gehen	–	3	21	4	5
17	Angst, mit Bahn, Tram oder Bus zu fahren	–	5	7	4	–
50	Gewisse Dinge oder Aktivitäten meiden, weil sie Ihnen Angst machen	–	24	36	43	〉 19
70	Sich in Menschenansammlungen nicht wohl gefühlt, z. B. im Warenhaus oder im Kino	–	39	43	52	28
75	Sich nervös fühlen, wenn Sie allein gelassen werden	–	39	28	30	23
82	Angst, vor andern Leuten plötzlich schwach oder ohnmächtig zu werden	–	8	7	9	7

[a] Davon 6 Fälle ausschließlich mit Phobie
〈 oder 〉 = p<0,05   〈〈 oder 〉〉 = p<0,01   〈〈〈 oder 〉〉〉 = p<0,001

Tabelle 3. Charakteristika der vier Gruppen

	Kontrollen (90) %	A (38) %	Ad (14) %	Da (23) %	D (43) %
Geschlecht, männlich	54	50	7	39	37
weiblich	46	50	93	61	63
Positive Familienanamnese					
Angst/Phobie	9	39	71	57	37
Depression	14	29	43	39	33
Angst oder Depression	18	50	79	65	51
Behandlung					
Angst	–	16	36	17	12
Depression	–	3	⟨ 57	30	23
Angst oder Depression	–	16	⟨ 57	30	28
Hypomanie	–	–	7	13	7
Selbstmordgedanken oder -versuch	–	8	36	39	19
SCL-90					
Angst x̄ (s)	1,2 (,21)	2,0 (,73)	2,2 (,55)	2,5 (,82)	⟩⟩⟩ 1,8 (,52)
Phobie x̄ (s)	1,0 (,04)	1,6 (,42)	1,9 (,66)	1,8 (,66)	⟩⟩ 1,4 (,47)
Depression x̄ (s)	1,2 (,27)	2,2 (,69)	2,2 (,51)	⟨⟨ 2,9 (,88)	⟩⟩⟩ 2,0 (,67)
Total x̄ (s)	1,2 (,18)	1,9 (,55)	2,0 (,46)	2,4 (,63)	⟩⟩⟩ 1,7 (,44)
Subjektive Schwere					
Angst x̄ (s)	–	67,1 (28,8)	⟨86,0 (19,3)	⟩ 68,6 (27,6)	–
Depression x̄ (s)	–	–	61,8 (32,8)	⟨ 83,7 (20,4)	⟩⟩ 65,5 (26,9)

⟨ oder ⟩ = p<0,05   ⟨⟨ oder ⟩⟩ = p<0,01   ⟨⟨⟨ oder ⟩⟩⟩ = p<0,001

Diskriminanzanalysen

Wir haben verschiedene Diskriminanzanalysen unter Benutzung aller dargestellten Untergruppen durchgeführt und wollen uns auf die Trichotomie „reine Angst", „reine Depression", „Überlappungsgruppe" beschränken. Insgesamt wurde eine korrekte Zuordnungsrate von 62% erreicht. Am besten war sie in der depressiven Gruppe mit 70%, die Werte für die drei Gruppen variieren aber recht wenig (Tabelle 4).

Tabelle 4. Zuordnungsrate der Diskriminanzanalyse (Gesamt: 62%)

Angst	Gruppe 1	0,61	0,13	0,26
Überlappung	Gruppe 2	0,24	0,57	0,19
Depression	Gruppe 3	0,21	0,09	0,70

Indikationsstellung bei ängstlichen und depressiven Syndromen

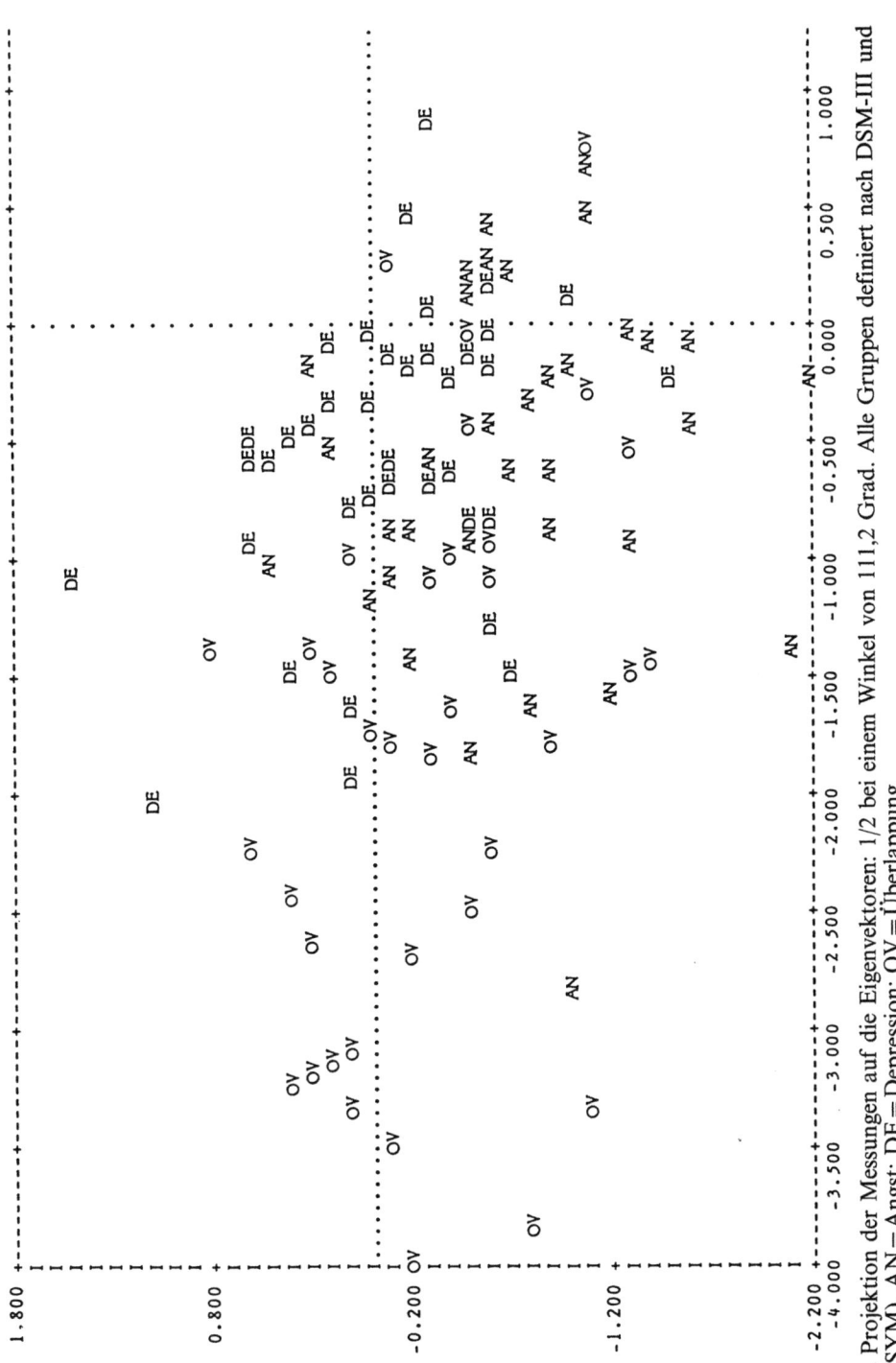

Abb. 3. Projektion der Messungen auf die Eigenvektoren: 1/2 bei einem Winkel von 111,2 Grad. Alle Gruppen definiert nach DSM-III und RBD (SYM). AN = Angst; DE = Depression; OV = Überlappung

In Abb. 3 sind die drei Gruppen auf die beiden Diskriminanzfunktionen (1 = Abszisse, 2 = Ordinate) projiziert. Die Überlappung zwischen den dreien ist recht deutlich. In die Diskriminanzanalyse gingen die SCL-Items für Depression, Angst und Phobie ein. Beeindruckend ist nun, daß auf beiden Diskriminanzfunktionen Items aller drei Skalen zur Trennung beitragen. Items mit negativen Ladungen unterscheiden die Mischgruppe am besten von den beiden reinen Gruppen. Diese Items stammen aber wiederum aus allen drei Skalen Depression, Angst und Phobie. Dies spricht dafür, daß die Mischgruppe nur unspezifisch durch den Schweregrad der Affektion von den beiden reinen Gruppen zu trennen ist, d.h. die Unterschiede sind vor allem quantitativer und nicht qualitativer Natur.

Andere diskriminanzanalytische Klassifikationsversuche, auch auf Skalenniveau der SCL, ergeben im Prinzip keine besseren Resultate; sie sind alle mit der Kontinuitätshypothese vereinbar. Selbstverständlich kann man durch Gegenüberstellung der beiden Extremgruppen, d.h. der reinen Angst- und der reinen Depressionsfälle, die Kontraste vergrößern, man geht aber dabei nicht mehr von der Realität, d.h. der normalen Verteilung der Fälle und Symptome in einer Stichprobe der Normalbevölkerung aus.

Diskussion der Befunde und Schlußfolgerungen

Wir haben schon früher nachgewiesen, daß innerhalb der verschiedenen Angstsyndrome zahlreiche Überlappungen vorhanden sind und daß auch die z.B. in DSM-III definierten Klassen von Angsterkrankungen artifiziell sind. Wir fühlten uns daher berechtigt, in der vorliegenden Studie die verschiedenen Angsterkrankungen in eine Gruppe zusammenzufassen und mit den Depressionen („major" und „minor") zu vergleichen. Die Resultate geben mehr Anhaltspunkte für die Annahme einer substantiellen Überlappung nicht nur auf diagnostischer, sondern vor allem auch auf Symptomebene. Es war daher unmöglich, mit Hilfe von Diskriminanzanalysen qualitiv zwischen Depression und Angst zu unterscheiden. Die Kontinuitätshypothese ist also nicht widerlegt. Wenn, gemessen mit der SCL-90 z.B. phobisch Kranke sich in der Depressionsskala ebenso hoch einstufen wie rein Depressive und Analoges auch für Angst- und Phobiekranke gilt, so ist es offenkundig, daß für den Patienten Angst, Phobie und Depression gleichermaßen vorhanden sind und daher auch eine entsprechende Therapie gerechtfertigt ist.

Damit sollen jedoch nicht Versuche in Frage gestellt werden, z.B. einfache Phobien als solche zu diagnostizieren und durch gezielte Verhaltenstherapie anzugehen. Isolierte Phobien ohne Depressionen waren in unserem Material zu selten (N = 6/119), um speziell analysiert zu werden. Die Untersuchung schließt also die Existenz relativ reiner Untergruppen nicht aus. Sie zeigt aber sehr deutlich, daß die Mehrzahl der Kranken eben nicht reinen Gruppen zuzuordnen sind, da sie an einer Mischung von Symptomen und Syndromen aus beiden Formenkreisen — der Depression einerseits, der Angst und der Phobie andererseits — leiden.

Für die Praxis leitet sich daraus die Empfehlung einer größeren therapeutischen Flexibilität in beiden Richtungen ab. Nicht nur werden Depressionen nützlicherweise oft kombiniert mit Benzodiazepinen behandelt, sondern auch

Angsterkrankungen sollten in vielen Fällen zusätzlich zu Benzodiazepinen mit Antidepressiva behandelt werden. Ob eine Monotherapie wirklich besser wäre, müßte durch sorgfältige klinische Studien bewiesen werden.

Literatur

Angst J, Dobler-Mikola A, Binder J (1984a) The Zurich Study — A prospective epidemiological study of depressive, neurotic and psychosomatic syndromes. I. Problem, methodology
 Eur Arch Psychiatr Neurol Sci 234: 13—20
Angst J, Dobler-Mikola A (1984b) The Zurich Study. II. The continuum from normal to pathological mood swings.
 Eur Arch Psychiatr Neurol Sci 234: 21—29
Angst J, Dobler-Mikola A (1984c) The Zurich Study. III. Diagnosis of depression.
 Eur Arch Psychiatr Neurol Sci 234: 30—37
Angst J, Dobler-Mikola A (1985a) The Zurich Study. IV. Recurrent and nonrecurrent brief depression. Eur Arch Psychiatr Neurol Sci 234: 408—416
Angst J, Dobler-Mikola A (1985a) The Zurich Study. V. Anxiety and phobia in young adults. Eur Arch Psychiatr Neurol Sci 235:
Angst J, Dobler-Mikola A (1985b) The Zurich Study. VI. Overlap between depression and anxiety. Eur Arch Psychiatr Neurol Sci 235:
Coryell W, Noyes R, Clancy J (1983) Panic disorder and primary unipolar depression. A comparison of background and outcome.
 J Affect Disord 5: 311—313
Derogatis LR (1977) SCL-90. Administration, Scoring and Procedures Manual-I for the R (revised) version and other instruments of the Psychopathology Rating Scale Series.
 Johns Hopkins University School of Medicine, Chicago
Downing RW, Rickels K (1974) Mixed anxiety-depression. Fact or myth?
 Arch Gen Psychiat 30: 312—317
Goldberg DP (1982) Depressive reactions in adults. In: Russell GFM, Hersov L (eds) Handbook of Psychiatry, Vol IV, Chapter V.
 Cambridge University Press, Cambridge
Jardine R, Martin NG, Henderson AS (1984) Genetic covariation between neuroticism and the symptoms of anxiety and depression.
 Genet Epidemiol 1: 89—107
Keller MB, Lavori PW, Endicott J, Coryell W, Klerman GL (1983) „Double Depression": Two-year follow-up.
 Amer J Psychiat 140: 689—694
Leckman JF, Merikangas KR, Pauls DL, Prusoff BA, Weissman MM (1983) Anxiety disorders and depression: Contradictions between family study data and DSM-III conventions.
 Amer J Psychiat 140: 880—882
Lewis A (1934) Melancholia. A clinical survey of depressive states.
 J Ment Sci 80: 277—378
Lewis A (1936) Melancholia. A prognostic study.
 J Ment Sci 82: 488—558
Mountjoy CO, Roth M (1982) Studies in the relationship between depressive disorder and anxiety states. Part I. Rating scales.
 J Affect Disord 4: 127—147
Mountjoy CO, Roth M (1984) Studies in the relationship between depressive disorders and anxiety states. II. Clinical items.
 J Affect Disord 4: 149—161
Prusoff B, Klerman GL (1974) Differentiating depressed from anxious neurotic outpatients. Use of discriminant function analysis for separation of neurotic affective states.
 Arch Gen Psychiat 30: 302—309

VanValkenburg C, Winokur G, Lowry M, Behar D, VanValkenburg D (1983) Depression occurring in chronically anxious persons.
Comprehens Psychiat 24: 285–289

VanValkenburg C, Akiskal HS, Puzantian V, Rosenthal T (1984) Anxious depressions. Clinical, family history, and naturalistic outcome – comparisons with panic and major depressive disorders.
J Affect Disord 6: 67–82

Weissman MM, Myers JK, Harding PS (1978) Psychiatric disorders in a U.S. urban community: 1975–1976.
Amer J Psychiat 135: 459–462

Diskussion zum Beitrag Angst u. Dobler-Mikola

Heimann: Ich möchte noch einmal genauer nachfragen, was das für Probanden in dieser Stichprobe waren, waren das Personen mit Symptomen von Krankheitswert?

Angst: Wir haben zunächst eine Kohorte von 6000 Personen mit Fragebogen untersucht, darauf dann die uns interessierenden Personen speziell erfaßt. Die formalen Kriterien dafür waren das DSM-III und einige andere. Von diesen waren 30% wegen der von uns erfaßten Störung auch in ärztlicher Behandlung (im Einjahresintervall), aber alle, auch die nichtbehandelten, hatten eine Behinderung im sozialen Bereich. Die Behandlungshäufigkeit hatte übrigens nicht immer direkt etwas mit der Diagnose zu tun: Bei „minor" und „major depression" war sie z.B. gleich.

Kanowski: Man kann Angst, motorische Erregtheit und Depression ja durchaus in einem hirarchischen Modell sehen. Angst ist quasi ein Warnsignal, die motorische Erregung entspricht der Bereitstellung motorischer Energie und die Depression ist das Gefühl, daß das Mißlingen der motorischen Bereitstellung begleitet. Daraus ergeben sich zwei Fragen: 1. Ist das Problem der Separierung von Angst und Depression nicht die Analyse einer zeitlichen Aufeinanderfolge? 2. Angst und motorische Erregtheit überlappen sich oft stark. Inwieweit war dies in der Untersuchung differenzierbar?

Angst: Das erste ist eine schwierige Frage. Das ist die longitudinale Sequenzfrage der Abfolge von Syndromen. Das ist bis jetzt von niemanden untersucht worden. Wir haben gewisse Hinweise für eine Konstanz der Symptomatik und uns sind keine bestimmten Sequenzen ins Auge gefallen. So haben wir etwa auch bei Agoraphobien mit Panikattacken keineswegs immer gefunden, daß die Panik der Agoraphobie vorausgeht, wie das in neueren amerikanischen Untersuchungen behauptet wird. Zur zweiten Frage, der Überlappung von Angst und Motorik, kann ich keine weiteren Informationen geben, da wir motorische Aspekte nicht besonders untersucht haben.

Katschnig: Ich habe zwei Anmerkungen und eine Frage. Zunächst kann ich aus unseren eigenen Untersuchungen nur die Angaben von Herrn Angst bestätigen, daß bei einem erheblichen Prozentsatz der Depressiven stets auch Angst vorkommt. 54% einer Stichprobe von depressiven Patienten (endogen und neurotisch Depressive) hatten Angst als Symptom, 11% auch Paniksymptome. Zweitens: Wir sind an diesem Vormittag einer Rakete gleich von der biochemischen Basis zur klinischen Anwendung vorgestoßen und haben dabei aber auf allen Gebieten ähnliche Probleme gefunden: zunächst die Diskussion um polarographische oder hochdruckflüssigkeitschromatographische Methoden, dann die Diskussion um Selbstbeurteilung oder Fremdbeurteilung, um bestimmte Skalen oder um verschiedene Diagnosesysteme. In diesem Punkt sind die

Probleme in allen Disziplinen doch annähernd gleich, so daß sehr viel von der jeweils angewandten Methoden abhängt. Meine Frage an Herrn Angst: gab es bei „major depressive disorders" mehr an Angstsymptomen als bei „minordepressive disorders"?

Angst: Symptomatisch bestand zwischen beiden Diagnosekategorien kein Unterschied.

Philipp: Die Unterscheidung zwischen Angsterkrankungen und depressiven Erkrankungen ist in hohem Maße von der Methodik abhängig. Bei einer faktorenanalytischen Untersuchung einer stationären Patientengruppe fanden wir, daß kognitive Angstsymptome zwischen beiden Diagnosekategorien nicht diskriminierten, wohl aber körperlich Angstsymptome (v.a. Paniksymptome).

Angst: Wenn man nur klinisch Kranke untersucht, hat man es stets mit einer Extremgruppe zu tun, die nur einen geringen Teil derjenigen Probanden erfaßt, die bei einer epidemiologischen Untersuchung gefunden werden. In unserer Stichprobe trennten die Somatisierungssyndrome nicht zwischen Angst und Depressionsdiagnosen. Wir fanden hierbei auch keine Unterschiede zwischen Selbstbeurteilung und Fremdbeurteilung.

Klein: Zieht man in Betracht, daß bei niedergelassenen Nervenärzten zwei Drittel der Patienten ohnehin mit Kombinationen verschiedener Medikamente behandelt werden, dann ist sicher eine gewisse Flexibilität angezeigt. Eine Frage ist allerdings, ob die Angstsymptome bei psychotischen Störungen genauso zu behandeln sind wie Angstsymptome bei depressiven Erkrankungen. Dies wäre doch eigentlich experimentell angehbar.

Angst: Ja, hier wären experimentelle Untersuchungen sehr angebracht. Hinsichtlich der medikamentösen Behandlung zwingt die Praxis oft zu Kombinationen.

Laux: Gab es denn andere Variablen, durch die eine Trennung zwischen Angst und Depression vielleicht eher möglich war? Ich denke z.B. an genetische Variablen oder die gleichzeitige Prävalenz anderer psychischer Störung, z.B. Alkoholismus.

Angst: Wir haben in dieser Richtung noch nichts ausgewertet. Eine australische Zwillingsuntersuchung hat z.B. keine genetische Verursachung der einzelnen Symptome gefunden, die genetischen Befunde gingen eher in Richtung einer Überlappung (gemeinsame Diathese).

Pöldinger: Welche Konsequenzen ergeben sich, wenn man die heute vorgetragenen Ergebnisse mit den Studien von Dir u. Perris bezüglich familiärem Vorkommen von Erkrankungen des manisch-depressiven Formenkreises vergleicht?

Angst: In den früheren Studies von Perris (1966) (Acta psychiat. Scand., Suppl., 194) und mir (Angst, (1966), Monographien aus dem Gesamtgebiet der Neurologie und Psychiatrie, 112, Springer, Berlin) ist das Vorkommen von Angstneurosen und Phobien in der Verwandtschaft nicht genauer erfaßt worden. In der familiengenetischen Studie aus Yale von Leckman et al. zeigt sich in der Verwandtschaft von Depressiven wie auch von angstkranken Probanden ein gehäuftes Vorkommen beider Störungen, die zur Hypothese einer gemeinsamen Diathese, z.B. für Panikerkrankungen und major depression geführt hat. Bestätigt werden diese Befunde auch von VanValkenburg et al. aus Iowa.

Dietzel: Besteht die Möglichkeit, „spezifische Medikamente", z.B. Lithium, zur Trennung von Angst und Depression heranzuziehen, also eine Definition nach „Therapieansprechen" zu geben?

Angst: Die Frage nach einer Klassifikation psychiatrischer Erkrankungen aufgrund der therapeutischen Ansprechbarkeit auf bestimmte Pharmaka ist immer wieder aufgeworfen worden. Bis heute ist aber dieses Unterfangen nicht erfolgreich geworden. Im Falle von Lithium ist es nicht ausgeschlossen, daß nicht nur depressive, sondern auch ängstliche Verstimmungen ausgeglichen werden. Studien darüber sind mir nicht bekannt.

Nissen: Depressive Kinder und Jugendliche haben 70−80% Angst, es ist das Leitsymptom Nummer 1. Kinder und Jugendliche mit affektiven Psychosen, die vor ihrer typischen Erstmanifestation angeblich keine Äquivalente bzw. atypische erste Phasen aufweisen, zeigen sehr häufige Angstsyndrome, also z.B. Schulverweigerung, Trennungsangst oder Phobien, die im Schulalter manchmal vielleicht doch den verkannten Ausdruck einer ersten Phase darstellen können.

Angst: Herr Nissen, für Ihren Hinweis bin ich Ihnen außerordentlich dankbar. Die Beobachtungen stehen in Übereinstimmung mit den Befunden, welche auch bei Kindern von bipolar Manisch-Depressiven erhoben worden waren. Es scheint einigermaßen sicher zu sein, daß im Kindesalter Vorboten der späteren Erkrankung, wie Sie richtig schildern, eher einer Angstsymptomatik entsprechen. Sollte sich durch künftige Forschungen ein engerer Zusammenhang mit späteren affektiven Psychosen herausstellen, so müßten die Angstsyndrome als Prodrome der Affektpsychosen betrachtet werden und dies würde wiederum für die Einheitlichkeit der Erkrankung sprechen.

Hippius: In der Geschichte der Psychiatrie ist es immer so gewesen, daß die Forschung stets durch Probleme der Praxis angestoßen wurde. Die Grauzone zwischen Angsterkrankungen und Depressionen ist ein kontemporäres Beispiel dafür. Es ist z.B. durchaus offen, ob getrennte Angstskalen und Depressionsskalen überhaupt notwendig oder sinnvoll sind. Sicher kommt auch der Betrachtung des Verlaufs der Erkrankung eine besondere Bedeutung zu. Unsere jeweilige Vorstellung von den Krankheitsmodellen ist in einem gewissen Teil immer revisierungsbedürftig.

Rickels: (Leitete seinen Vortrag mit folgenden Anmerkungen zum Referat von Angst ein): 1. In den USA sind derzeit Bestrebungen im Gang, das DSM-III dahingehend zu revidieren, daß auch Mehrfachdiagnosen möglich sind. Derzeit ist es z.B. so, daß ein Patient mit drei Panikattacken innerhalb von 21 Tagen die Diagnose „panic-disorder" bekommt, hat er aber nur 2 3/4 Panikattacken, handelt es sich um eine „generalized anxiety disorder". In dieser Fassung der jetzigen DSM-III sind Mehrfachdiagnosen praktisch ausgeschloseen. 2. Ich werde in meinem Vortrag berichten, daß Alprazolam antidepressive Wirkungen hat. Vielleicht ist nicht nur unsere Einteilung der Diagnosegruppen, sondern auch unsere Einteilung der Medikamente erneuerungsbedürftig. In unserer „Studie" hat sich z.B. das Imipramin bei Angstpatienten als dem Librium dann überlegen gezeigt, wenn man diese Patienten über die ersten beiden Wochen hinweg brachte, bis das Antidepressivum seine volle Wirkung entfaltete. In den USA ist die Einteilung der Medikamente in Antidepressiva und Tranquilizer zunehmend mehr in Frage gestellt.

Benzodiazepine in der Behandlung von Angstsyndromen (Angst, Panik, Phobien)*

K. Rickels

Einleitung

In der pharmakologischen Behandlung nicht-psychotischer Angstzustände werden Barbiturate und Meprobamate seit vielen Jahren weitgehend von Benzodiazepinen ersetzt. Bei somatischen und emotionalen Angstmanifestationen bewirken sie durchweg signifikat mehr Symptomreduktion als eine Plazebobehandlung (Rickels 1978; Greenblatt et al. 1983). Doch ist bei weitem nicht jedem Patienten mit einer Benzodiazepinbehandlung zu helfen und nur für 65–70% der benzodiazepinbehandelten Patienten ist eine mäßige bis erhebliche Besserung zu erwarten (Rickels 1978).

Indikationen

Je nach Definition gilt Angst als normale Emotion, als häufig fluktuierendes Symptom, als Syndrom oder als Diagnose für eine Krankheit. Als mildes Symptom kann sie produktives Denken stimulieren, unternehmerische Aktivitäten motivieren und zur treibenden Kraft beim Erwerb vielfältiger Kenntnisse werden. Als schwächendes Syndrom oder Krankheit macht sie aus einem produktiven, intelligenten Menschen unter Umständen ein emotionales Wrack, unfähig zu angemessenem Verhalten. Es gibt primäre und sekundäre Angst, sie kann akut, intermittierend oder chronisch, mild, mäßig oder stark in Erscheinung treten. Operational läßt sich Angst als Wert auf einer Vielzahl von Ratingskalen definieren oder auch im Rahmen unterschiedlicher diagnostischer Schemata.

Lange vor der Entwicklung des DSM-III in den Vereinigten Staaten wußten Kliniker, daß Benzodiazepine bei der Kurzzeit- und gelegentlich auch bei der Langzeitbehandlung vieler Angstzustände einschließlich der Mischbilder aus Angst und Depression äußerst hilfreich sind. Dabei haben Kliniker auch die Erfahrung gemacht, daß der gemischtängstlichdepressive Patient um so besser auf einen Benzodiazepin anspricht, je größer der Angstanteil ist. Überwiegt dagegen die Depression, ist ein Antidepressivum wirksamer (Downing u. Rickels 1974; Schatzberg u. Cole 1978).

Zu Zeiten des DSM-II diagnostizierte man nicht-psychotische Angst zumeist als „Angstneurose", eine Diagnose, die „Panikattacken" einschloß und der man häufig das Attribut „mit oder ohne signifikante Begleit-Depression" beigab. Fast 20 Jahre unterschieden klinische Studien also nicht zwischen Angstpatienten mit

---

* Die Erstellung dieser Arbeit geschah mit finanzieller Unterstützung des U.S. P.H.S. Research Grant MHO8957

Tabelle 1. Hauptindikationen für die Benzodiazepinanwendung (DSM-III)

Allgemeine Angst
Atypische Angst
Panik
Posttraumatische Angst
Anpassungsschwäche mit Angst
Somatische Angst

generalisierter Angst und solchen, bei denen wir heute ein Paniksyndrom unterschiedlichen Ausmaßes diagnostizieren würden. Sehr bald erkannten Kliniker auch, daß Benzodiazepine bei Angst im Zusammenhang mit Schizophrenie oder Borderline-Persönlichkeit, bei agitiertem Zustand verbunden mit hirnorganischem Psychosyndrom und bei den phobischen, zwanghaften Störungen nur wenig wirken. Dagegen sprechen viele soziale Phobien, die oft mittels Verhaltenstherapie oder Imipramin und MAO-Hemmern zu bessern sind, in gewissem Umfang auf eine Benzodiazepinbehandlung an. Wir wissen inzwischen auch, daß sich hinter Angstsymptomen eine körperliche Krankheit verbergen kann und es daher von höchster Wichtigkeit ist, zunächst die Möglichkeit einer der zahlreichen körperlichen Krankheiten auszuschließen, die mit angstähnlichen Beschwerden einhergehen können, bevor man die Diagnose einer Angststörung in Betracht zieht (Altesman u. Cole 1983). Kompliziert werden Diagnose und Behandlung zusätzlich dadurch, daß sich hinter Angstsymptomen auch andere psychiatrische Zustände verbergen können.

Indikationen für eine Benzodiazepintherapie bei Angst im Sinne des DSM-III (American Psychiatric Association, 1980) sind in Tabelle 1 aufgeführt. Aber auch bei vielen nicht-psychotischen Angstzuständen, die sich nach dem DSM-III nicht eindeutig definieren lassen, sind Benzodiazepine durchaus indiziert — etwa wenn es sich um Angst bei Patienten handelt, die von der Notwendigkeit einer koronaren Bypass-Operation unterrichtet wurden, um Angst bei Krebspatienten oder um Angst, wie sie mit vielen physischen Krankheiten einhergeht oder auch von ihnen ausgelöst wird.

Die Benzodiazepine

Wir finden in der Literatur keine konsistenten Daten, die belegen, daß Benzodiazepine sich in ihrer allgemeinen Gesamtwirkung unterscheiden. Alle Benzodiazepinderivate besitzen ähnliche pharmakologische Eigenschaften. Alle bauen sie Angst und Spannungen ab, wirken sedierend und schlafanstoßend und verfügen in unterschiedlichem Ausmaß über antikonvulsive und muskelentspannende Eigenschaften. Auch bei sekundär-depressiven Symptomen in der Folge von Angst sind sie hilfreich. Für ihre häufigsten Nebenwirkungen sind ihre zentralnervös beruhigenden Effekte verantwortlich. Sedierende Nebenwirkungen treten normalerweise in den frühen Behandlungsphasen auf und sind gewöhnlich dosisabhängig. Während sich für die sedierende Wirkung der Benzodiazepine anfänglich eine gewisse Toleranz entwickelt, gilt das interessanterweise für die anxiolytische Wirkung nicht (Hollister et al. 1981; Greenblatt et al. 1983; Lucki et al. 1985).

Einige kleine Unterschiede zwischen Benzodiazepinen lassen sich gleichwohl nachweisen:

(1) Die lipophilsten unter ihnen, etwa Diazepam, haben eine unmittelbarere Wirkung als das eher hydrophile Benzodiazepin Oxazepam; und von den beiden Desmethyldiazepamvorstufen zeichnet sich Clorazepat gegenüber Prazepam durch die fast umgehend einsetzende Wirkung aus. Verantwortlich für akute Drogen-Wirkung sind also Absorptions- und Distributionsmuster, während bei Langzeittherapie für den Behandlungsausgang die Eliminationsphase am wichtigsten ist.

(2) Da Oxazepam und Lorazepam keine aktiven Metaboliten haben, sondern direkt in inaktive Metaboliten glukuronisiert werden, geht man davon aus, daß man ihnen bei der Behandlung älterer Patienten oder solchen mit schwerer Leberschädigung den Vorzug geben sollte (Hoyumpa 1978; Greenblatt u. Shader 1980). Doch auch bei diesen Indikationen sind Benzodiazepine mit langer Halbwertzeit und aktiven Metaboliten recht wirksam einzusetzen, sollten dann aber sparsamer als üblich dosiert und in größeren Intervallen verabreicht werden. Auch bei älteren Patienten läßt sich Angst also mit Benzodiazepinen von kurzer wie langer Halbwertzeit angemessen behandeln (Bandera et al. 1984).

(3) Die klinische Signifikanz einer Wirkstoffinteraktion zwischen den einzelnen Benzodiazepinen und Medikamenten wie Cimetidin, Propranolol und oralen Kontrazeptiva ist alles andere als gesichert, da Patienten und Ärzte auf zunehmende oder verschlechterte Wirkstoff-Clearance leicht mit entsprechender Anpassung des Behandlungsplans reagieren (Abernethy et al. 1984; Breckenridge 1983).

(4) Alle Benzodiazepine wirken sedierend, einige allerdings stärker als andere, wobei sich gezeigt hat, daß die sedierende Wirkung von Alprazolam geringfügig schwächer ist als die anderer Benzodiazepine (Dawson et al. 1984; Rickels et al. 1983b). Benzodiazepine sind äußerst sichere Medikamente, und es ist für einen Patienten so gut wie unmöglich, sich damit umzubringen, es sei denn in Verbindung mit anderen Sedativa oder Alkohol (Rickels 1981). Trotzdem sollten Benzodiazepine während der Schwangerschaft, ganz besonders während des ersten Schwangerschaftsdrittels, wie andere Medikamente auch, wenn überhaupt, nur äußerst sparsam verarbreicht werden. Doch ein Zusammenhang zwischen Lippenspalte und Diazepameinnahme während der Schwangerschaft konnte nie nachgewiesen werden (Rosenberg et al. 1983; Shiono u. Mills 1984).

(5) Während es eine eindeutige lineare Beziehung zwischen dem Benzodiazepinplasmaspiegel und günstigen bzw. nachteiligen Effekten nicht gibt (Rickels et al. 1984), kann die Länge der Benzodiazepin-Plasma-Halbwertzeit relevant sein, will man den Zeitraum bestimmen, innerhalb dessen nach plötzlichem Absetzen von Benzodiazepin die Symptome wieder auftreten. Man wird davon ausgehen können, daß die ursprünglichen Symptome sich umso eher wieder einstellen, je kürzer die Halbwertzeit ist, und umgekehrt umso länger auf sich warten lassen, je länger die Halbwertzeit ist (de Figueiredo et al. 1981). Die Halbwertzeit mag auch prognostischen Wert haben für das Wiedereinsetzen der Angst und die Intensität eines „rebound"-Effektes und/oder Entzugserscheinungen, wenn ein therapeutisch dosiertes Benzodiazepin nach Monaten der Therapie abrupt abgesetzt wird (Tyrer et al. 1981).

(6) Antidepressive Eigenschaften, die keine Sekundärerscheinungen der angstmildernden Wirkung sind, werden den Benzodiazepinen allgemein nicht zugeschrieben (Schatzberg u. Cole 1978). Das erste Benzodiazepin, für das eindeutig antidepressive Eigenschaften nachgewiesen wurde, ist Alprazolam, ein Triazolbenzodiazepin mit mittlerer Halbwertzeit.

In zwei umfangreichen, an mehreren Zentren durchgeführten Versuchen mit Patienten, die an einer „major depressive disorder" litten (Feighner et al. 1983; Rickels et al. 1985), erwies sich Alprazolam einem Plazebo signifikant überlegen und als ebenso wirksam wie Imipramin, Doxepin und Amitriptylin. Um der Beantwortung der klinisch bedeutsamen Frage näherzukommen, ob Alprazolam bei „major depression" wirksamer ist als andere Benzodiazepine, verglich die Forschungsgruppe des Autors in einem umfangreichen Doppelblindversuch von sechswöchiger Dauer die antidepressiven Effekte von Alprazolam mit denen von Diazepam. Zusätzlich wurde die Meßempfindlichkeit unserer Studie mit Imipramin und einem Plazebo konrolliert. In einer vorläufigen Datenanalyse der erst jüngst abgeschlossenen Studie zeigt Tabelle 2 den geschätzten therapeutischen Globaleffekt bei Abschluß der Behandlung und Abb. 1 die Analyse des Gesamt-

Tabelle 2. Besserung bei Behandlungsende (globaler therapeutischer Effekt); N = 211

Besserung	Alprazolam	Imipramin	Diazepam	Plazebo
Erheblich, mäßig	31	33	17	15
Wenig, keine	19	23	37	36

$\chi^2 = 19{,}16$; df 3; $p < {,}001$

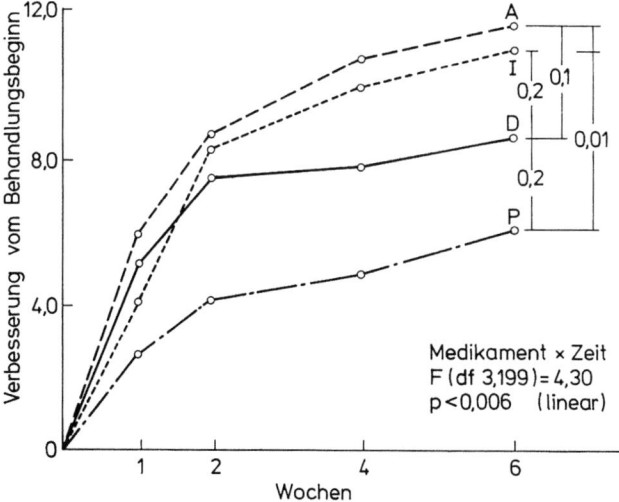

Abb. 1. Analyse wiederholter Messung auf der Hamilton-Depressions-Skala.

wertes der „Hamilton-Depression-Scale" nach wiederholter Messung. In die Datenanalyse gingen nur Patienten ein, die wenigstens zwei Wochen mit dem jeweiligen Medikament behandelt worden waren. Die antidepressive Wirkung von Alprazolam und Imipramin war signifikant ausgeprägter als die von Diazepam und dem Plazebo; beide Messungen zeigten Wirkungsunterschiede zwischen Alprazolam und Diazepam, doch sind sie am markantesten in der Schätzung des globalen therapeutischen Erfolges. Zum ersten Mal wurde so in einer Doppelblindstudie der unterschiedliche Grad antidepressiver Eigenschaften zweier Benzodiazepine nachgewiesen.

(7) In den letzten Jahren hat man untersucht, inwieweit Alprazolam bei der Behandlung des Paniksyndroms mit und ohne Agoraphobie alternativ zu Imipramin eingesetzt werden kann (Sheehan 1982). Das Paniksydrom mit und ohne Agoraphobie oder sonstigen phobischen Vermeidungsverhalten spreche, so wird behauptet, auf Alprazolam besser an als auf andere Benzodiazepine, und in seiner Wirksamkeit sei Alprazolam dem Imipramin vergleichbar (Zitrin et al. 1980). In vielen diesbezüglichen Untersuchungen wird nicht unterschieden zwischen Patienten mit reinem Paniksyndrom und Patienten mit Panik-Attacken *und* Agoraphobie. Allerdings sind, und das ist zu betonen, die meisten Benzodiazepine bei der Behandlung des Paniksyndroms nicht unwirksam (Noyes et al. 1984; eigene unveröffentliche Daten). Alle Welt wartet gespannt auf die Ergebnisse der von Upjohn geförderten Multicenter-Studien zum Paniksyndrom, die zur Zeit in den USA und anderen Ländern durchgeführt werden. Da bei Panik gewöhnlich höher dosiert wird (4–15 mg/die) als bei generalisierter Angst (1–4 mg/die), und da Panikpatienten gewöhnlich auch länger behandelt werden müssen als Patienten, die nicht unter Angstanfällen leiden, verwundert es nicht, daß bei abruptem Absetzen von Alprazolam nach nur achtwöchiger Therapie von schweren Entzugssymptomen bis hin zu Anfällen berichtet wird (Breier et al. 1984; Noyes et al. 1985). Über die Schwere möglicher Entzugssymptome bei schrittweisem Absetzen von Alprazolam nach längerer, hochdosierter Behandlung fehlt noch zufriedenstellendes Datenmaterial.

Nur künftige Forschung wird Antwort geben können auf die viele Kliniker bewegende Frage, ob die an den Benzodiazepinekern gebundene Triazolringstruktur Alprazolam mit Eigenschaften ausstattet, über die andere Benzodiazepine nicht verfügen, oder ob einfach die Höherdosierung von Alprazolam problemloser ist als die anderer Benzodiazepine.

Prädiktoren für die Kurzzeittherapie

Viele Jahre der Forschung haben gezeigt, daß nicht-psychotische Angstpatienten auf eine anxiolytische Kurzzeittherapie am besten ansprechen, wenn das Niveau emotionaler und somatischer Angstsymptome hoch und das von Depression und Problemen zwischenmenschlicher Art niedrig ist (Rickels 1978). Möglicherweise ist Alprazolam hier eine Ausnahme. Einer der stärksten und signifikantesten (p. < .001) Prädiktoren für Erfolg oder Nicht-Erfolg einer Benzodiazepinbehandlung ist die initiale Reaktion während der ersten Therapiewoche. Spricht der Patient nicht innerhalb weniger Wochen auf die Therapie an, tut der Arzt gut daran, seine Diagnose noch einmal zu überprüfen. Möglicherweise hat er eine Depression übersehen oder es ist ihm eine Persönlichkeitsstörung des Patienten entgangen. Zeigt der Patient keine Besserung und bestätigt sich die ursprüngliche Angstdiagnose, kann man eine Messung des benzodiazepinplasmaspiegels erwägen. Der Plasmaspiegel von Benzodiazepinen korreliert hoch mit der Tagesdosis (Rickels et al. 1984a). Die Bestimmung des Benzodiazepin-Plasmaspiegels ist für den Arzt dann hilfreich, wenn „compliance" ein Problem zu sein scheint. Sie empfiehlt sich auch, um die — recht seltenen — langsamen oder schnellen Wirkstoff „Metabolisierer" (d.h. Patienten mit äußerst starken Nebenwirkungen bei geringer Dosierung oder ungebesserte Patienten, die bei hoher Tagesdosis keinerlei Nebenwirkungen zeigen) zu identifizieren. Weitere mögliche Ergebnisprädikatoren sind, um nur einige zu nennen, früheres positives Ansprechen auf eine anxiolytische Therapie oder keine vorherige anxiolytischer Medikamente, Stress, positive Einstellung des Arztes zur medikamentösen Therapie und ärztliche Empathie und emotionale Stützung (Rickels 1968; Rickels 1978).

Akute vs. chronische Benzodiazepintherapie

Oft genügt einfach das Verstreichen von Zeit und/oder Hilfe und Unterstützung, die der Patient von unterschiedlichster und keineswegs unbedingt psychiatrischer Seite erhält, um einen Angstzustand zu bessern. Allerdings kann mit zusätzlicher Benzodiazepintherapie auch eine kurze Angstepisode erträglicher werden. Für die Benzodiazepinmedikation sollte Kurzzeittherapie überhaupt die Regel und nicht die Ausnahme sein, da eine Untersuchung von Rickels et al. (1983a) folgendes gezeigt hat: Chronische Angst-Patienten wurden nach sechswöchiger Behandlung mit Diazepam auf Plazebo umgestellt. Nach mindestens acht Wochen blieben noch 50% symptomfrei. Von einem ähnlich hohen Besserungsniveau ist auch nach nur vierwöchiger Benzodiazepintherapie zu berichten (Rickels et al. 1985).

Scheint in bestimmten Fällen eine längere Therapie ratsam, sollte man sich bewußt sein, daß eine Benzodiazepintherapie ihre maximalen Ergebnisse innerhalb der ersten sechs Behandlungswochen zeitigt, und danach in der Regel eine signifikante zusätzliche Besserung nicht mehr zu erzielen ist (Rickels et al. 1982). Man mag spekulieren, ob zustandsbedingte Angst („state anxiety") der medikamentösen anxiolytischen Therapie möglicherweise zugänglicher ist als persönlichkeitsbedingte Angst („trait anxiety"). Gleichzeitig scheint Toleranz gegenüber der anxiolytischen Wirkung von Benzodiazepinen auch bei Langzeittherapie kein signifikantes Problem zu sein (Greenblatt et al. 1981; Hollister et al. 1981; Lucki et al. 1985; Rickels et al. 1983a; Rickels et al. 1985).

Patienten, die langfristig mit Benzodiazepinen behandelt werden, sollten unter regelmäßiger Kontrolle eines fürsorglichen und verständnisvollen Arztes stehen, die Tagesdosis sollte so niedrig wie möglich, allerdings noch wirksam sein, und man sollte die Patienten emotional soweit stützen, daß sie in regelmäßigen Intervallen versuchen können, für kürzere oder sogar auch längere Zeit ohne Medikation auszukommen. Ein solcher Behandlungsansatz wird in den meisten Fällen der Entwicklung einer physischen Abhängigkeit vorbeugen und sicherstellen, daß ein Patient an der Medikation nicht einfach nur darum festhält, um

Entzugserscheinungen oder auch nur milden Symptomen wiederkehrender Angst aus dem Weg zu gehen. Da Angst in ihrer Stärke häufig schwankt, d.h. zunimmt und wieder abnimmt, sollte, wann immer möglich, Dosierung nach Bedarf oder intermittierende Einnahmen in Betracht gezogen werden. Bei jeder längeren Behandlung mit einem Medikamententyp sind Nutzen und Risiko gegeneinander abzuwägen und das Ergebnis sollte deutlich zugunsten des Behandlungsnutzens sprechen.

Arzt und Patient sollten auch die Möglichkeit einer der zahlreichen nicht-medikamentösen Therapieformen — von einfachen stützenden Gesprächen bis zu einer psychoanalytischen Psychotherapie — als entweder ausschließliche Lösung oder in Kombination mit einer Benzodiazepinbehandlung ins Auge fassen (Balmer et al., 1981).

Die Tatsache einer Rückfallquote bei chronischen Angstpatienten von 69% (Rickels et al. 1984a) bis 80% (Rickels et al. 1980) spricht *keinesfalls* dafür, die Benzodiazepinbehandlung ohne Unterbrechungen kontinuierlich fortzusetzen, sondern einzig für die intermittierende Therapie, wobei jeder einzelnen Therapie von nur wenigen Wochen Dauer ein therapiefreie Zeit von Monaten, zumindest aber Wochen folgt. Ganz allgemein können Patienten welche unter dem Paniksyndrom bzw. Angstanfällen leiden, eine längere Benzodiazepin-Therapie benötigen als Patienten mit generalisierter Angst. Dieselbe intermittierende Behandlungsform sollte möglichst auch bei langfristiger Benzodiazepintherapie nicht-psychiatrischer Zustände gewählt werden (Dowling 1980; Wheatly 1980). Der Autor ist mehr und mehr zu der Überzeugung gelangt, daß eine ununterbrochene, kontinuierliche Benzodiazepintherapie über Monate und Jahre, auch wenn sie in therapeutischen Dosen erfolgt, eine für die meisten Angstpatienten unangemessene Form der Behandlung darstellt.

Benzodiazepinabhängigkeit bei niedriger Dosierung

Daß Benzodiazepine, wie auch andere Medikamente dieser Art, bei Langzeiteinnahme selbst therapeutischer Dosen zu psychischer und physischer Abhängigkeit führen können, steht inzwischen eindeutig fest (Peturrson u. Lader 1981; Rickels et al. 1983a, 1984b; Schöpf 1983; Tyrer et al. 1983). In der bislang einzigen prospektiven Studie zur Benzodiazepinabhängigkeit haben Rickels et al. (1983a) bei 42% der Patienten, die länger als ein Jahr mit Benzodiazepinen behandelt wurden, eine eindeutige Entzugsreaktion und bei 14% milde, temporäre Angstsymptome festgestellt. Bei Patienten, die weniger als ein Jahr Benzodiazepine erhalten hatten, lagen die entsprechenden Anteile bei 5% bzw. 4%.

Bei einer kürzlichen Überprüfung von benzodiazepinbehandelen Langzeitpatienten (Tabelle 3), die eine durchschnittliche Medikationszeit von sieben Jahren aufwiesen und eine Patientengruppe repräsentierten, die Hilfe in einer intermittierenden Benzodiazepintherapie suchten, ergab sich bei abruptem Entzug eine Entzugsinzidenz von 68% (Rickels et al. 1984b). Während viele dieser Patienten später ohne Medikation leben oder mit antidepressiver Medikation behandelt werden konnten, gab es auch eine ganze Anzahl von Patienten, die zu einem vollständigen Entzug ihrer Benzodiazepine einfach nicht in der Lage waren. Je

Tabelle 3. Globalergebnis nach abruptem Absetzen von Benzodiazepin

		Entzugserscheinungen		
		Ja bzw. fraglich	Nein	Σ
Wiederauftreten	Ja bzw. fraglich	18	5	23
von Symptomen	Nein	1	4	5
Gesamt		19	9	28

Entzugserscheinungen bei: 68%
Wiederauftreten von Symptomen bei: 62% definitiv
20% fraglich

länger ein Patient mit niedrig dosiertem Benzodiazepin gelebt hat und je chronischer seine emotionalen — einschließlich der charakterlichen — Probleme sind, umso größere Schwierigkeiten macht ihm unserer Beobachtung nach ein Entzugsversuch.

Mit zu erwartenden Entzugsreaktionen bei abrupter Unterbrechung der pharmakologischen Therapie stehen die Benzodiazepine allerdings nicht einzig da; gleiches wird berichtet für trizyklische Antidepressiva (Charney et al. 1982), für niederpotente Neuroleptika (Chouinard et al. 1984) und für antihypertensive Medikamente wie Propanolol, Clonidin und Methyldopa, um nur einige zu nennen (Garbus et al. 1979; Martin et al. 1984; Rangno u. Langlois 1982). In den meisten, wenn auch nicht in allen Fällen kann man Benzodiazepinentzugsreaktionen dadurch begegnen, daß man langsam aus der Medikation ausschleicht, d.h. die Tagesdosis alle ein bis zwei Wochen um ein Achtel oder ein Viertel reduziert (Winokur et al. 1980; Smith 1979).

In der Realität werden die meisten Patienten ihre Benzodiazepine immer nur kurzzeitig auf „Bedarfsbasis" einnehmen, und im Falle einer längeren Behandlung das Medikament langsam absetzen. Darum werden Entzugserscheinungen mit Benzodiazepinen in der allgemeinen medizinischen Praxis verhältnismäßig selten beobachtet (Marks 1983).

Schlußfolgerung

Eine Kombination von stützenden Gesprächen und Pharmakotherapie scheint bei den meisten Angstpatienten die Methode der Wahl zu sein. Gebete oder Gespräche mit einem Freund, einem Geistlichen oder einem Arzt sind für viele Angstpatienten bereits eine Hilfe und für manche schon alles, was sie brauchen. Häufiger allerdings wird sich eine zeitlich begrenzte Benzodiazepintherapie als heilsam erweisen. Natürlich ist die Benzodiazepintherapie kein Allheilmittel für alle emotionalen Krankheiten. Sie ist eindeutig ungeeignet, den Ursachen von intra- oder extrapsychischem Stress zu begegnen. Doch indem sie lähmende Angst, Furcht und Spannungen abbauen, können Benzodiazepine die Problemlösung erleichtern, zur De- und Rekonditionierung emotionaler Reaktionen beitragen und den Patienten befähigen, mit intra- und extrapsychischem Stress angemessener umzugehen.

Tabelle 4. Prinzipien der Benzodiazepinanwendung bei Angst.
(Modifiziert nach Hollister 1983)

1. Anwendung nur bei angemessener Indikation
2. Man bediene sich, wenn möglich, nicht-medikamentöser Verfahren.
3. Man stelle den Patienten sorgfältig ein und wähle die niedrigste noch wirksame Dosis.
4. Die Behandlung sollte in den meisten Fällen kurz oder intermittierend sein.
5. Man versichere sich frühzeitig der Effizienz der Behandlung.
6. Man vermeide Benzodiazepinanwendung bei Patienten mit gesichertem Drogenmißbrauch.

Eine Benzodiazepintherapie sollte nur dann in Frage kommen, wenn das Ausmaß, in dem der Patient beeinträchtigt ist oder leidet, sie rechtfertigt, und sollte in erster Linie symptomorientiert sein. Viele Patienten mit akuter Angst werden nur eine Behandlung von wenigen Tagen oder Wochen benötigen, da ihre Beschwerden häufig kurzlebig und situationsbedingt sind. Einige Prinzipien, denen man bei der Verschreibung von Benzodiazepinen folgen sollte, sind in Tabelle 4 zusammengestellt. Werden diese Prinzipien im Kontext eines behutsamen und fürsorgenden therapeutischen Vorgehens beachtet, werden das Risiko/Nutzen-Verhältnis und das Kosten/Nutzen-Verhältnis für die Benzodiazepine sprechen. Um so mehr, wenn man die Benzodiazepintherapie vergleicht mit anderen Therapieformen oder nicht-therapeutischen Bewältigungsmechanismen wie übermäßiges Trinken, Essen oder Rauchen.

Literatur

Abernethy DR, Greenblatt DJ, Ochs HR, Shader RI (1984) Benzodiazepine drug-drug interactions commonly occurring in clinical practice. Curr Med Res Opin 8(Supp4):80

Altesman RI, Cole JO (1983) Psychopharmacologic treatment of anxiety. J Clin Psychiatry 44(8,Sec.2):12–18

American Psychiatric Association, Taskforce on Nomenclature and Statistics (1980) Diagnostic and statistical manual of mental disorders (DSM-III), ed 3. American Psychiatric Association, Washington

Balmer R, Battegay R, R von Marschall (1981) Long-term treatment with diazepam: Investigation of consumption habits and the interaction between psychotherapy and psychopharmacotherapy: A prospective study. Int Pharmacopsychiatry 16:221–234

Bandera R, Rollini P, Garattini S (1984) Long-acting and short-acting benzodiazepines in the elderly: Kinetic differences and clinical relevance. Curr Med Res Opin 8(Supp4):94

Breckenridge A (1983) Interactions of benzodiazepines with other substances. In: Costa, E (ed) The benzodiazepines: From molecular biology to clinical practice. Raven, New York, pp 237–246

Breier A, Charney DS, Nelson JC (1984) Seizures induced by abrupt discontinuation of alprazolam. Am J Psychiatry 141:1606–1607

Charney DS, Heninger GR, Sternberg DE, Landis H (1982) Abrupt discontinuation of tricyclic antidepressant drugs: Evidence for noradrenergic hyperactivity. Br J Psychiatry 141:377–386

Chouinard G, Bradwejn J, Annable L, Jones BD, Ross-Chouinard A (1984) Withdrawal symptoms after long-term treatment with low-potency neuroleptics. J Clin Psychiatry 45(12):500–502

Dawson GW, Jue SG, Brogden RN (1984) Alprazolam: A review of its pharmacodynamic properties and efficacy in the treatment of anxiety and depression. Drugs 27: 132−147

Dowling JT (1980) Relief of anxiety and pain in cardiac patients. Drugs 19: 437−442

Downing RW, Rickels K (1974) Mixed anxiety-depression: Fact or myth? Arch Gen Psychiatry 30: 312−317

Feighner JP, Aden GC, Fabre LF, Rickels K, Smith WT (1983) Comparison of alprazolam, imipramine, and placebo in the treatment of depression. JAMA 249: 3057−3064

Figueiredo R de, Franchini A, Martinho A, Hindmarch, I (1981) Differences in the effect of two benzodiazepines in the treatment of anxious outpatients. Int Pharmacopsychiatry 16: 57−65

Garbus SB, Weber MA, Priest RT, Brewer DD, Hubbell FA (1979) The abrupt discontinuation of antihypertensive treatment. J Clin Pharmacol 19: 476−486

Greenblatt DJ (1980) Pharmacokinetic comparisons. Psychosomatics 21S: 9−14

Greenblatt DJ, Shader RI (1980) Effects of age and other drugs on benzodiazepine kinetics. Drug Research 30: 886−890

Greenblatt DJ, Laughren TP, Allen MD, Harmatz RU, Shader RI (1981) Plasma diazepam and desmethyldiazepam concentrations during long-term diazepam therapy. Br J Clin Pharmacol 11: 35−40

Greenblatt DJ, Shader RI, Abernethy DR (1983) Current status of benzodiazepines (first of 2 parts). N Engl J Med 309: 354−358 and 410−416

Hollister LE (1983) Principles of Therapeutic Applications of Benzodiazeprines. J Psychoactive Drugs 15: 41−44

Hollister LE, Conley FK, Britt RH, Shuer L (1981) Long-term use of diazepam. JAMA 246: 1568−1570

Hoyumpa AM (1978) Disposition and elimination of minor tranquilizers in the aged and in patients with liver disease. South Med J 71: 23−28

Lucki I, Rickels K, Geller AM (1985) Psychomotor performance following the long-term use of benzodiazepines. Psychopharmacol Bull 21 (No.1): 93−96

Marks J (1983) The benzodiazepines-for good or evil. Neuropsychobiology 10: 115−126

Martin PR, Ebert MH, Gordon EK, Weingartner H, Kopin IJ (1984) Catecholamine metabolism during clonidine withdrawal. Psychopharmacology 84: 58−63

Noyes R, Anderson DJ, Clancy J, Crowe RR, Slymen DJ, Ghoneim MM, Hinrichs JV (1984) Diazepam and propanolol in panic disorder and agoraphobia. Arch Gen Psychiatry 41: 287−292

Noyes R, Clancy J, Coryell WH, Crowe RR, Chaudhry DR, Domingo DV (1985) A withdrawal syndrome after abrupt discontinuation of alprazolam. Am J Psychiatry 142: 114−116

Petursson H, Lader MH (1981) Withdrawal from long-term benzodiazepine treatment. Br Med J 283: 643−645

Rangno RE, Langlois S (1982) Comparison of withdrawal phenomena after propranolol, metoprolol and pindolol. Br J Clin Pharmacol 13S: 345−351

Rickels K (Ed.) (1968) Non-specific factors in drug therapy. Charles C Thomas, Springfield

Rickels K (1978) Use of antianxiety agents in anxious outpatients. Psychopharmacology 58: 1−17

Rickels K (1981) Are benzodiazepines overused and abused? Br J Clin Pharmacol 11S: 71−83

Rickels K, Case WG, Diamond L (1980) Relapse after short-term drug therapy in neurotic outpatients. Int Pharmacopsychiatry 15: 186−192

Rickels K, Case WG, Downing RW (1982) Issues in long-term treatment with diazepam therapy. Psychopharmacol Bull 18: 38−41

Rickels K, Case WG, Downing RW, Winokur A (1983a) Long-term diazepam therapy and clinical outcome. JAMA 250: 767−771

Rickels K, Csanalosi I, Greisman P, Cohen D, Werblowsky J, Ross HA, Harris H (1983b) A controlled clinical trial of alprazolam for the treatment of anxiety. Am J Psychiatry 140: 82−85

Rickels K, Case WG, Downing RW, Dixon R, Fridman R (1984a) Diazepam and desmethyldiazepam plasma concentrations in chronic anxious outpatients. Pharmacopsychiatry 17(2): 44–49

Rickels K, Case WG, Winokur A, Swenson C (1984b) Long-term benzodiazepine therapy: Benefits and risks. Psychopharmacol. Bull 20(4): 608–615

Rickels K, Feighner JP, Smith WT (1985) A double-blind comparison of alprazolam, amitriptyline, doxepin and placebo in the treatment of major depression. Arch Gen Psychiatry 42: 134–141

Rickels K, Case WG, Downing RW, Winokur A (1985) Indications and contraindications for chronic anxiolytic treatment: Is there tolerance to the anxiolytic effect? In: Costa E, Racagni G, Kemali D (eds.) Advances in biochemical psychopharmacology: Chronic treatments in neuro-psychiatry. Raven, New York, pp 193–204

Rosenberg I, Mitchell AA, Parsells JI, Pashayan H, Louir C, Shapiro S (1983) Lack of relation of oral clefts to diazepam use during pregnancy. N Eng J Med 309: 1282–1285

Schatzberg AF, Cole JO (1978) Benzodiazepines in depressive disorders. Arch Gen Psychiatry 35: 1359–1365

Schöpf J (1983) Withdrawal phenomena after long-term administration of benzodiazepines: A review of recent investigations. Pharmacopsychiatria 16: 1–8

Sheehan DV (1982) Panic attacks and phobias. N Eng J Med 307: 156–158

Shiono PH, Mills JL (1984) Oral clefts and diazepam use during pregnancy, Correspondence. New Eng J Med 311: 919–920

Smith DE (1979) Importance of gradual dosage reduction following low-dose benzodiazepine therapy. Newsletter, California Society for the Treatment of Alcoholism and Other Drug Dependencies 6: 1–3

Tyrer P, Rutherford D, Huggett T (1981) Benzodiazepine withdrawal symptoms and propanolol. Lancet 1: 520–522

Tyrer P, Owen R, Dawling S (1983) Gradual withdrawal of diazepam after long-term therapy. Lancet 25: 1402–1406

Wheatley D (1980) Coronary heart disease: Treating the anxiety component. Prog Neuropsychopharmacol 4: 537–544

Winokur A, Rickels K, Greenblatt DJ, Snyder PJ, Schatz NJ (1980) Withdrawal reaction from long-term low-dosage administration of diazepam. Arch Gen Psychiatry 37: 101–105

Zitrin CM, Klein DF, Woerner MG (1980) Treatment of agoraphobia with group exposure in vivo and imipramine. Arch Gen Psychiatry 37: 63–72

Diskussion zum Beitrag Rickels

Emrich: Beim Vergleich der antidepressiven Wirkung von Alprazolam und Diazepam war der Effekt in den ersten Tagen gleich groß, dann aber bei Diazepam geringer als bei Alprazolam. Wäre es nicht zu erwarten, daß bei etwas höherer Dosierung des Diazepams dieses ebenso wirksam gewesen wäre wie das Vergleichspräparat, insbesondere, wenn man die sehr hohe „intrinsic activity" von Alprazolam berücksichtigt?

Rickels: Ja. Hollister wies schon vor mehr als 12 Jahren antidepressive Wirkungen von Diazepam (60–120 mg/d) an stationären Patienten nach. Unsere Studie wurde an ambulanten Patienten durchgeführt und wir konnten nur bis zu 45 mg/d Diazepam geben.

Scheibe: Wenn bei den fünf von Ihnen aufgeführten DSM-III-Diagnosegruppen von Angstsyndromen Benzodiazepine (u.a. Alprazolam) gegeben werden, lassen sich dann bei einem Intergruppenvergleich unterschiedliche Respondibilität, unterschiedliche Dosierungen und/oder unterschiedliche Wahrscheinlichkeiten der Abhängigkeitsentwicklung in Ihren oder auch anderen Untersuchungen feststellen. Oder sind eher andere als diagnostische Kriterien für solche möglichen Unterschiede anzunehmen?

Rickels: Alprazolam scheint bei „panic disorder" im Augenblick das Erfolgreichste der Benzodiazepine zu sein. Ob dies nur mit der Dosierung oder auch mit der Struktur des Alprazolam zusammenhängt, kann man im Augenblick nicht sagen. Es wäre schon möglich, daß andere Benzodiazepine ebenso wirksam wie Alprazolam bei „panic disorder" sind, wenn man sie in höherer Dosierung anwenden könnte.

Laakmann: Wie groß ist die Zahl der Patienten, die Alprazolam hochdosiert bekommen haben? Wieviel Prozent der Patienten zeigten Absetzeffekte, wieviel Prozent Abhängigkeit?

Rickels: Es zeigten sich keine Absetzeffekte. Nach 6 Wochen verringerten wir die Tagesdosis zunächst auf 50% für 3 Tage, dann auf 0%. Bezüglich der Abhängigkeit entspricht Alprazolam wohl Lorazepam.

Dietzel: Haben Sie Studien gemacht, wo Sie hochdosiert andere Benzodiazepine außer Alprazolam bei schweren Phobien oder „panic attacks" verwendeten? Ergeben sich Ataxieprobleme in der Hochdosierung von Alprazolam?

Rickels: Es wird gegenwärtig in den USA geprüft, ob Lorazepam und Diazepam die gleichen panikattackensenkenden Effekte haben wie Alprazolam. Meine Vermutung geht in diese Richtung. Nur bei schweren Agoraphobien sind Benzodiazepine nicht sehr wirksam. Ob Alprazolam dort mehr Wirkung zeigt als andere Benzodiazepine, muß noch demonstriert werden.

Benzodiazepinhypnotika: Wirkungen und Nachwirkungen von Einzeldosen

A. A. Borbély

Einführende Bemerkungen

Eine kürzlich in der Schweiz durchgeführte Repräsentativumfrage ergab, daß 2,7% der erwachsenen Bevölkerung regelmäßig und 9,7% gelegentlich Schlafmittel einnehmen (Borbély 1984a). Der Schlafmittelgebrauch nimmt mit dem Alter zu und erreicht bei Frauen viel höhere Werte als bei Männern (regelmäßige Einnahme der 60 bis 74jährigen: Männer 7,1%; Frauen 15,6%). Die Mehrzahl der konsumierten Hypnotika sind Benzodiazepinpräparate (64,3%), wobei unter den übrigen Schlafmitteln die Valeriana-Präparate an erster Stelle stehen (13,0%).

Gegenüber den älteren Hypnotika (z.B. Barbiturate) besitzen Benzodiazepine eindeutige Vorteile. Diese bestehen in der großen therapeutischen Breite, dem weitgehenden Fehlen von Enzyminduktion und dem realtiv geringem Abususpotential. Andererseits gilt es, die unerwünschten Wirkungen dieser Substanzklasse nicht aus den Augen zu verlieren. Sie sind in Tabelle 1 zusammengefaßt.

Tabelle 1. Unerwünschte Wirkungen von Benzodiazepinhypnotika

Wirkung	Bemerkungen, klinische Bedeutung
Nachts	
Veränderung des physiologischen Schlaf-EEGs	Auswirkung ungeklärt
Atemdepression	begünstigt Schlafapnoe
Amnesie	evtl. problematisch beim Aufstehen in der Nacht
Erregung, Verwirrung („paradoxe Reaktion")	Vorkommen im Alter
Tagsüber	
unerwünschte Tagessedation	Beeinträchtigung der Konzentrations- und Leistungsfähigkeit; im Alter erhöhte Unfallgefahr wegen Ataxie, evtl. Pseudodemenz
Langzeitanwendung	
Toleranzentwicklung	Einbuße der hypnotischen Wirksamkeit
Gewohnheitsbildung, Abhängigkeit; Absetzinsomnie	Risiko einer chronischen „Pseudotherapie"; Risiko des Mißbrauchs

Wirkungen und Nachwirkungen bei einmaliger Anwendung

Bei kurzdauernden, situationsbedingten Insomnien kann die ein- oder mehrmalige Anwendung von Hypnotika indiziert sein. Im folgenden sind Ergebnisse eigener Untersuchungen zusammengefaßt, in denen die Wirkung verschiedener Benzodiazepinhypnotika an jungen, gesunden Probanden ermittelt wurde.

Benzodiazepine sind wirksam

Selbst bei guten Schläfern läßt sich die dosisabhängige schlaffördernde Wirkung von Benzodiazepinhypnotika ohne weiteres nachweisen. In Doppelblindstudien stufen Probanden ihren Schlaf als tiefer und ruhiger ein, wenn sie vor dem Zubettgehen ein Schlafmittel eingenommen hatten. Zudem traten nachts Körperbewegungen seltener auf (Mattmann et al. 1982; Borbély 1984b; Borbély et al. 1983a, 1984). Untersuchungen im Schlaflabor zeigten eine signifikante Verminderung von Dauer und Anzahl der Wachperioden sowie eine nicht signifikante Verkürzung der Schlaflatenz (weiße Säulen in Abb. 1).

Benzodiazepine beeinflussen die Schlafstadien und das Schlaf-EEG

Benzodiazepine wie auch andere Psychopharmaka verändern den physiologischen Schlaf (Mendelson 1980). Neben der Herabsetzung des Tiefschlafanteils (Stadien 3 und 4) kann auch der REM-Schlaf vermindert sein. Die Zahl der Stadienwechsel ist gewöhnlich reduziert (vgl. Abb. 1). Neuere spektralanalytische Untersuchungen zeigten, daß Benzodiazepine das Schlaf-EEG in typischer Weise beeinflussen (Borbély et al. 1983b). Sie reduzieren die Leistungsdichte im tiefen Frequenzbereich (0.25–9 Hz) und erhöhen sie in höheren Frequenzbändern (11–14 Hz; z.T. auch 17–25 Hz). Diese Wirkung ist in allen Schlafstadien nachweisbar (unveröffentlichte Resultate).

Benzodiazepine können am folgenden Tag das Wohlbefinden und die Leistungsfähigkeit beeinträchtigen

Nach der abendlichen Einnahme von Flunitrazepam (2 mg) oder Temazepam (20 mg) fühlten sich die Probanden am nächsten Morgen signifikant benommener als nach Plazebo (Borbély et al. 1984 und unveröffentlichte Resultate). Diese Wirkung war auch noch um die Mittagszeit feststellbar. Eine kleinere Dosis von Temazepam (20 mg) zeigte zwar eine hypnotische Wirkung, hatte indessen keine Nachwirkungen zur Folge. Eine Leistungsbeeinträchtigung am Morgen (ca. 9 h nach Pharmakoneinnahme) konnte in einem psychomotorischen Test nachgewiesen werden. So war die Fehlerrate nach Flunitrazepam (2 mg), Flurazepam (30 mg) und Triazolam (0.5 mg) gegenüber Plazebo signifikant erhöht, während eine kleinere hypnotische Dosis von Triazolam (0.25 mg) sowie Midazolam (15 mg) die Leistung nicht signifikant beeinträchtigte (Borbély et al. 1983a und unveröffentlichte Ergebnisse).

Benzodiazepine beeinflussen auch noch die folgende Nacht

Abbildung 1 zeigt die Beeinflussung von Schlafparametern durch Benzodiazepine in der Pharmakonnacht (weiße Säulen) und der nachfolgenden Nacht

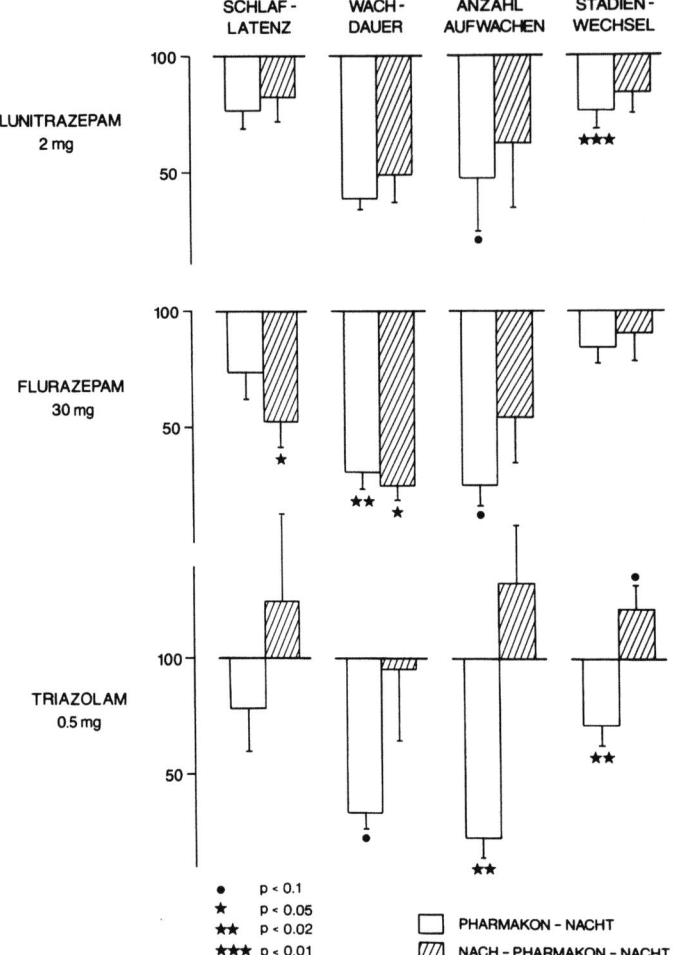

Abb. 1. Wirkung von Benzodiazepinen auf den Schlaf. Die Säulen geben die prozentuale Abweichung vom Plazebowert an (N = 8; Mittelwerte mit Standardfehler). (Zur Versuchsanordnung vgl. Borbély et al. 1983b)

(schraffierte Säulen). Es ist deutlich, daß die Präparate mit einer langen Eliminationshalbwertzeit (Flunitrazepam: 25 h; aktiver Metabolit von Flurazepam: 74 h; Borbély et al., 1983b) noch in der pharmakonfreien Nacht den Schlaf veränderten. Für Flurazepam waren die Veränderungen zum Teil sogar ausgeprägter als in der Pharmakonnacht. Triazolam, das rasch eliminiert wird (Halbwertzeit 2.3 h) zeigte eher eine Nachwirkung im Sinne einer Schlafbeeinträchtigung. Absetzinsomnien wurden für diese Klasse von Pharmaka wiederholt beschrieben und sogar nach einmaliger Applikation beobachtet (Mattmann et al. 1982).

Deutliche Nachwirkungen auf das Schlaf-EEG wurden mittels der Ganznachtspektralanalyse nachgewiesen (Borbély et al. 1983b). Die bereits beschriebenen Veränderungen des Leistungsspektrums waren auch in der Nacht nach

Flunitrazepam und Flurazepam noch vorhanden. Interessanterweise war die Leistung in den tiefen Frequenzbreichen sogar in der Nacht nach Triazolam noch signifikant herabgesetzt.

Diskusion und Schlußfolgerungen

Pharmakokinetik und hypnotische Wirkung

Es wird heute oft etwas vorschnell angenommen, die Eliminationshalbwertzeit sei der für die hypnotische Wirkungsdauer bestimmende Parameter. Die Verhältnisse sind wesentlicher komplexer und zum Teil noch ungeklärt. So kamen Johnson u. Chernik (1982) aufgrund ihrer umfassenden Literaturübersicht zum Schluß, daß die Dosis eines Hypnotikums für das Auftreten von Nachwirkungen der wichtigere Parameter sei als die Halbwertzeit. Die bereits erwähnten Befunde über Nachwirkungen von Triazolam und Temazepam bestätigen diese Schlußfolgerung.

Die eigenen Untersuchungen ergeben bezüglich der Wirkungsdauer von Benzodiazepinen ein komplexes Bild. So zeigen in Übereinstimmung mit der Pharmakokinetik die langsam eliminierten Pharmaka Flurazepam und Flunitrazepam eine Hemmung der Schlafmotorik in der zweiten Hälfte der Nacht, während dies für die schnell eliminierten Hypnotika Triazolam und Midazolam nicht der Fall ist (Borbély 1984b). Trotzdem war eine Leistungsbeeinträchtigung am nächsten Morgen nach Triazolam (0.5 mg) zu beobachten (Borbély et al. 1983a). Noch deutlicher ist die Diskrepanz der verschiedenen Meßgrößen in der nachfolgenden Nacht. Während die subjektiven Schlafparameter nicht mehr beeinflußt sind (unveröffentlichte Resultate), sind die Schlafparameter (vgl. Abb. 1) und das Schlaf-EEG noch signifikant verändert. Dies ist erstaunlich für Flunitrazepam, das in der zweiten Nacht nur noch minimale Plasmakonzentrationen aufweisen dürfte, und ganz besonders für Triazolam, von dem angenommen wird, daß es vollständig ausgeschieden ist. Es ist möglich, daß der Zeitverlauf der Plasmakonzentration jenem der Bindung an Rezeptoren im Gehirn nicht entspricht. Obwohl die Frage nach der klinischen Relevanz dieser Befunde offen bleibt, ist unbestreitbar mit sensitiven EEG-Methoden eine langdauernde Wirkung auf das Gehirn nachweisbar.

Zur Therapie mit Benzodiazepinhypnotika

Trotz der erwähnten Nachteile sind die Benzodiazepine nach wie vor die Hypnotika der Wahl. Da indessen auch diese Pharmaka nicht die Ursache von Schlafstörungen beheben, ist die Therapie mit Hypnotika notwendigerweise eine symptomatische Therapie, die im Sinne einer Überbrückungsmaßnahme angewendet werden kann. Sie sollte deshalb immer kombiniert mit einer kausal ausgerichteten Therapie durchgeführt werden. Besondere Vorsicht ist bei alten Patienten geboten.

Zum Schluß sei auf die "drei K" der sinnvollen Anwendung von Hypnotika hingewiesen:
 – Klare Indikation,
 – Kleine Dosis,
 – Kurze Anwendung.

Literatur

Borbély AA (1984a) Schlafgewohnheiten, Schlafqualität und Schlafmittelkonsum der Schweizer Bevölkerung. Ergebnisse einer Repräsentativumfrage. Schweiz Ärztezeitg 65: 1606–1613

Borbély AA (1984b) Ambulatory motor activity monitoring to study the timecourse of hypnotic action. Br J Clin Pharmac 18: 83S–86S

Borbély AA, Loepfe M, Mattmann P, Tobler I (1983a) Midazolam and triazolam: hypnotic action and residual effects after a single bedtime dose. Arzneim Forsch Drug Res 33: 1500–1502

Borbély AA, Mattmann P, Loepfe M et al. (1983b) A single dose of benzodiazepine hypnotics alters the sleep EEG in the subsequent drug-free night. Eur J Pharmacol 89: 157–161

Borbély AA, Mattmann P, Loepfe M (1984) Hypnotic action and residual effects of a single bedtime dose of temazepam. Arzneim Forsch Drug Res 34: 101–103

Johnson LC, Chernik DA (1982) Sedative-hypnotics and human performance. Psychopharmacology 76: 101–113

Mattmann P, Loepfe M, Scheitlin T et al. (1982) Day-time residual effects and motor activity after three benzodiazepine hypnotics. Arzneim Forsch Drug Res 32: 461–465

Mendelson WC (1980) The Use and Misuse of Sleeping Pills. A Clinical Guide. Plenum, New York

Benzodiazepine zur Behandlung von Schlafstörungen

E. Rüther

Die im folgenden dargestellten Differentialindikationen für Benzodiazepine beruhen auf Erfahrungen, die in einer Spezialambulanz für Schlafstörungen (Schlafambulanz) seit 5 Jahren gesammelt wurden. Je intensiver und je länger man sich mit Schlafstörungen beschäftigt, um so schwieriger werden Indikationen und Differentialindikationen für Schlafmittel, vor allem für Benzodiazepine.

Diagnosen

Die syndromgenetische Zuordnung der in unsere Schlafambulanz kommenden Patienten ist vielschichtig und zahlenmäßig variabel (Tabelle 1). Die zahlenmäßig geringe Gruppe von Patienten, bei denen exogene Faktoren syndromgenetisch für Schlafstörungen am wichtigsten zu eruieren waren, sollte hauptsächlich beratend behandelt werden. Bei psychotischen Patienten ist die Grunderkrankung zu behandeln. Die Narkolepsie ist sicherlich nicht mit Benzodiazepinen zu behandeln. Bei den organischen Erkrankungen sind unterschiedliche Meinungen über die Rolle der Benzodiazepine zu lesen (Kales u. Kales 1984). Einerseits werden zusätzlich zur internen Medikation Benzodiazepine eingesetzt (Blaha u. Galle 1980), andererseits sind bei zentraler oder peripherer Atemstörung, wie zum Beispiel bei der Schlafapnoe, Benzodiazepine nicht angebracht (Guilleminaultt u. Dement 1978).

Tabelle 1. Diagnosen von Schlafstörungen in der Schlafambulanz

2%	Exogen
3.5%	Psychotisch
4.5%	Narkolepsie
10%	Organisch
12%	Medikamenten und Alkohol Abhängigkeit
13%	andere Diagnosen (Apnoe, Parasomnien, etc.)
16%	Ungesicherte Diagnosen
39%	Psychophysiologisch

N = 478/1984

Ist einmal eine Abhängigkeit mit hohen Dosierungen von Benzodiazepinen eingetreten, sind diese nur dann indiziert, wenn eine langsame Reduktion und ein Absetzen intendiert werden.

Bei der Hälfte unserer Patienten, die durch Fragebogen ausgewählt wurden, nachdem sie sich selbst bei uns gemeldet hatten und bei denen die Hyposomnie mindestens zwei Jahre lang bestanden hatte, ist auch uns oft nicht klar, ob Benzodiazepine eingesetzt werden sollen oder nicht. Bei diesen Patienten finden wir in der Regel keine anderen Ursachen für ihre Schlafstörung als eine gemeinsame psychologische und physiologische Ursache, die sich in gestörten Schlafprofilen zeigt. Wir versuchen hier, dieses Hauptklientel genauer zu differenzieren.

Schlafpolygraphie bei psychophysiologischer Hyposomnie

In Abb. 1 sind im oberen und unteren Teil je ein Vertreter von zwei verschiedenen Gruppen dieser Patienten dargestellt; der mittlere ist ein Vertreter der Übergangsgruppe. Bei dem oberen Patienten ist das Schlafprofil gut zyklisch strukturiert, gelegentliches Aufwachen, hauptsächlich aus dem Traumschlaf heraus, zeigt aber eine Störung, die für den Patienten subjektiv als „fast gar nicht schlafen" imponiert. Anscheinend wird subjektiv guter Schlaf nur dann erlebt, wenn möglichst wenig aufgewacht wird, unabhängig davon, wieviel insgesamt geschlafen wird (Oswald 1983). Dieser Schlaf sollte erholsam sein, und wenn keine psychischen negativen Einstellungen zum Tag selbst hinzukommen, müßten diese Patienten erholt sein. Subjektiv dagegen wird der Schlaf als so schlecht erlebt, daß in der Regel vom Arzt Benzodiazepine oder andere Schlafmittel gefordert werden. Bei dieser Gruppe Patienten jedoch sind Schlafmittel sicher nicht angebracht, obwohl sie praktisch meistens verschrieben werden.

Von der zweiten zur dritten Gruppe hin gibt es Übergänge, die Schlafzyklen splittern sich auf, die Schlaforganisation ist sehr schlecht; meist ist auch ein verminderter Tiefschlaf zu sehen. Wir haben gelernt, daß sich solche Schlafprofile unter zwei Bedingungen entwickeln können:
(a) Die Patienten haben ohne vorherige Medikation solche Schlafprofile. Dies sind die primär schlafgestörten Patienten, bei denen wohl eine physiologisch bedingte Schlafstörung besteht.
(b) Patienten haben diese Art der Schlafstörung unter langjährigen, meist hohen Dosen von Schlafmitteln (auch unter Benzodiazepinen) entwickelt, und nach langfristigem Absetzen normalisieren sich die Schlafprofile wieder.

Bei der Gruppe (a), meinen wir, sind Benzodiazepine wohl über längere Zeit angebracht; bei der Gruppe (b) sollten Absetzversuche über lange Zeit erfolgen.

Biochemische Untersuchungen

Zur weiteren Differentialindikation der Benzodiazepine bei Schlafstörungen haben wir biochemische Parameter herangezogen. Alle 20 min haben wir über 24 h hinweg Blut entnommen, um Wachstumshormon, Kortisol, Prolaktin, Adrenalin

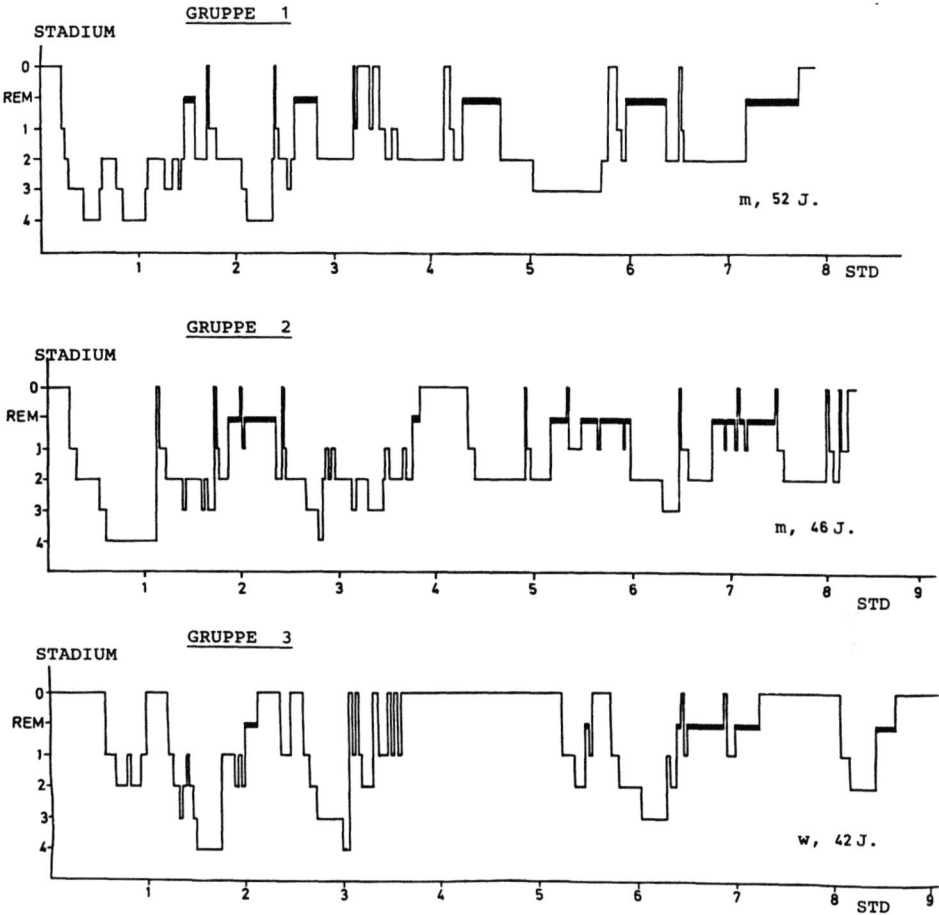

Abb. 1. Typische Schlafprofile von drei verschiedenen Patienten-Gruppen mit chronischer Hyposomnie (Schlafpolygraphie nach Rechtschaffen und Kales). *Gruppe* 1: Gehäuftes Aufwachen bei gut erhaltener Schlaforganisation. *Gruppe* 2: Häufiges Aufwachen mit leicht gestörter Schlaforganisation. *Gruppe* 3: Schwer gestörte Schlaforganisation.

und Noradrenalin zu bestimmen. Die Frage ist, ob Störungen des zirkadianen Verlaufes dieser Hormone bei den Patienten eintreten. — Wir haben gefunden, daß bei einigen Patienten die zirkadiane Periodik von Prolaktin und Wachstumshormon gestört ist, während Kortisol, Adrenalin und Noradrenalin nicht gestört sind. Eine Indikation für Schlafmittel besteht eher dann, wenn auch hormonale Verläufe in ihrer Periodik pathologisch verändert sind.

Zeitisolierung

Eine weitere Differenzierung der chronischen Hyposomnie ist in Zeitisolationseinheiten möglich. In der Zeitisolierung sind auch chronisch schlafgestörte

Patienten 'freilaufend', das heißt sie erhalten ihren zirkadianen Schlaf-Wach-Rhythmus. Wir können aber wiederum zwei Gruppen von Patienten unterscheiden: Bei den Patienten der einen Gruppe bleibt der gestörte Schlaf auch in der Zeitisolierung bestehen, bei den Patienten der anderen Gruppe normalisiert sich die Schlafstörung. Es bleiben aber auch Verhaltensweisen bestehen, die angelernt erscheinen. Zum Beispiel behält eine Patientin bei, sehr früh ins Bett zu gehen und dann 2 h wachzuliegen, um anschließend mindestens 8 h zu schlafen. Diese Patienten dürfen natürlich kein Benzodiazepin oder andere Schlafmittel gegen ihre angenommene Einschlafstörung erhalten.

Patienten, die in einer Zeitisolierungseinheit ihre Schlafstörung verlieren, sollten auf jeden Fall nicht mit Benzodiazepinen behandelt werden.

In Zukunft wird die Schlafforschung sich darauf konzentrieren müssen, Kriterien zu finden, um die Patienten auch ohne Zeitisolierungseinheit differenzieren zu können.

Erweiterte Schlafpolygraphie

Die erweiterte Schlafpolygraphie zur Differentialdiagnostik der chronischen Hyposomnie umfaßt zusätzlich zur normalen Schlafpolygraphie nach Rechtschaffen u. Kales (1968) das EMG an einer oder zwei der Extremitäten, die Atmung von Nase und Mund und von Brust bzw. Abdomen. Die durch solche Untersuchungen festgestellte Schlafapnoe wurde in den letzten Jahren besonder intensiv untersucht (Guilleminault u. Dement 1978).

Es kann eine zentrale Schlafapnoe von einer mehr peripher bedingten Schlafapnoe unterschieden werden. Bei letzterer wird der Atemstrom durch Nase und Mund vermißt, obwohl eine abdominelle Atmung vorhanden ist. — Bei beiden Arten der Apnoe sind Benzodiazepine nicht angebracht, obwohl sie häufig eingesetzt werden, da die Syndromgenese der Schlafstörung mit ihrem wiederholten Aufwachen nicht diagnostiziert wurde. Unter der Medikation mit einem Benzodiazepin werden sogar Aufwachreaktionen nicht sofort durch Atmung beantwortet (Abb. 2).

Eine besondere Indikation für Benzodiazepine sind myoklonusartige Zuckungen in den Extremitäten, vor allem den Beinen, die zu Schlafstörungen mit häufigem Aufwachen führen (Abb. 3). Sicher stehen wir erst am Anfang einer Differentialdiagnose myokloniformer Störungen bei chronischen Hyposomnien. Wir haben die Erfahrung gemacht, daß Clobazam recht günstig bei diesen Störungen eingesetzt wird. Andererseits können solche Störungen unter höheren Dosen von Benzodiazepinen auch einmal als unerwünschte Wirkung auftreten. Hier sind dann Absetzversuche notwendig.

Behandlungspraxis

Die praktische Behandlung von chronischen Hyposomnien basiert also zunächst einmal auf der möglichst genauen Differentialdiagnose, die sich an eine exakte Schlafanamnese anschließt. Die Anamnese muß vor allem auch die Medikamente

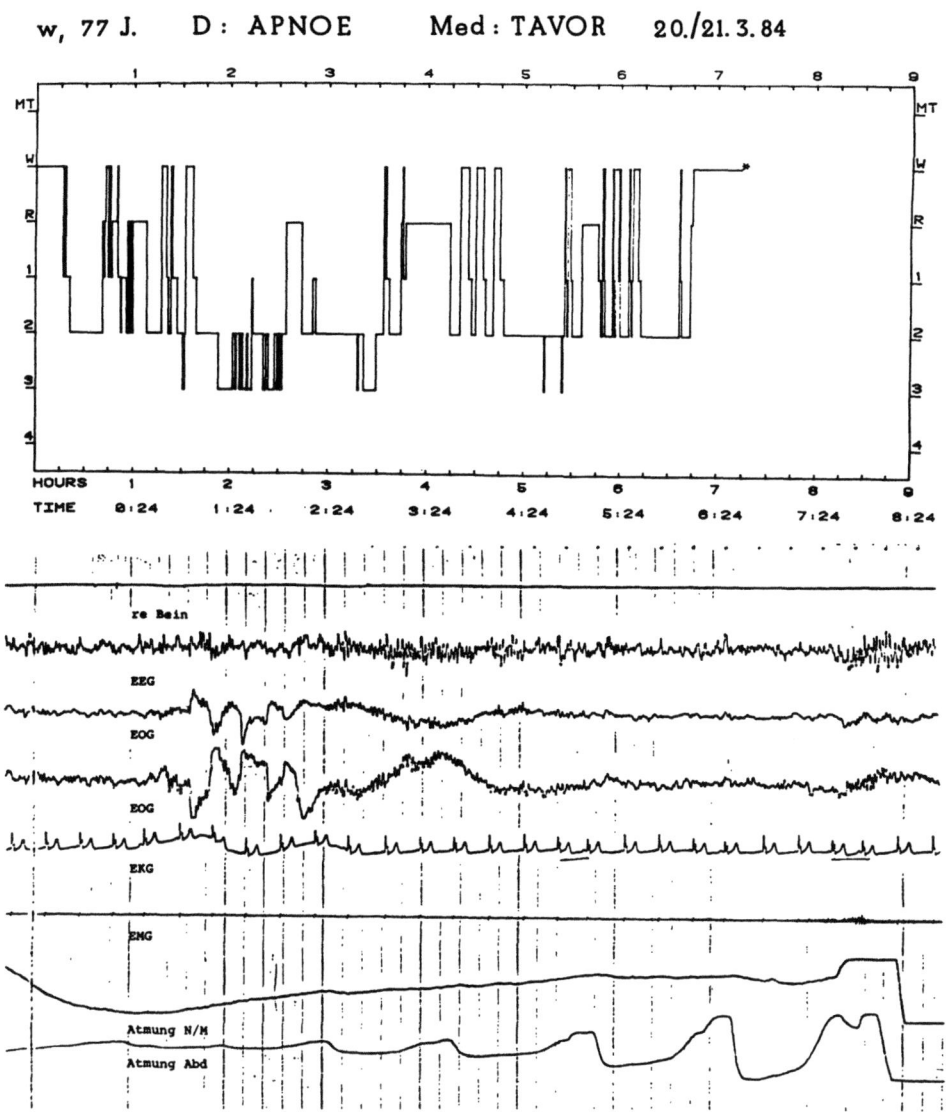

Abb. 2. Erweiterte Schlafpolygraphie bei einer 77jährigen Patientin unter der Behandlung mit Lorazepam (Tavor). Nach Sistieren der Atmung durch Nase und Mund (Atmung N/M) und der abdominellen Atmung (Atmung Abd) sind der Aufwachreaktion erst allmählich die abdominelle Atmung und dann erst die Nase/Mund-Atmung gefolgt. — Rechtes Bein = Elektromyogramm des Musculus tibialis; EEG = Elektroenzephalogramm; EOG = Elektrookkulogramm; EKG = Elektrokardiogramm; EMG = Elektromyogramm des Musculus mentalis. Im oberen Teil der Abbildung ist das Schlafprofil der gesamten Nacht dargestellt, im unteren Teil ein Ausschnitt aus der Originalkurve der Schlafpolygraphie. Vorschub 1 cm/sec.

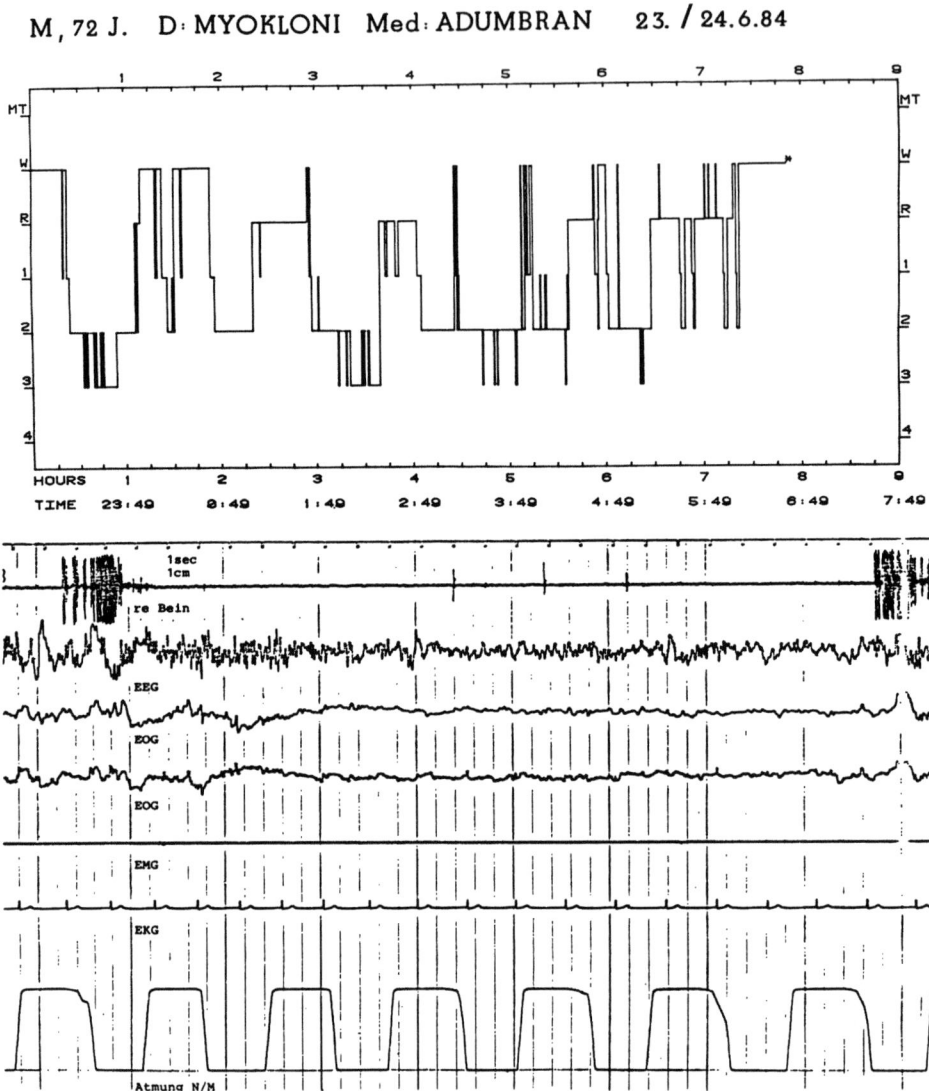

Abb. 3. Erweiterte Schlafpolygraphie bei einem 72jährigen Mann mit Myoklonien als Symptom bei einer chronischen Hyposomnie unter der Behandlung mit Oxazepam (Adumbran). Die Muskulaktivität im rechten Bein unterbricht den Delta-Schlaf und führt zu einer kurzfristigen Weckreaktion. Die Muskelaktivierung wiederholt sich häufig. — Weitere Beschreibung siehe Abbildung 2.

umfassen, die zur Behandlung der Schlafstörung eingesetzt wurden. In der Regel kommen zu uns Patienten, die eine große Menge von Tranquilizern, Hypnotika und andere Präparaten eingenommen haben und meist noch einnehmen. Etwa ein Drittel unserer Patienten nimmt mindestens zwei Mittel zur Verbesserung des Schlafes. Es werden dann Behandlungspläne erstellt, die sedierende Antidepressiva und Neuroleptika sowie das Tryptophan mit einschließen (Lund u. Rüther 1984).

Sollten Benzodiazepine in höheren Dosen eingenommen worden sein und eine Toleranzentwicklung von Patienten berichtet werden, ist das Absetzen von Benzodiazepinen notwendig. Dies sollte dann über mehrere Wochen bis Monate erfolgen, je nach Ausgangsdosis des Benzodiazepins. Als Zusatzmedikation kann dann ein Antidepressivum oder eventuell auch zusätzlich Tryptophan gegeben werden.

Nicht selten aber sind Benzodiazepine als Langzeitbehandlung einer chronischen Hyposomnie notwendig. Eine derartige Indikation sollte folgende Punkte berücksichtigen:
1. Die Hyposomnie sollte länger als ein Jahr bestehen.
2. Eine Dosissteigerung und eine Toleranzentwicklung wurde nicht beobachtet.
3. Bei einem Absetzversuch bleibt auch nach der Schlafstörung durch das Absetzen eine weitere Schlafstörung bestehen.
4 Wenn möglich, sollte ein gestörtes Schlafprofil schlafpolygraphisch ohne Benzodiazepinbehandlung nachgewiesen worden sein.

Zusammenfassung

Die Differentialindikation für Benzodiazepine bei der Behandlung von Schlafstörungen basiert auf einer mehrdimensionalen Diagnostik, die die klinische Manifestation, die Bestimmung der schlafpolygraphischen Besonderheiten, biochemische Untersuchungn und Untersuchungen unter Zeitisolierung einschließen. Eine Langzeitbehandlung von chronischen Schlafstörungen mit Benzodiazepinen sollte nur dann erfolgen, wenn eine Toleranzentwicklung und eine Dosissteigerung nicht beobachtet werden.

Literatur

Blaha L, Galle G (1980) Schlafstörungen in besonderen medizinischen Situationen. In: Wieck H.H. (Hrsg) Schlafstörungen – Diagnostik und Therapie in der Praxis. Perimed, Erlangen, S 127–144
Guileminault C, Dement W C (1978) Sleep apnea syndroms and related sleep disorders. In: Williams R L, Karacan J (eds) Sleep disorders. Wiley, New York, pp 9–28
Kales A, Kales J D (1984) Evaluation and treatment of insomnia. Oxford University Press, New York
Lund R, Rüther E (1984) Medikamentöse Behandlung von Schlafstörungen. Internist 25: 543–546
Oswald J (1983) Benzodiazepines and sleep. In: Trimble M R (eds) Benzodiazepines divided. Wiley, New York, pp 261–274
Rechtschaffen A, Kales A (1968) A manual of standardized terminology, techniques and scoring system for sleep stages of human subjects. Washington DC, US Government Printing Office (Public Health Service).

Diskussion zu den Beiträgen Borbély und Rüther

Rickels: Herrn Borbély möchte ich fragen, ob seine Aussage sich auf Patienten oder Probanden bezieht. Bei chronisch schlafgestörten Patienten läßt sich nämlich meist zeigen, daß am Morgen nach einer schlechten Nacht Störungen der Motorik gemessen werden können, wie sie sonst auch nach Schlafmitteln festgestellt werden. Außerdem muß man danach fragen, welche klinische Relevanz solche Störungen haben können. Herrn Rüther möchte ich fragen, warum er Einschlafstörungen von der Behandlung mit Benzodiazepinen ausschließen möchte. Außerdem hätte ich Bedenken, Neuroleptika zur Behandlung von Schlafstörungen zu empfehlen. Hier ist meiner Ansicht nach das Risiko für die Entwicklung von Spätdyskinesien so groß, daß man sie sicher nur als letzte Möglichkeit berücksichtigen sollte.

Borbély: Zunächst zur zweiten Frage. Beeinträchtigungen der motorischen Reaktionsbereitschaft können durchaus klinisch relevant sein, nämlich dann, wenn solche Tätigkeiten beruflich gefordert sind wie z.B. bei Fahrzeuglenkern. Es ist stets zu fordern, solches durch Tests für Geschicklichkeit und länger dauernde Vigilanz zu messen. Zur ersten Frage: Es waren gesunde Probanden. Aber auch bei Patienten mit Schlafstörungen ist es keineswegs erwiesen, daß nach einer durch ein Schlafmittel besser durchschlafenen Nacht die Leistung am nächsten Morgen erhöht ist.

Rüther: Viele Patienten mit Einschlafstörungen gehen einfach zu früh ins Bett. Hier wären andere Methoden, etwa verhaltenstherapeutische Ansätze, die das Fehlverhalten der Patienten ändern, zunächst eher indiziert als Benzodiazepine. Zur zweiten Frage: Das Problem der Entwicklung von Spätdyskinesien ist natürlich sehr ernst zu nehmen. Oft hat man aber mit Neuroleptika noch Erfolg, wenn Benzodiazepine schon nicht mehr wirken. Immerhin gibt es auch in Deutschland einen Proponenten für den Einsatz von Neuroleptika bei Schlafstörungen; insofern muß man sich damit auseinandersetzen. Die Erfahrungen, die früher mit Clozapin gemacht wurden, sind insgesamt gut, obwohl das EEG-Schlafprofil bei Clozapin von einem „guten" Schlafprofil weit abweicht. Clozapin ist schwer abzusetzen, führt aber kaum zur Toleranzentwicklung. Das Problem der kardialen Nebenwirkungen bei trizyklischen Antidepressiva ist im Vergleich zu den Nebenwirkungen der Neuroleptika weniger gravierend.

Oelschläger: Die im Handel befindlichen Baldrian-Präparate sind nahezu ausnahmslos nicht stabil. Die derzeit als genuine Wirkstoffe angesehenen Valepotriate unterliegen leicht Abbauprozessen, besonders im alkalischen Bereich. Wie Schneider und Mitarbeiter in Frankfurt vor kurzem tierexperimentell festgestellt haben, wirken diese Abbauprodukte sedierend, wobei der Wirkmechanismus nicht untersucht worden ist.

Benkert: Wie wirken die neueren, nicht trizyklischen Antidepressiva (etwa das Mianserin) auf den Schlaf? Und ein Hinweis: In eigenen Untersuchungen mit gesunden Probanden haben wir den Anstieg des Wachstumshormons nicht gefunden.

Rüther: Bei unseren Untersuchungen haben wir immer einen Wachstumshormonanstieg gefunden, Ausnahmen waren höchstens, wenn die Probanden Alkohol zu sich genommen hatten.

Benkert: Ist es nicht möglich, daß einige der Wachstumshormon-Peaks auf Streßeffekte zurückzuführen sind?

Rüther: Nein, die kommen früher und sind gut von dem tiefschlafbedingten GH-Anstieg zu trennen. Zur zweiten Frage: Die nicht trizyklischen Antidepressiva dürften bei älteren Patienten durchaus eine Alternative zu den etablierten Antidepressiva sein.

Doenicke: Herrn Borbélys Aussage zum Hang-over nach Benzodiazepinen kann man so pauschal nicht stehen lassen. Nach Flunitrazepam gibt es im allgemeinen eine Hang-over, der so stark ist, daß man nicht am Straßenverkehr teilnehmen sollte. Bei anderen Präparaten ist dies aber nicht der Fall. So haben etwa Oswald, Ott und Herrmann für das Lormetazepam gezeigt, daß hier kein Hang-over mehr erfaßbar ist. Pauschale Aussagen über alle Benzodiazepine sind insofern nicht angebracht.

Borbély: Dies hängt immer auch von der Dosierung ab, ob man am Morgen noch Hang-over messen kann. Es ist möglich, daß unter einer Dosierung von 0.25 mg Triazolam keine Nachwirkungen am nächsten Morgen meßbar sind, unter 0.5 mg ist dies aber der Fall.

Doenicke: Dann ist das Medikament einfach falsch gebraucht.

Hippius: Aussagen darüber, ob bestimmte Präparate einen Hang-over am nächsten Morgen machen und andere nicht, müssen mit allerhöchster Vorsicht betrachtet werden, wenn solche Aussagen auch von Dosierung abhängen.

Doenicke: Auch Interaktionen zu anderen Medikamenten spielen hier eine Rolle, viele Patienten nehmen ja andere Medikamente, die auch zu einer Enzyminduktion bzw. Enzymhemmung führen können.

Hippius: Macht Tryptophan Hang-over?

Rüther: Ist bisher nicht untersucht.

Saletu: Das Ausgangsniveau der Untersuchten spielt eine große Rolle. Bei Probanden wird ein und dieselbe Dosierung zu anderen Ergebnissen führen, als bei schlafgestörten Patienten. Dies ist nicht nur bei subjektiven Maßen, sondern auch bei EEG-Maßen relevant. Ein anderer Punkt: die Benzodiazepine ändern das Schlafprofil. Teils bedeutet dies eine Normalisierung bei Schlafgestörten, teils kommt es zu spezifischen Veränderungen bestimmter Schlafstadien. Allerdings ist zumindest bei Normalen die Korrelation zwischen Dauer des Tiefschlafes oder REM-Schlafes und der subjektiv empfundenen Schlafqualität nicht, wie erwartet, eine positive, sondern eine negative.

Borbély: Die Beziehung zwischen subjektiver Schlafgüte, physiologisch erfaßten Schlafkriterien und deren möglichen Änderungen durch Medikamente ist ein außerordentliches Problem. Die Rechtschaffen-Kales-Regeln sind aufgrund von physiologischen Kriterien aufgestellt. Pharmaka ändern nun das EEG oft so stark, daß eine Klassifizierung nach den Rechtschaffen-Kales-Regeln eigentlich gar nicht mehr möglich ist. Vielleicht wäre wirklich die Analyse der EEG-Veränderungen per se günstiger als die Klassifizierung nach Schlaftiefestadien.

Rüther: Oswald behauptet, daß Tiefschlaf wichtig sei, und hat auch Daten, die dies belegen. Außerdem ist die Gegliedertheit des Schlafs, der physiologische Ablauf einzelner Schlafperioden wichtig. Das Powerspektrum des EEGs kann dies Information sicher nicht ersetzen.

Clarenbach: Wenn nun polygraphische Kriterien den benzodiazepinveränderten Schlaf nicht mehr ausreichend beschreiben können, welche Kriterien — außer dem „power spectrum" — könnten es dann? Vielleicht HGH und Kortisol oder die Temperatur?

Borbély: Es wäre interessant, Kortisol und die Temperatur diesbezüglich zu untersuchen.

Platz: 1. Wie häufig sind paradoxe Wirkungen von Hypnobenzodiazepinen im Alter? 2. Was bedeutet „Kurzzeitanwendung"? Wieviele Wochen bzw. Tage verstehen Sie darunter?

Borbély: Zu Ihrer ersten Frage sind mir keine gezielten Erhebungen bekannt. Unter Kurzzeitanwendung verstehe ich, wenn möglich, Tage, in speziellen Fällen wenige Wochen. Bei Anwendungen, die länger als vier Wochen dauern, gibt es keine gesicherte hypnotische Wirkung.

Benzodiazepine als Sedativa und Antikonvulsiva in der Kinder- und Jugendpsychiatrie

J. Martinius

Bis in die jüngere Vergangenheit wurden Bezodiazepine bei Kindern und Jugendlichen von niedergelassenen Kinderärzten und Allgemeinärzten wahrscheinlich nicht ganz selten verordnet; der genaue Umfang ist jedoch unbekannt. Eine 1979 veröffentlichte Umfrage (Asam u. Karrasz) ergab, daß Pädiater Nitrazepam und Diazepam verordneten, allerdings in geringerem Umfang als Neuroleptika, wobei Schlafstörungen als wesentliche Indikation genannt wurden. Nerven- und Allgemeinärzte neigten eher zur Verordnung bromhaltiger und pflanzlicher Sedativa. In welchem tatsächlichen Umfang und mit welcher diagnostischen Klärung und Indikationsstellung Benzodiazepine Kinder und Jugendlichen verordnet werden, ist nach wie vor nicht bekannt. Die Verordnungsfreudigkeit dürfte jedoch im Anschluß an die Presseverlautbarungen des vergangen Jahres abgenommen haben.

Kinder- und Jugendpsychiater hatten und haben aus zwei Gründen am Gesamtvolumen der Verordnungen einen eher kleinen Anteil: Wir sind nur wenige und wir waren schon immer zögerlich mit Psychopharmaka bei Störungen, an deren Verursachung das Umfeld wesentlichen Anteil hat, etwa Schlafstörungen im Entwicklungsalter. Andererseits wissen wir, daß wir ohne Psychopharmaka nicht auskommen und sehen uns deshalb gegenwärtig veranlaßt, vorschnellen Verurteilungen entgegenzutreten.

Was aber die zerebralen Anfallsleiden betrifft, so sehen und behandeln wir betroffene Kinder und Jugendliche vorwiegend dann, wenn das Anfallsleiden mit emotionalen Störungen und/oder Störungen der Sozialisation einhergeht, d.h. komplizierte Epilepsieverläufe vorliegen, die, auch was die Kontrolle der Anfälle betrifft, stets Schwierigkeiten bereiten.

Schlafstörungen gibt es in jedem Alter, beim Kleinkind sind sie häufig (20–30%), bis zum Ende des Schulalters werden sie deutlich seltener (10–15%, Schmidt 1984). Das Vorliegen einer Einschlaf- oder Durchschlafstörung oder von beidem sagt über die Ätiopathogenese wenig. Letztere ist auch für die Indikation zur medikamentösen Behandlung zwar wesentlich, nicht aber allein ausschlaggebend, sondern in Verbindung mit zusätzlichen allgemeinen und speziellen Gegebenheiten, darunter die Schwere der Störung, die innerfamiliären Beziehungen, die mutmaßliche Compliance u.a. (Martinius 1984). Für den Einsatz von Benzodiazepinen als Schlafmittel bei Kindern gilt, daß sie stets nur kurzfristig eingesetzt und Substanzen verwendet werden, die rasch metabolisiert werden. Dem entspricht nicht ganz die klinische Praxis, da die bei Kindern empfohlenen Benzodiazepinabkömmlinge (Eggers 1984) Nitrazepam und Flunitrazepam mit Halbwertzeiten zwischen 9 und 48 h teils noch in den nächsten Tag hineinwirken. Wünschenswert wären Substanzen mit noch kürzeren Halbwertzeiten, wie sie z.B. Triazolam aufweist. Klinische Studien an Kindern liegen m.W. nicht vor.

Unter den organischen Schlafstörungen begegnen uns Kinder- und Jugendpsychiatern postenzephalitische und posttraumatische Zustandsbilder, neurometabolische Erkrankungen, Autismus, Psychosen und hyperkinetische Syndrome, bei denen zwar häufig eine Psychopharmakotherapie längerfristig durchzuführen ist, Benzodiazepine als Schlafmittel dennoch nur kurzfristig in Frage kommen oder aber gar nicht ausreichen. Hier und da scheitert die Einnahme an der Geschmacksqualität der verfügbaren Präparate. Erwähnt werden soll an dieser Stelle die Möglichkeit der sedierenden Prämedikation mit Diazepam rektal (Lundgren 1983).

Die medikamentöse Behandlung *zerebraler Anfallsleiden* im Entwicklungsalter hat Wandlungen durchlaufen, die entscheidend durch die Benzodiazepine mitbestimmt wurde. Seit über die prompte Wirkung von Diazepam i.v. in der Behandlung des Status epilepticus berichtet wurde, hatte sich eine Reihe weiterer Benzodiazepine als Antikonvulsiva einen Namen gemacht; zu nennen sind Nitrazepam, Clonazepam und Clobazam, letzteres vor allem in Frankreich. Clonazepam i.v. gilt auch im Kindesalter nach wie vor als Mittel der Wahl zur Statusbehandlung. Es galt als Antikonvulsivum erster Ordnung bei den BNS-Krämpfen des Säuglings und beim massiven bilateralen Myklonus. Bei den myoklonisch-astatischen Anfällen des Kindesalters wurden und werden Clonazepam und Nitrazepam eingesetzt, außerdem hat es Versuche gegeben, Clonazepam zusätzlich zu anderen Antikonvulsiva bei partiellen Epilepsien einzusetzten.

Mit einer sich rasch ausbreitenden Verwendung hat man lernen müssen, daß Benzodiazepine auch schaden können, so z.B. bei tonischen Anfällen, die durch Benzodiazepine aktiviert werden können. Seit sich abzuzeichnen beginnt, daß die frühzeitige Behandlung von BNS-Krämpfen mit Nebennierenrindenhormonen langfristig die besten Ergebnisse bringt, wird neuerdings empfohlen, an den Anfang der Behandlung einen „Probelauf" mit Clonazepam zu stellen, der nur dann weitergeführt werden soll, wenn innerhalb der ersten 7 Tage die Anfälle an Häufigkeit wesentlich abnehmen oder ganz verschwinden. Da Kinder mit myoklonisch-astatischen Anfällen fast immer auch in ihrer geistigen Entwicklung beeinträchtigt sind, kommen diese Kinder früher oder später auch zum Kinder- und Jugendpsychiater. Bei dieser Epilepsieform haben Benzodiazepine einen Schwerpunkt, vor allem Clonazepam und Nitrazepam. Diazepam wird praktisch nur noch in rektaler Form zur Akutbehandlung von Infektkrämpfen eingesetzt, hier aber mit sehr gutem Erfolg, da Diazepam in Lösungsform rektal schnell und vollständig resorbiert wird (Bakker 1983).

Es bleibt festzuhalten, daß Benzodiazepine in der Entwicklungsmedizin einen festen Platz belegen, der von den Indikationsstellungen her durchaus erweiterbar ist.

Literatur

Asam U, Karrasz W (1979) Kinderpsychiatrie und Psychopharmakotherapie in der Allgemein-, kinder- und nervenärztlichen Praxis. Z Kinder- und Jugendpsychiatrie 7: 221–231

Bakker S (193) Bioverfügbarkeit von Diazepam. In: Breimer DD (Hrsg) Rectal Diazepam for acute therapy. Zuckschwert, München Bern Wien, pp 7–14

Eggers C (1984) Tranquilizer und Betarezeptorenblocker. In: Nissen G, Eggers C, Martinius J (Hrsg) Kinder- und jugendpsychiatrische Pharmakotherapie in Klinik und Praxis. Springer, Berlin Heidelberg New York, Tokyo, pp 182–202

Lindgren S (1983) Rektales Diazepam als Prämedikation in der Zahnheilkunde. In: Breimer DD (Hrsg) Rectal Diazepam for acute therapy. Zuckschwerdt, München Bern Wien, pp 47–51

Martinius J (1984) Vorbedingungen für Behandlung von Schulkindern mit Psychopharmaka. pädiat prax 25: 475–479

Schmid MH (194) Schlafstörungen bei Kindern und Jugendlichen. Deutsches Ärzteblatt 81: 1373–1377

Benzodiazepine in der Behandlung von Angstsyndromen in der Kinder- und Jugendpsychiatrie

G. Nissen

„Jedes *sechste* Kind ging unter Tabletteneinnahme in die Schule"; diese in Zeitungen und Zeitschriften veröffentlichte Bilanz für 1984 kann nicht einmal dann stimmen, wenn nur eine gelegentliche Tabletteneinnahme erfolgte. Das „Institut für Medizinische Statistik" ermittelte jedenfalls insgesamt 820.000 jährliche Verordnungen (1982/83) bei Kindern bis zum 11. Lebensjahr. Das würde bedeuten, daß etwa jedes *10. Kind* in der Bundesrepublik Deutschland jährlich ein Rezept über Psychopharmaka erhalten hat (Tabelle 1).

Journalisten und Politiker, die in der Überverordnung von Psychopharmaka an Kinder eine neue Berufserkrankung der Ärzte entdeckten, sind unzureichend informiert. Unter 255.000 *Neuroleptika*verordnungen wurden fast 100.000 auf Atosil ausgestellt, das in der Pädiatrie in erster Linie als Antiallergikum und Antiemetikum verwendet wird. Unter den 100.000 *Antidepressiva*rezepturen lauteten 85.000 auf Tofranil; sehr wahrscheinlich ganz überwiegend für die Behandlung der Enuresis nocturna. Die 1000 *Stimulantien*rezepte weisen auf eine *zurückhaltende* Verschreibungspraxis hin, wenn man sie mit der in Kanada und den USA vergleicht. Insgesamt wurden nur 250 Kinder in einem Jahr behandelt, wenn man eine Dosis von 15 mg/die, verteilt über 2 Monate, annimmt.

Bei den *Tranquilizern* ist die Interpretation schwieriger, weil marktgängige Benzodiazepine wie Rohypnol, Dalmadorm, Mogadan u.a. in der IMS-Statistik *auch* den Hypnotika und Sedativa zugeordnet wurden, die hier wohl den größten Teil ausmachen. Man kann davon ausgehen, daß immerhin 300.000 bis 400.000 Rezepte über Benzodiazepine für Kinder unter 12 Jahren ausgestellt wurden.

Tabelle 1. Verordnungen von Psychopharmaka an Kinder unter 12 Jahren (1 Jahr: 1982/83) — nach „Institut für Medizinische Statistik" (IMS)

Neuroleptika	255.000	darunter fast 100.000 Atosil[R] Antiallergikum u. -emetikum
Antidepressiva	100.000	darunter ca. 85.000 Tofranil[R] Enuresis nocturna
Stimulantien	1.000	hyperkinetische Kinder
Tranquilizer	65.000	darunter ca. 15.000 Valium[R] Antiepeleptikum, Muskelrelaxans
Hypnotika — Sedativa	400.000	einschließlich Benzodiazepine
insgesamt	820.000	

Tabelle 2. Tranquilizer: Abhängigkeit und Entziehungskuren (Umfrage in 60 Kliniken für Kinder- und Jugendpsychiatrie in der BR Deutschland) Stat. Aufnahmen 1980–1984

	nein	ja
Abhängigkeit	55	5
Entziehungskur	57	3

Selbst wenn man die Fälle abzieht, in denen sie wegen ihrer antiepileptischen oder muskelrelaxierenden Wirkung verordnet wurden, stehen sie zahlenmäßig an der Spitze der Psychopharmaka für diesen Lebensabschnitt. Jedes 40. Kind erhielt ein Tranquilizerrezept, wenn nur eine Verordnung pro Kind im Jahr erfolgte (Tabelle 2).

Um unsere Erfahrungen zu überprüfen, daß bei Kindern und Jugendlichen im Gegensatz zu Erwachsenen nur selten bedenkliche Nebenwirkungen oder zur Abhängigkeit führende Anwendungen von Benzodiazepinen vorkommen, haben wir eine Befragung der Kliniken und Abteilungen für Kinder- und Jugendpsychiatrie in der Bundesrepublik Deutschland durchgeführt. Aus insgesamt 60 Antworten ergab sich, daß 55 Kliniken keine abhängigen Kinder oder Jugendlichen registriert und Entziehungskuren durchgeführt wurden; in 5 Kliniken wurden abhänigige Kinder und Jugendliche festgestellt und in 3 Fällen Entziehungskuren durchgeführt. Insgesamt bestätigte unsere Befragung den Eindruck, daß Benzodiazepinabhängigkeiten bei Kindern nur sehr selten beobachtet werden. Dies läßt darauf schließen, daß Ärzte in der Regel eine restriktive Tranquilizerverschreibungspraxis diesem Personenkreis gegenüber einnehmen.

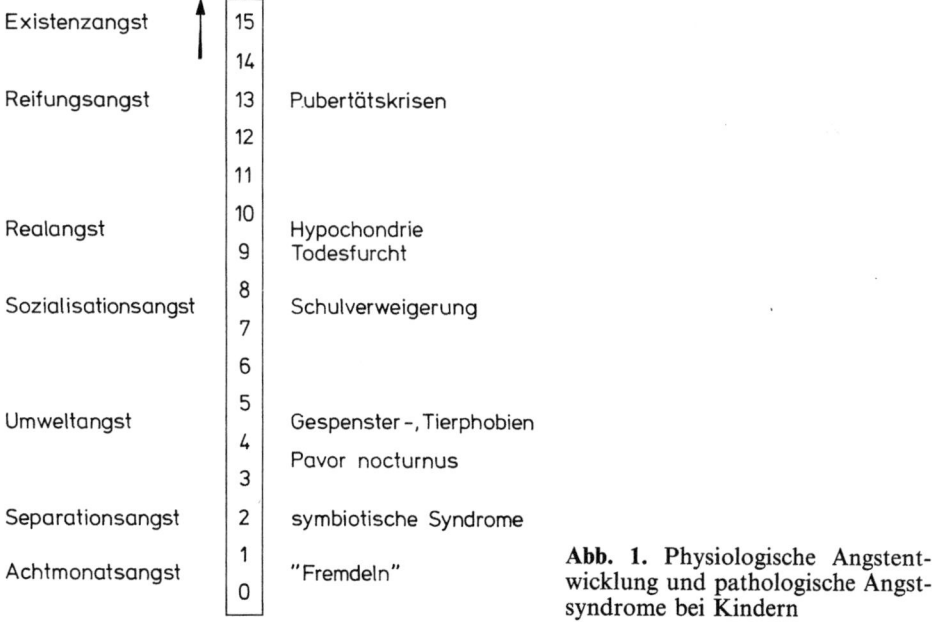

Abb. 1. Physiologische Angstentwicklung und pathologische Angstsyndrome bei Kindern

Bei der enormen Verbreitung pathologischer Angstsyndrome bei Kindern und Jugendlichen liegt die Frage nahe, warum ihnen nicht häufiger wirksame Medikamente verschrieben werden. Ich bin der Ansicht, daß dies überwiegend aus guten Gründen nicht geschieht. Aber ebenso wie bei perniziösen, bakteriellen Infektionen auch bei Kindern Antibiotika mit teilweise erheblichen Nebenwirkungen eingesetzt werden müssen, ebenso gibt es Indikationen für die Behandlung mit Tranquilizern, etwa bei akuten Angstparoxysmen mit und ohne Suizidalität.

Im „Erlkönig" (Goethe) wurde das Kind, das von akustischen, optischen und haptischen Halluzinationen („Mein Vater, mein Vater und *hörest* du nicht, was Erlenkönig mir leise verspricht?" — „.....*siehst* du nicht dort, Erlkönigs Töchter am düsteren Ort?" — „Mein Vater, mein Vater, jetzt *faßt* er mich an! — Erlkönig hat mir ein Leids getan!") gequält wird, auf der Flucht vor dem Tod von ihm eingeholt. Dieser Angst- oder Stresstod, vielleicht im Rahmen einer akuten exogenen Psychose, hätte bei rechtzeitiger Medikation heute vielleicht verhindert werden können.

Für die Zurückhaltung in der Psychopharmakotherapie von Kindern und Jugendlichen gibt es mehrere reale Gründe, aber auch einige irreale Meinungen. Der Hinweis auf eine mögliche entwicklungsschädliche Toxizität vieler Substanzen ist sehr ernst zu nehmen und zu berücksichtigen. Das gilt auch für den Vorwurf, daß Kinder und Jugendliche anstelle psychischer Konfliktstrategien chemische Lösungsmodelle setzen könnten. Nicht seriös, aber im Hinblick auf psychiatrische Erkrankungen noch schwerwiegender, ist das psychodynamische Dogma von der peristatischen Monokausalität aller psychischen Störungen. Aus dieser Sicht verbietet sich nämlich jede andere als eine psycho- oder verhaltenstherapeutische Intervention. Denber (im Druck) wies in diesem Zusammenhang darauf hin, daß die Kinder- und Jugendpsychiatrie und besonders das medizinische Hilfspersonal das „Kind nur als symptomatischen Ausdruck der Gesamtpathologie der Familie" betrachten und diese keinen Platz für eine psychopharmakologische Behandlung lasse. Dies gilt nicht nur für die USA, sondern derzeit auch für einige kinder- und jugendpsychiatrische Institutionen in Deutschland.

Über die Psychopharmakotherapie der Angst ist zu sagen, daß es zwar einige Studien über die Wirksamkeit von Anxiolytika bei Kindern gibt. Es existieren aber zu wenig Untersuchungen, die Vergleiche von Ergebnissen ermöglichen, die durch Medikamente allein oder die durch Medikamente gemeinsam mit anderen therapeutischen Maßnahmen erzielt wurden. Auch im Hinblick auf Mitteilungen, daß eine vorbereitende anxiolytische Medikation häufig für die Einleitung einer Psychotherapie nützlich ist, liegen konkrete Daten für Kinder in der Literatur nicht vor. Es gibt auch keine Studie, die zu einer gültigen Schlußfolgerung darüber kommt, ob Psychotherapie oder Pharmakotherapie oder eventuell beide bei der Angstbehandlung am wirksamsten sind.

Kornetsky (1970) vertritt aufgrund tierexperimenteller Studien die Ansicht, daß Kinder auf Psychopharmaka anders als Erwachsene ansprechen und frühe Erfahrungen mit Medikamenten möglicherweise spätere Arzneimittelreaktionen beeinflussen können. Entsprechende Humanstudien zur Stützung dieser These fehlen. Auch die Feststellung von Morselli (1978), daß frühgeborene Kinder Diazepam sehr viel langsamer als Erwachsene eliminieren, wurde bisher durch Kontrolluntersuchungen nicht bestätigt. Es wurde hypostasiert, daß dies mit einer

Abnahme der Demethylierungs- und Hydroxylierungsaktivität zusammenhängen könne, was vielleicht zu höheren zirkulierenden Diazepamspiegeln und einer verringerten Exkretionsrate von Diazepammetaboliten führe. Es scheint so, daß Säuglinge und Kinder Diazepam sehr viel schneller als Erwachsene resorbieren. Im Gegensatz zu Erwachsenen erreicht die Plasmakonzentration bereits innerhalb von 15 – 30 min einen Peak (Morselli u. Loog, zit. n. Denber, im Druck). Die sich daraus ergebende Konsequenz, Benzodiazepine bei Kindern und jüngeren Jugendlichen in einer niedrigeren Dosierung als üblich und mehrmals am Tag zu verabreichen, entspricht der klinischen Erfahrung (Eggers 1983). Abgesehen von wenigen Studien sind die Pharmakokinetik und der Metabolismus der Benzodiazepine bei Kindern verschiedener Altersstufen noch weitgehend unbekannt.

Literatur

Denber H C B (im Druck) Anxiolytic and beta-blocker treatment for children and adolescents. In: Nissen G (Hrsg) Psychopharmaka in der Kinder- und Jugendpsychiatrie. Thieme, Stuttgart

Eggers C (1984) Tranquilizer und Betarezeptorenblocker. In: Nissen G, Eggers C, Martinius J (Hrsg) Kinder- und jugendpsychiatrische Pharmakotherapie. Springer, Berlin Heidelberg New York Tokyo S 182 – 202

Kornetsky C (1970) Psychoactive drugs in the immature organism. Psychopharmacologia 17: 105 – 136

Morselli P L (1978) Clinical significance of monitoring plasma levels of Benzodiazepine tranquilizers and antiepileptic drugs. In: Deniker P, Radouco-Thomas C, Villeneuve A, Neuro-Psychopharmacology, Vol. l, Oxford, Pergamon, pp 887 – 888

Diskussion zu den Beiträgen Martinius und Nissen

Angst: Was sie gesagt haben, ist vom Standpunkt der Epidemiologie her höchst interessant. Wir haben immer wieder feststellen können, daß die Tatsache, ob Jugendliche den Arzt aufsuchen, zum allergrößten Teil eine Erziehungsfolge ist, also etwas, wobei der Einfluß der Eltern extrem wichtig ist. Auch ein Arztbesuch ist eine Art Konsumverhalten, bei dem wir bis zu einem Alter von etwa 30 Jahren den Einfluß der Eltern noch feststellen konnten. In Ergänzung zu dem, was Herr Nissen gesagt hat, kann ich einige Daten aus unserer Studie nennen, in der wir 20jährige Männer 1982 untersucht haben und im Vergleich zum Jahr 1971 einen Rückgang im Konsum von Alkohol, Tabak und Medikamenten gefunden haben. Dies gilt zumindest, wie gesagt, für Männer. Es spricht einiges dafür, daß die Zahlen bei Frauen nicht so günstig lauten.

Platz: Diese Daten sind sehr erfreulich. Aus welchen Kliniken sind Ihre Daten?

Nissen: Alle kinder- und jugendpsychiatrischen Kliniken.

Platz: Am Beispiel von Berlin könnte ich einige Fälle von Überdosierungen von Benzodiazepinen anführen, die in toxikologischen Abteilungen gelandet sind und nicht in kinder- und jugendpsychiatrischen Kliniken.

Nissen: Das kann ich mir gut vorstellen; diese Fälle konnten wir nicht erfassen. Im wesentlichen dürfte es sich dabei wohl um Vergiftungen oder Unglücksfälle gehandelt haben.

Martinius: In einer Anhörung der Weltgesundheitsorganisation im Dezember 1984 über die gleiche Thematik ergaben sich bei einem internationalen Vergleich bedeutsame nationale Unterschiede zwischen den Verordnungsgewohnheiten verschiedener europäischer Länder. Ganz unten rangierten die Niederlande, die Bundesrepublik Deutschland lag eher im oberen Bereich. Man kann davon ausgehen, daß sich solche Verhältnisse im Laufe der Zeit auch immer wieder verschieben und die Länder, die ganz unten liegen, in darauffolgenden Jahren weiter oben liegen müssen. Sieht man es einmal von einer internationalen Sicht her, so kann man sich vorstellen, daß − genauso wie in Ländern, die oben liegen, Kinder vielleicht unnötig behandelt werden − in Ländern, die ganz unten liegen, Kindern unter Umständen etwas vorenthalten wird, was sie bei richtiger Indikationstellung brauchen.

Benkert: 1. Wie ist es mit der euphorisierenden Wirkung von Benzodiazepinen bei Kindern? Und 2., auch unabhängig von der euphorischen Komponente kann man doch in jedem Fall sagen, daß es sich bei Bendzodiazepinen um Substanzen handelt, die Unlust beseitigen. Kann diese unlustbeseitigende Wirkung eine gefährliche und unter Umständen prägende Wirkung für Kinder haben?

Nissen: Direkt zum letzten Punkt: Ein unbedingtes Ja. Mit der Einnahme von Medikamenten wird den Kindern ja auch eine Strategie vermittelt, mit Konflikten umzugehen. Es wird damit ein bestimmtes Verhaltensmuster erlernt. Zum ersten Punkt kenne ich keine spezielle Untersuchung.

Diskussion

Pöldinger: Auch im Zusammenhang mit diesen Untersuchungen möchte ich noch einmal betonen, wie wichtig die Erhebungsmethode ist. Die Unklarheiten und Unterschiede zwischen verschiedenen Untersuchungen bezüglich der Medikamentenabhängigkeit resultieren oft daher, daß man sich bei der Erhebung auf die Diagnose „abhängig" verläßt. Um ein Beispiel zu nennen: Auch ein Patient, der in einer akuten Situation von einem Arzt für drei Tage ein Benzodiazepinpräparat verordnet erhält und der früher nie ein ähnliches Präparat eingenommen hat, könnte in die Gruppe der „Benzodiazepinabhängigen" fallen.

Nissen: Solche Einzelfälle sind wohl möglich, insgesamt dürften sie aber die Ergebnisse unserer Untersuchung wohl nicht verfälscht haben.

Hippius: Durch diese Diskussion zieht sich wie ein roter Faden die Befürchtung, daß Kinder, die mit Benzodiazepinen behandelt werden könnten, eventuell aus Unkenntnis oder Angst nicht damit behandelt werden. Dies wäre wirklich eine erhebliche Gefahr. Was die Abhängigkeit bei Kindern ein erheblich größeres Problem ist. Früher waren Patienten, die mit einem Delir in die Klinik kamen, meist so um die dreißig, heute sieht man erschreckend oft schon 18jährige mit einem Volldelir. Es ist ganz wichtig zu vermeiden, daß Benzodiazepine hier als abhängigkeitsverursachende Drogen nachfolgen. Im Augenblick sind Benzodiazepine bei bestimmten Indikationen notwendig und wichtig; jede Einschränkung, die aus einer Verschlimmerung der Abhängigkeitsprobleme resultieren könnte (Schweden hat ein solches Beispiel geliefert), wäre für die Versorgung speziell dieser Population sehr schlecht. Könnte dies nicht die wirklich große Gefahr sein?

Nissen: Ich stimme Ihnen voll zu. Die Abhängigkeit von harten Drogen ist in den letzten Jahren häufiger und das Drogenverteilungssystem ist wesentlich besser geworden, vor allem auf dem flachen Lande, wo jetzt fast die gleichen Möglichkeiten bestehen, an harte Drogen zu kommen, wie in der Stadt.

Martinius: Die von Herrn Benkert angeschnittene Frage kann man ja dahingehend erweitern, daß man fragt, ob Kinder, die mit Psychopharmaka behandelt werden, später häufiger abhängig werden. Es gibt eine Gruppe von Psychostimulantien. Hier lautet die Antwort eindeutig nein. Bei den Benzodiazepinen ist die Antwort leider unbekannt, bei anderen Medikamenten fehlen ebenfalls entsprechende Untersuchungen. Es ist eine Herausforderung für uns, dieser Sache nachzugehen.

Klotz: Ich möchte eine kurze Bemerkung zu den paradoxen Reaktionen auf Psychopharmaka machen. Im 1981er Band des Br. J. Clin. Pharmacol. war ein Review über die Häufigkeit paradoxer bzw. stimulierender Effekte von Benzodiazepinen und deren Vorhersagbarkeit. Die Autoren fanden dort keine Risikopopulation, auch nicht, wie das von vielen vermutet wird, die Gruppe der älteren Patienten.

Doenicke: Dazu möchte ich bemerken, daß bei der Verwendung von Benzodiazepinen als Prämedikation vor Operationen bei Kindern häufig eine Euphorisierung in Form von motorischer Erregung oder Rededrang beobachtet wird. Dies trifft selbst dann zu, wenn Benzodiazepine in relativ hoher Dosierung gegeben werden. Ich habe keine Erklärung dafür.

Müller: Ganz allgemein gesprochen könnte man jede paradoxe Wirkung darüber erklären, daß es sich bei dem Wirkungsmechanismus der Benzodiazepine um die Hemmung einer Hemmung handelt. Daraus kann eine Erregung im

Verhalten resultieren. Ich würde gerne von Herrn Martinius noch wissen, ob bei Kindern mit Anfallsleiden Toleranzentwicklungen bei Benzodiazepinen beobachtet wurden.

Martinius: Zunächst zur Ihrer Frage: dies wurde bei vielen Kindern, aber nicht bei allen beobachtet und stellt auf jeden Fall ein Problem dar. Bezüglich der paradoxen Reaktion läßt sich — auch ohne auf die Mechanismen einzugehen — festhalten, daß solche paradoxen Situationen möglicherweise vom Ausgangswert abhängig sind. Kinder neigen vorwiegend zu paradoxen Reaktionen, wenn sie sich in einem Zustand verminderter Vigilanz befinden, gleichgültig wodurch diese Vigilanzminderung herbeigeführt wurde. Dies ließ sich auch schon früher bei den Barbituraten beobachten.

Nissen: Gelegentlich haben wir Einzelfälle beobachtet, wo man schon von einer Prohibition von Medikamenten sprechen kann. Ich erinnere mich an einen 14jährigen Patienten, der in einer schweren depressiven Phase über mehrere Monate, stets am Rande des Suizids, ohne Medikamente behandelt wurde und nach einer 14-tägigen Behandlung mit Andidepressiva rasch aus der Phase herauskam.

Risiken und Komplikation bei der Behandlung des alten Menschen mit Benzodiazepinen

H. Berzewski

Einleitung

Der Anteil alter Menschen an der Bevölkerung wächst in den hochentwickelten Ländern ständig. Dementsprechend steigt das Morbiditätsrisiko in der Bevölkerung und, da es sich überwiegend um chronische Erkrankungen handelt, der Anteil der Menschen die regelmäßig ein oder mehrere Medikamente zu sich nehmen. Vor diesem Hintergrund ist es nicht überraschend, daß 20% aller Patienten 50% oder mehr sämtlicher Medikamente verbrauchen (WHO 1981). Probleme, die sich mit einer medikamentösen Therapie alter Menschen ergeben, beruhen allgemein auf mehreren Einflüssen:

(1) Die Verminderung physiologischer und biochemischer Funktionsabläufe führt zu einer Veränderung der Pharmakodynamik und Pharmakokinetik der applizierten Präparate. Schon in der Pharmakologie werden Untersuchungen an alten Tieren zur Klärung der Wirkmechanismen einer Substanz nur in geringer Zahl durchgeführt. Inwieweit Ergebnisse pharmakologischer Experimente an alten Tieren, speziell von psychotropen Verbindungen, auf den Menschen übertragen werden können, bleibt fragwürdig (WHO 1981). Als Folge unzureichender Kenntnisse in diesem Bereich muß generell mit einem erhöhten Risiko des Auftretens von unerwünschten Nebenwirkungen oder Komplikationen gerechnet werden (Ban 1981; WHO 1981).

(2) Mit zunehmendem Alter nimmt die Multimorbidität des Menschen zu. Diese geht mit einer Reduzierung des Allgemein- und Ernährungszustandes, Störungen des Wasser- und Elektrolythaushaltes und erhöhter Infektanfälligkeit einher. Mehrfacherkrankungen des alten Menschen führen zwangsläufig zu einer Erhöhung der Zahl der verordneten Medikamente. Hierdurch steigt die Möglichkeit des Auftretens unerwünschter Nebenwirkungen. Untersuchungen über Wechselwirkungen von Medikamenten werden in der Regel für zwei unterschiedliche Substanzgruppen durchgeführt und die entsprechenden möglichen Potenzierungen, Wirkungsabschwächungen oder das Auftreten neuer Effekte beschrieben. Die möglichen Wechselwirkungen von drei, vier oder mehr gleichzeitig über eine längere Zeit verabreichten Substanzen lassen sich allenfalls vermuten.

(3) Mit zunehmendem Alter steigt der Anteil der Patienten, die unter hirnorganischen Ausfallserscheinungen leiden (Bente et al. 1982). Hierbei müssen zusätzlich noch Veränderungen der Persönlichkeit im Alter mitberücksichtigt werden. Als Folge hirnorganischer Störungen, insbesondere der Beeinträchtigung der mnestischen Funktionen, ist in Verbindung mit einem Angebot mehrerer Medikamente mit einer zunehmenden Incompliance durch unregelmäßige Einnahme oder Weglassen bestimmter Präparate zu

rechnen. Hierdurch erklären sich oft ausbleibende therapeutische Erfolge oder das Auftreten unerwarteter Nebenwirkungen.

Benzodiazepintherapie im Alter

Obwohl der anxiolytische Effekt der verschiedenen Benzodiazepine entgegen den Darstellungen in der Werbung bei allen Präparaten etwa gleich und allenfalls eine Frage richtiger Dosisäquivalente ist (Müller-Derlinghausen 1984), müssen bei ihrem Einsatz Einflüsse des Alters, der Pharmakodynamik und der Pharmakokinetik der Verbindungen berücksichtigt werden (Tabelle 1). Obgleich bei oraler Medikation praktisch alle Benzodiazepine gut und ausreichend schnell von dem Erwachsenen resorbiert werden, muß aufgrund der Verminderung von Motilität, Füllungsvermögen, Menge der Intestinalflüssigkeit, Änderung des Ph-Wertes, Rückgang aktiver Transportprozesse im Magen-Darm-Trakt, wie zum Beispiel von Kalzium, Aminosäuren oder Thiamin, mit einer verzögerten oder auch

Tabelle 1. Pharmakodynamik und -kinetik der Benzodiazepine im Alter

	Einfluß des Alters	Einfluß auf Benzodiazepin-Stoffwechsel
Resorption	Verminderung von Magensäure Häufung von Achylie und Anazidität Verminderung von Motilität, Durchblutung, Füllungsvermögen, Intestinalflüssigkeit, bestimmter aktiver Transportprozesse im Magen-Darm-Trakt	A und B: verzögerte oder diskontinuierliche Resorption
Verteilung	Verminderung der Körperflüssigkeit, der Gewebe-Perfusion, der Parenchymzellen, des Plasma-Albumins Veränderung der Fett ($\uparrow$)-Muskel($\downarrow$)-Relation	A: Veränderung der Verteilung (Anstieg) B: kein wesentlicher Einfluß
Metabolisierung	Verminderung des Lebervolumens der Leberdurchblutung der oxidativen Enzymaktivitäten	A: Verlangsamung und Verminderung der Metabolisierung; Wechselwirkung: ausgeprägte Gefahr der Kumulation B: Wechselwirkungen gering
Elimination	Verminderung der Nierendurchblutung, des Parenchymgewebes, der aktiven Tubulus-Sekretion	A und B: kein Einfluß

A: Abbau der Benzodiazepine durch Hydroxylierung und Dealkylierung (Diazepamtyp)
B: Abbau der Benzodiazepine durch Konjugation mit Glukoronsäure (Oxazepamtyp)

diskontinuierlichen Resorption gerechnet werden (Lader u. Herrington 1981). Eine Verzögerung ergibt sich unter anderem auch durch die Beobachtung, daß die Magenentleerungszeit sich bei einem Patienten über 70 Jahre mehr als verdoppelt, die Benzodiazepine jedoch überwiegend in dem Dünndarm resorbiert werden. Durch eine Anazidität kann zum Beispiel die Dekarboxilierung von Dikaliumchlorazept im Magen erheblich verzögert werden (Arznei-Telegramm 1981).

Für die Verteilung der Benzodiazepine in den verschiedenen Organen spielen besonders das im Alter erniedrigte Plasmaalbumin, die Veränderung der Relation zwischen Fett- und Muskelgewebe eine Rolle, da die Substanzen überwiegend an Serumalbumine gebunden werden und stark lipoidlöslich sind (Hippius 1982; Ochs 1982). Im Mittelpunkt der Berücksichtigung steht jedoch der Einfluß des Alters bei den Metabolisierungsprozessen: Durch eine generelle Reduktion des Leberstoffwechsels kommt es insgesamt zu einer Verminderung oder Verlangsamung der Metabolisierung, auch der Hydroxylierungs- und Dealkylierungsprozesse. Als Folge hiervon entwickelt sich bei den Benzodiazepinen mit aktiven Metaboliten, eine altersabhängige Verlängerung der Halbwertzeit (Lastleden et al. 1977; Greenblatt et al. 1980, 1982; Reidenberg 1978). Beispielsweise liegt die Halbwertzeit von Diazepam bei einem Alter zwischen 70 und 80 Jahren zwischen 70 und 90 h (Greenblatt 1980; Greenblatt u. Shader 1980). Wesentlich ist, daß die aktiven Metaboliten der Verbindungen längere Halbwertzeiten haben können als die Originalsubstanz. So verlängert sich die Halbwertzeit von N-Desmethyl-Diazepam bei einem 70–80Jährigen um das Dreifache (Arznei-Telegramm 1981). Die Folgen sind eine Verlängerung der Zeit bis zur Erreichung eines Steady-state, die Gefahr der Kumulation und eine Erhöhung des Risikos unerwünschter Wechselwirkungen mit anderen Medikamenten (Beckmann 1982; Coper 1979; Hollister 1978; Kanto et al. 1979; van Zwieten 1977). Zusätzlich muß noch berücksichtigt werden, daß der generell zentral dämpfende Effekt im höheren Alter entsprechend zunimmt und durch die Verzögerung der Metabolisierung auch länger anhält (Kanto et al. 1978). Noch tagelang anhaltende schwere Vigilanzstörungen bei geriatrischen Patienten nach Absetzen von Benzodiazepinen mit langer Halbwertzeit sind deshalb zu beobachten.

Komplikationen und Risiken der Benzodiazepintherapie im Alter

Unter der Berücksichtigung des Zusammenwirkens von Multimorbidität und der Dauermedikation mehrerer Medikamente muß deshalb bei der Therapie mit Benzodiazepinen mit dem Auftreten von *Komplikationen* gerechnet werden (Tabelle 2). Bei den Paradoxreaktionen handelt es sich zumeist um unerwartete Reaktionen als Folge oft erstmaliger Applikation eines Benzodiazepinderivates. Entwickeln sich unter der Medikation Erregungszustände, so liegt der Verdacht nahe, daß der Patient schon weitere zentral sedierende psychotrope Substanzen erhaten hat, von denen der Therapeut nichts wußte (zum Beispiel durch Eigenmedikation oder Medikation in einer Notfallsituation). Panikreaktionen oder aggressive Durchbrüche können als Enthemmungsphänomene interpretiert werden: Manche sehr ängstliche oder gespannt-unruhige Patienten konnten

Tabelle 2. Komplikationen, die im Zusammenhang mit Gaben von Benzodiazepinen in der Geriatrie auftreten

Paradoxreaktionen
- Erregungszustände
- Panikreaktionen durch Aktivierung von Angst
- Aggressive Durchbrüche
- Umkehr des Schlaf-Wach-Rhythmusses

Psychiatrische Syndrome
- generelle Verminderung der Bewusstseinslage
- Somnolenz
- Verwirrtheitszustände
- Delirien
- pseudoorganische Psychosyndrome

Somatische Störfaktoren
- Vertigo
- Synkopen
- Ataxie
- Gangstörungen
- Unfälle durch Sturz (z. B. Oberschenkelhalsfraktur, Schädelprellung etc.)

durch Selbstdiziplin die sie quälenden Symptome beherrschen. Unter der entspannenden und sedierenden Wirkung des Mittels entfaltet sich die Symptomatik voll. Eine Umkehr des Schlaf-Wach-Rhythmus läßt sich besonders bei alten Patienten beobachten, die auf ein Antihypertonikum eingestellt sind und denen ein Benzodiazepinderivat mit mittlerer oder langer Halbwertzeit gegeben wird. Durch den potenzierenden Effekt kommt es im Laufe der Nacht zu einem unerwünschten starken Blutdruckabfall, während am nächsten Tag aufgrund der verlängerten Halbwertzeit ein langes Hang-over besteht. Schlafstörungen sind im Alter ubiquitär: eine Klassifikation (Steinberg et al. 1984) und eine entsprechende gezielte Therapie (Brückel 1981; Goldson 1981) erfolgen nur selten. Während die Paradoxreaktionen aufgrund ihres oft auch engen zeitlichen Zusammenhangs zwischen Medikamenteneinnahme und Auftreten der Störung durchaus noch erkannt werden, sieht es bei der Bewertung der psychiatrischen Syndrome wesentlich ungünstiger aus. Eine stärkere Vigilanzstörung mit Umkehr des Schlaf-Wach-Rhythmus in Verbindung mit Verzögerung der psychomotorischen Funktionen oder eine leichte persistierende Somnolenz werden oft als Folge eines fortgeschrittenen Hirnabbaus fehlinterpretiert. Eine generelle Inaktivierung des alten Menschen im Altenheim oder im familiären Rahmen wird von dem betreuenden Personal bzw. den Familienangehörigen gelegentlich sogar gewünscht, da diese Patienten dann besser angepaßt erscheinen und weniger stören.

Die Exazerbation von Verwirrtheitszuständen als Ausdruck einer zerebralen Dekompensation nach Gaben von Benzodiazepinen ist bei alten Menschen durchaus nicht selten. Hier spielen die nicht zu übersehenden Interaktionsmechanismen und Wechselwirkungen verschiedener Krankheiten und Medikamente eine beherrschende Rolle. Als Beispiel sollen 51 unausgelesen konsiliarisch untersuchte Patienten vorgestellt werden, bei denen ein Verwirrtheitszustand diagnostiziert wurde (Tabelle 3). Lediglich 2 der 51 Patienten waren unter 70 Jahre alt, das Durchschnittsalter betrug 81,1 Jahre. Bis auf einen Patienten

Tabelle 3. Von 51 konsiliarisch untersuchten Patienten[a] mit einem Verwirrtheitszustand erhielten:

1 Patient:	7 Medikamente
8 Patienten:	6 Medikamente
9 Patienten:	5 Medikamente
10 Patienten:	4 Medikamente
13 Patienten:	3 Medikamente
9 Patienten:	2 Medikamente
1 Patient:	1 Medikament
0	Kein Medikament
51 Patienten	

Davon Psychopharmaka[b]:

2 Patienten	5 Präparate
1 Patient	4 Präparate
3 Patienten	3 Präparate
15 Patienten	2 Präparate
23 Patienten	1 Präparat
7 Patienten	Kein Präparat
51 Patienten	

[a] Geschlecht: 45 Frauen, 6 Männer
Alter: 48–95 Jahre
Altersdurchschnitt: 81,1 Jahre
[b] „Leichte" Verbindungen, wie Baldrian, Abführmittel, Freiverkäufliche Analgetika, Antacida, Vitamin-Präparate, Ferment-Präparate u. a. wurden nicht berücksichtigt

erhielten alle anderen mindestens 2 bis maximal 7 verschiedene Substanzen, wobei unspezifische oder leichte Präparate, deren Effekte im Vergleich zu den anderen vernachlässigt werden kann, unberücksichtigt blieben. Von den verschiedenen Medikamentengruppen nehmen die psychotropen Substanzen den mit Abstand größten Raum ein. Lediglich 7 Patienten erhielten kein Psychopharmakon. In Extremfällen wurden 4–5 Präparate gleichzeitig verordnet. Aufgrund unserer konsiliarischen Erfahrung soll der Versuch gemacht werden, eine „Rangfolge" der Medikamentengruppen aufzustellen, die das Risiko des Auftretens von Verwirrtheitszuständen unter der Therapie von Benzodiazepinen erhöhen (Tabelle 4). Ein sehr hohes Risiko, einen akuten Verwirrtheitszustand bei einmaliger Gabe eines Benzodiazepinderivatives zu bekommen, hat ein etwa 70jähriger Patient mit einem insulinpflichtigen Diabetes, der wegen eines Parkison-Syndroms auf ein L-Dopahaltiges Präparat eingestellt ist und wegen einer Hypertonie neben Digitalis ein reserpinhaltiges Hochdruckmittel erhält. Delirien sind als Folge chronischen Mißbrauchs von Benzodiazepinen schon bei jungen Patienten beschrieben worden (Ladewig 1979; Schöpf 1981). Das Mortalitätsrisiko steigt mit zunehmendem Alter an. Es reichen naturgemäß hier wesentlich geringere Dosen bei chronischer Applikation aus, um ein pharmakogenes Delir zu provozieren. Kleine Mengen Alkohol – manchmal ärztlich verordnet – können die Entwicklung der

Tabelle 4. „Rangfolge" der Medikamentengruppen, die das Risiko von Komplikationen bei Verordnung von Benzodiazepinen erhöhen

1. Antihypertonika
2. Saluretika
3. Antiparkinsonmittel
4. Insulin
5. Digitalispräparate (evtl. überdosiert)
6. Beta-Rereptorenblocker
7. Spasmolytika

Tabelle 5. Symptomatik der chronischen Benzodiazepinintoxikation

Indifferente bis euphroische Grundstimmung
Indifferenz gegenüber Belastungs- uund Konfliktsituationen: „Wurstigkeit"
Fehlen von planendem, vorausdenkendem Handeln: „Hineinleben in den Tag"

Zeitweise Somnolenz im Rahmen verstärkter Vigilanzstörungen
Konzentrationsstörungen
Vergeßlichkeit

Hirnorganisches Psychosyndrom

Schwindelerscheinungen bis zu präkollaptischen Störungen
kurzfristige, eher gedämpfte Erregung

Aktaktische Störungen
Artikulationsschwierigkeiten
Uncharakteristische Sehstörungen
(Unscharfsehen bis flüchtige Doppelbilder)
Muskelschwäche

Komplikation fördern. Ein weiterer wichtiger Aspekt sind Störungen im Rahmen einer chronischen Einnahme der Benzodiazepine, die als organisches Psychosyndrom fehlinterpretiert werden (Tabelle 5). Beachtet man die psychopathologischen und neurologischen Ausfälle, wie sie unter einer chronischen Benzodiazepinintoxikation bei mißbräuchlicher Einnahme junger Menschen zu beobachten sind (Berzewski 1983), so fällt auf, daß es eine Gruppe von Störungen gibt, die ohne Schwierigkeiten unter einem hirnorganischen Psychosyndrom subsumiert werden können. Wegen der verlängerten Halbwertzeiten reichen beim alten Menschen wesentlich niedrigere — sogenannte therapeutische — Dosen aus, um den gleichen Effekt zu provozieren. Schon aus diesem Grunde sollte die langfristige Applikation von Benzodiazepinen mit langer Halbwertzeit grundsätzlich unterbleiben.

Somatische Komplikationen werden als Ausdruck einer chronischen Benzodiazepinmedikation verkannt und führen eher zu weiterer Zusatzmedikation oder unnötigen diagnostischen Eingriffen. Schwindelanfälle werden nicht als Intoxikationssyndrom gewertet, sondern führen im Rahmen der Diagnose eines „Alterschwindels" zu ergänzenden Gaben von Antivertiginosa. Sie können ebenfalls über ihren zentralen Effekt zu einer weiteren Verschlechterung des Befindens führen. Synkopen werden als transitorisch-ischämische Attacken fehlinterpretiert: Möglicherweise kommt es auch hier zu einer Zusatzmedikation, z.B. von Azetylsalicylsäure. Gangstörungen beim alten Menschen können durch die intoxikationsbedingte Ataxie hervorgerufen werden. Eine andere Möglichkeit ist speziell bei Inaktivitätsatrophie und Hypotonie der Muskulatur des alten Menschen zusätzlich der ungünstige muskelrelaxierende Effekt, der sich hier negativ auswirkt. Dieser gleiche muskelrelaxierende Effekt ist eine der Möglichkeiten, weshalb es im Zusammenhang mit Gaben von Benzodiazepinen zu Stürzen und Verletzungen kommen kann. Eine andere Möglichkeit des Auftretens von Synkopen ist auch hier die zusätzliche Verordnung von Antihypertensiva mit ihren möglichen potenzierenden Effekten. Das Dunkelfeld alter Menschen, die unter diesen Substanzen aus dem Bett gefallen oder gestürzt sind und sich Frakturen oder Schädelprellungen zugezogen haben, ist groß. In der Regel beschränkt man sich auf die Versorgung der Unfallfolgen. Eine medikamentöse Anamnese wird selten erhoben und die Möglichkeit einer Verursachung wird nicht diskutiert. Hierbei muß ergänzend festgehalten werden, daß der überwiegende Teil der chronischen Verordnung von Benzodiazepinen im allgemeinärztlichen oder internistischen Bereich erfolgt. Eine psychiatrische Diagnose und Indikationsstellung erfolgt in der Regel nicht.

Probleme der Indikationsstellung

Aus den Erfahrungen einer umfangreichen gerontopsychiatrischen Konsultationstätigkeit ergeben sich eine Anzahl von Fehlern, die bei der Verordnung von Benzodiazepinen gemacht werden (Tabelle 6). An erster Stelle ist hier eine fehlende oder eine falsche Indikationsstellung zu nennen, wobei auch auf paramedizinische Indikationen hingewiesen werden soll (Tabelle 7). Störungen des Stationsbetriebs durch Verwechseln des Zimmers, allgemeine Unruhe und Umtriebigkeit, Logorrhöe, Uneinsichtigkeit über die Notwendigkeit diagnostischer und therapeutischer Maßnahmen, Nahrungs- und Flüssigkeitsverweigerung, Nörgeligkeit, Verletzbarkeit, Uneinsichtigkeit, etwa die Wohnung aufzuge-

Tabelle 6. Fehler, die bei der Behandlung gerontopsychiatrischer Patienten mit Benzodiazepinen gemacht werden:

1. Fehlende oder falsche Indikationsstellung
2. Unzweckmäßige Präparatewahl
3. Zu hohe Einzel- und/oder Tagesdosis
4. Zu schnelle Dosissteigerung
5. Fehlende Überprüfung der weiteren Behandlungsnotwendigkeit
6. Abruptes Absetzen
7. Nichtbeachtung von Kontraindikationen
8. Wechselwirkungen werden nicht berücksichtigt (Cimetidin, psychotrope Substanzen, Antihypertonika, u.a.)
9. Weitergehende psychiatrische Symptome werden übersehen
10. Somatische Ursachen werden nicht erkannt

Tabelle 7. Paramedizinische Indikationen für Benzodiazepine

Störung des Stationsbetriebes
Allgemeine Unruhe und Umtriebigkeit auf der Station, im Kranken- oder Altenheim oder in der Familie
Nahrungsverweigerung
Uneinsichtigkeit über die Notwendigkeit diagnostischer oder therapeutischer Maßnahmen
Altersstarrsinn
Reaktive Depressionen

ben oder auf der Station zu verbleiben, sind keine ärztlichen Indikationen, aber leider im medizinischen Alltagsgeschehen nicht so selten. Ein besonderes Problem stellen hier die reaktiven Depressionen dar, zumal von manchen Substanzen propagiert wird, daß sie einen antidepressiven Effekt besitzen und bei milden Depressionen einzusetzen sind. Eine große Zahl der Depressionen des alten Menschen ist adäquat und unter Berücksichtigung der Lebenslage und der chronisch ihn behindernden Krankheiten nur zu verständlich. Eine Besserung dieser reaktiven Depressionen ist nicht durch Benzodiazepine, sondern durch Intervention im psychosozialen Bereich anzustreben. Weitere häufige Fehler sind: die unkritische Auswahl der Präparate ohne Berücksichtigung der Steuerungsfähigkeit und ohne Berücksichtigung der damit verbundenen Halbwertzeit, Übertragung von der empfohlenen Einzel- und Tagesdosis vom körperlich Gesunden auf den alten Menschen, Unduldsamkeit bei nicht schnell genug eintretender Wirkung mit der Folge zu schneller Dosissteigerung. Ein weit verbreiteter Fehler ist die beim alten Menschen häufig zu beobachtende Tendenz, einmal verordnete Substanzen als Dauertherapie fortzuführen. Die Überprüfung der weiteren Behandlungsnotwendigkeit und somit das Absetzen werden einfach „vergessen". Schließlich wird bei der Verordnung dieser Substanzen oft vom angebotenen Leitsymptom ausgegangen, wobei weitergehende psychiatrische Störungen übersehen werden können. Beispielsweise kann sich hinter einer artikulierten Angst eine paranoide Alterspsychose verbergen. Entsprechend den zitierten Fehlern sollen nachfolgend einige Richtlinien für den Einsatz von Benzodiazepinen bei geriatrischen Patienten wiedergegeben werden (Tabelle 8):

Tabelle 8. Richtlinien für die Therapie geriatrischer Patienten mit Benzodiazepinen:

1. Vorsichtig-einschleichende Dosierung
   (Versuch einer Intervallbehandlung)
2. Berücksichtigung der Halbwertzeit
3. Beachtung möglicher Resorptions- und Metapolisierungsverzögerungen
   Möglichst keine aktiven Metaboliten
5. Vermeidung von Kombinationspräparaten
6. Geeignete Darreichungsform
7. Vorsicht bei chronisch-obstruktiven Lungenerkrankungen
8. Beachtung möglicher Wechselwirkungen mit anderen Medikamenten
9. Regelmäßige Überprüfung weiterer Behandlungsnotwendigkeit
10. Ausschleichendes Absetzen (zuletzt im Intervall)
11. Strenge Indikationsstellung

Eine vorsichtig einschleichende Dosierung mit ständiger Überprüfung des Auftretens unerwünschter Begleitwirkungen erscheint unumgänglich. Beim Beginn der Therapie kann wie beim Absetzen der Versuch mit einer Intervallbehandlung, zum Beispiel der Gabe des Medikaments an jedem 2. Behandlungstag, in Erwägung gezogen werden. Bei der Wahl der Substanzen sind Präparate zu bevorzugen, die eine möglichst gute Steuerungsfähigkeit mit möglichst fehlenden aktiven Metaboliten besitzen. Kombinationspräparate sind zu vermeiden, da die Berücksichtigung von Konstituation, Zusatzerkrankungen und gleichzeitig verordneten Medikamenten, die anxiolytische oder schlafanstoßende Wirkung haben, nur individuell vorgenommen werden kann. Als Indikationen stellen sich für die Benzodiazepine in der Gerontopsychiatrie zwei Bereiche heraus: die Schlafstörungen und episodische nichtpsychotische Angstzustände. Für beide Indikationen gilt, daß die weitere Behandlungsnotwendigkeit regelmäßig überprüft wird und daß sie kombiniert wird mit Änderung der Lebensumstände des Patienten, genereller Aktivierung, Ritualisierung und sinnvoller Gestaltung des Tagesablaufes.

Ausblick

Weiverbreitet ist noch die mangelnde Kenntnis über Indikation, Wirkungsweise und Risiken von Benzodiazepinen. Aus- und Weiterbildung der Ärzte müssen für diesen Bereich der Psychopharmakologie intensiviert werden, um zu verhindern, daß aus einem geriatrischen ein gerontopsychiatrischer Patient wird. Die Behandlung alter Menschen mit Benzodiazepinen erinnert in vielen Fällen an eine persistierende Doppelblindstudie: Der Arzt weiß nicht, wie die Substanz wirkt, welche Risiken sie birgt und wo sie wirkt. Der Patient ist nur begrenzt fähig, die Behandlungsnotwendigkeit und den Effekt der Medikation einzuschätzen. Beide wissen nicht, was passiert.

Literatur

Arznei-Telegramm (1981) Alte und neue Benzodiazepin-Tranquilizer im Vergleich. 9:77–78
Ban TA (1981) Psychotropic drugs in old age. In: van Praag HM, Lader MH, Rafaelsen OJ, Sachar EJ (eds.) Handbook of biologocial psychiatry, part VI. Dekker, New York Basel, p 243–262
Beckmann H (1982) Wechselwirkungen zwischen Psychopharmaka und anderen Medikamenten. Therapiewoche 32:1800–1804
Bente D, Coper H, Kanowski S (1982) Hirnorganische Psychosyndrome im Alter. Springer, Berlin Heidelberg New York
Berzwski H (1983) Der psychiatrische Notfall. Perimed, Erlangen
Brückel KW (1984) Gibt es Fortschritte in der medikamentösen Beeinflussung von Schlafstörungen im Alter? Med Welt 35:1584–1586
Castleden CM, George CF, Marcer D Hallet C (1977) Increased sensitivity to nitrazepam in old man. Brit Med J 1:1012
Coper H (1979) Wechselwirkungen von Psychopharmaka mit anderen Medikamenten. Nervenarzt 50:485–490
Goldson RL (1981) Management of sleep disorders in the elderly. Drugs 21:390–395

Greenblatt DJ, Shader RI (1980): Effects of age and other drugs on benzodiazepine kinetics. Arzneimittelforschung 30: 886–890

Greenblatt FJ, Allen MD, Harmatz JS, Shader R (1980) Diazepam disposition determinants. Clin Pharmacol Ther 27: 301–312

Greenblatt DJ, Divoll M, Abernethy DR, Shader RI (1982) Benzodiazepine hypnotics: Kinetic and therapeutic option. Sleep 5: 18–21

Hippius H (Hrsg) (1982) Benzodiazepine in der Behandlung von Schlafstörungen. Internationales Symposium, Frankfurt/M., 5.–6. November 1981. Upjohn, Heppenhelm

Hollister LE (1978) Interactions of psychotherapeutic drugs with other drugs and with disease states. In: Lipton MA, Dimascio A, Killam KF (eds.) Psychopharmakology: A generation of progress. Raven, New York, p 987–992

Kanto J, Mäepää M, Müntylä R, Sellman R, Vilovirta E (1979) Effect of age on the pharmakokinetics of diazepam given in conjunction with spinal anaesthesia. Anaesthesiology 51: 154–159

Lader MH, Herrington RN (1981) Sedatives and Hypnotics. In: van Praag HM, Lader MH, Rafaelson OJ, Sacher EJ (eds) Handbook of biological psychiatry, part V. Dekker, New York Basel, p 106–120

Ladewig D (1979) Abusus und Abhängigkeit von nichtnarkotischen Analgetica und Sedativa. Nervenarzt 50: 212–218

Müller-Oerlinghausen B (1984) Benzodiazepine – wo liegen die Gemeinsamkeiten, wo die Unterschiede? Psycho 10: 561–573

Ochs HR (1982) Benzodiazepine: Orientierungshilfe für eine wachsende Stoffklasse: Pharmakokinetische und pharmakodynamische Eigenschaften. Med Welt 33: 1091–1094

Reidenberg MM, Levy M, Warner H, Coutinko CB, Schwartz MA, Yu G, Cheripko J (1978) Relationship between diazepam dose, plasma level, age and central nervous system depression. Pharmacol Ther 23: 371–374

Schöpf J (1981) Ungewöhnliche Entzugserscheinungen nach Benzodiazepin-Langzeitbehandlungen. Nervenarzt 52: 288–292

Steinberg R, Hippius H, Nepodic N, Rüther N (1984) Aspekte der modernen Schlafforschung. Nervenarzt 55: 461–470

van Zwieten PA (1977) Wechselwirkungen zwischen Antihypertensiva and Psychopharmaka. Pharmakopsychiat. 10: 232–238

WHO (1981) Health care in the elderly: Report of the technical group on use of medicaments by the elderly. Drugs 22: 279–294

Benzodiazepine in der Gerontopsychiatrie

S. Kanowski [*]

Aus der „Analyse von Struktur und Entwicklung der Arzneimittelausgaben der Krankenversicherung der Rentner", berechnet auf der Basis der Daten des Arzneimittelindexes der gesetzlichen Krankenversicherung (GKV), für die Bundesrepublik Deutschland im Jahre 1981 ergibt sich, daß Psychopharmaka und Hypnotika bzw. Sedativa in den höheren Altersgruppen am häufigsten verordnet werden. Frauen erhalten beide Substanzgruppen wesentlich häufiger verordnet als Männer, und zwar gemessen sowohl an den Rangpositionen als auch an der absoluten Zahl der Verordnungen (Tabellen 1–3). Spezielle Daten für die Gruppe der Tranquilizer, insbesondere der Benzodiazepine standen mir leider nicht zur Verfügung. Es ist jedoch anzunehmen, daß sie in beiden Indikationsbereichen Spitzenpositionen einnehmen. Dies wird durch Literaturübersichten, vor allem aus den USA, bestätigt (Petersen u. Whittington 1977).

Diese Situation wirft Fragen nach der berechtigten und unberechtigten Verschreibung dieser Substanzgruppen und damit auch der Benzodiazepine sowie

Tabelle 1. Psychopharmaka- und Hypnotikaverbrauch im Alter (Frauen + Männer) (aus WIdO 1981)

Rang	Indikations-gruppe	Verord-nungen in Tausend	Altersgruppen[a]						Insge-samt[a]
			55–60	60–65	65–70	70–75	75–80	80–85	
3	Psycho-pharmaka	44 206,0	10,2	9,0	9,9	11,0	8,5	4,5	53,1
12	Hypnotika bzw. Sedativa	20 302,0	7,9	8,0	10,2	13,3	12,3	7,5	59,2

[a] Horizontale Prozentuierungen

Tabelle 2. Psychopharmaka- und Hypnotikaverbrauch im Alter (Frauen) (aus WIdO 1981)

Rang	Indikations-gruppe	Verord-nungen in Tausend	Altersgruppen						Insge-samt
			55–60	60–65	65–70	70–75	75–80	80–85	
2	Psycho-pharmaka	30 150,7	10,2	9,3	10,7	11,9	9,1	5,0	56,2
11	Hypnotika bzw. Sedativa	19 563,5	7,9	8,1	10,2	13,7	12,9	8,0	52,8

[*] Herrn Prof. Dr. Helmut Coper zum 60. Geburtstag gewidmet

Tabelle 3. Psychopharmaka- und Hypnotikaverbrauch im Alter (Männer) (aus WIdO 1981)

Rang	Indikations-gruppe	Verord-nungen in Tausend	Altersgruppen						Insge-samt
			55–60	60–65	65–70	70–75	75–80	80–85	
5	Psycho-pharmaka	13 867,5	10,4	8,4	8,3	9,4	7,0	3,4	46,9
48	Hypnotika bzw. Sedativa	6 639,6	8,1	7,9	10,2	12,4	11,2	6,6	45,4

nach der angemessenen finanziellen Belastung der GKV durch die von den höheren Altersgruppen verursachten Arzneimittelkosten auf.

Die oben genannten Autoren kommen aufgrund ihrer kritischen Analyse zu der Aussage, daß zu der Frage nach sinnvoller Anwendung oder Mißbrauch mangels differenzierterer Untersuchungen keine fundierten Antworten gegeben werden können, da bei älteren Patienten zuwenig über Indikation der Verordnungen, Ergebnis der Therapie, unerwünschte Wirkungen einschließlich Abhängigkeit, Persönlichkeitsmerkmale der Behandelten, etc. bekannt sei. Daran dürfte sich in der seit dieser Studie vergangenen Zeit wenig geändert haben. Die Autoren machen ferner darauf aufmerksam, daß in den Statistiken medizinischer Einrichtungen der Anteil von älteren Patienten mit Medikamentenmißbrauch, gemessen an der hohen Verordnungszahl, eher gering sei — sie fanden in der von ihnen durchgesehenen Literatur Angaben zwischen 6 und 16% der Patienten, bei denen unerwünschte Reaktionen auf Psychoopharmaka der Anlaß zur Aufnahme waren.

Pinsker u. Suljaga-Petchel (1984) befragten 93 ambulante Patienten, die wenigstens zwei Benzodiazepin-Verschreibungen innerhalb eines Zeitraumes von 2 Jahren erhalten hatten, über ihre Erfahrungen und ihren Umgang mit diesen Medikamenten. Sie unterschieden dabei Patienten, die zum Zeitpunkt der Befragung noch immer Benzodiazepine einnahmen („continued users") von solchen, die das nicht mehr taten, jedoch irgendwann zuvor während des Prüfzeitraumes Benzodiazepine benutzt hatten („former users"). 45% der ersten Gruppe lebten allein, während es in der zweiten Gruppe nur 29% waren, so daß dem Faktor des Isoliertlebens möglicherweise eine Bedeutung zukommen könnte. Bis auf wenige Ausnahmen wurde lediglich Diazepam in vorwiegend niedrigen Dosierungen (maximal 4 mg/die) benutzt. In beiden Gruppen hatten die meisten Patienten (70%) das Medikament nur gelegentlich eingenommen, berichteten jedoch, daß sie stets einen Vorrat zu Hause hatten bzw. es für „Notfälle" bei sich führten. Hinsichtlich der Dauer der Behandlung hatten 75% der „continued users" die erste Medikation mit Benzodiazepin lange vor dem Prüfzeitraum, d.h. vor mehr als zwei Jahren und bis zu über elf Jahren erstmals erfahren. Bei den „former users" waren das nur 56%. In keiner der beiden Gruppen war jedoch die initiale Dosierung im Laufe der Zeit wesentlich überschritten worden. Die von den Patienten hauptsächlich berichteten positiven Wirkungen der Medikation waren Spannungslösung und Schlafförderung. Innerseelische Spannungszustände waren auch die häufigsten Ursachen für den Medikationsbeginn. Angaben über eine depressionslindernde Wirkung fanden sich kaum. Bei 26% beider Gruppen wurde die Medikation im Zusammenhang mit allgemeinen medizinischen Problemen begonnen. 82% der „continued users" gegenüber 40% der „former users" hatten noch immer dieselben Beschwerden, empfanden aber Linderung durch die Medikation. Die Gruppe der „former users" war offensichtlich charakterisiert durch eine geringere Effizienz der Medikation und häufigere Nebenwirkungen. Trotzdem hatte auch diese Gruppe noch immer für alle Fälle einen Vorrat des Medikamentes zu Hause. Diese Untersuchuung ist eine der wenigen Mitteilungen, die etwas über Dosis, Dauer und Nebenwirkungen sowie Anlaß der Benzodiazepinmedikation in der Geriatrie aussagen. Sie ist die einzige mit bekannte Untersuchung, die gleichzeitig auch die Erfahrungen der Patienten mit dieser Medikation mit einbezogen hat. Im Ergebnis ist festzustellen, daß die Patienten kritisch und bewußt mit der Benzodiazepinmedikation umgingen, in der Mehrzahl der Fälle auch die Abhängigkeit fürchteten und deshalb die Dosierung gering hielten. Von mißbräuchlicher Benutzung im weiteren Sinne kann bei diesen Patienten sicher nicht gesprochen werden.

Eine andere interessante Studie — ebenfalls aus den USA —, auf die ich gestoßen bin, stammt von RAY et al. (1980). Die Autoren analysierten Psychopharmakaverordnungen insgesamt bei älteren Patienten. Zu diesem Zweck untersuchten sie 384.236 Verordnungen an 5.902 Medicaid-Patienten in Pflegeheimen („nursing homes") innerhalb eines Jahres und bildeten hierzu eine paarweise angeordnete Kontrolle ambulanter Medicaid-Patienten. Die Autoren kamen zu folgendem Ergebnis: ZNS-wirksame Medikamente waren in Pflegeheimen die am häufigsten verordneten Medikamente überhaupt (74% der Pflegeheimpatienten gegenüber 36% der Kontrollpatienten). Etwa die Hälfte der Pflegeheimpatienten erhielt Neuroleptika, ca. 2.000 erhielten Sedativa, 1.500 Tranquilizer und knapp 500 Antidepressiva. Bei den Kontrollpatienten standen an erster Stelle Tranquilizer, dann folgten Sedativa, Neuroleptika und Antidepressiva. Tranquilizer waren also die häufigsten bei den ambulanten Patienten verordneten Psychopharmaka, Neuroleptika dagegen die häufigsten in Pflegeheimen verwendeten. Antidepressiva standen bei beiden Gruppen an letzter Stelle, eine Tatsache, die deshalb auffällt, weil depressive Syndrome im höheren Lebensalter häufig sind.

34% der Pflegeheimpatienten erhielten zwei oder mehr Gruppen von Psychopharmaka gleichzeitig. Dabei war die häufigste Kombination ein Neuroleptikum (Thioridazin) mit einem Sedativum bzw. Hypnotikum (Flurazepam), an zweiter Stelle stand die Kombination eines Tranquilizers (Diazepam) mit einem Sedativum bzw. Hypnotikum (Chloralhydrat).

Psychopharmaka wurden am häufigsten von Allgemeinärzten („family doctors"), Internisten und Chirurgen verschrieben. Hierbei gab es unter den Ärzten exzessive Individualisten: So verschrieb ein Arzt 27.000 tägliche Dosen für 106 Patienten, ein anderer 28.000 Dosen für 111 Patienten im Laufe eines Jahres. Folgende Zusammenhänge sind von Interesse: Je mehr Patienten ein Arzt im Pflegeheim betreute, umso häufiger verschrieb er Psychopharmaka; je mehr Betten ein Pflegeheim hatte, um so höher waren die Psychopharmakaverordnungen. Patienten, denen ständig Psychopharmaka verschrieben wurden, fanden sich am häufigsten in der Gruppe der 65- bis 69-jährigen (20%). Der Anteil nahm mit zunehmendem Alter ab, dies gilt für beide Patientengruppen.

Soweit sich das aus der Literatur erkennen läßt, und unter Zugrundelegung der eigenen Erfahrung sind sicherlich Schlafstörungen mit Abstand die im Alter häufigste Indikation für die Anwendung von Benzodiazepinen. Auf die Problematik von Schlafstörungen im höheren Lebensalter kann an dieser Stelle nicht näher eingegangen werden (Kanowski 1979). Angshaft agitierte und depressive Syndrome, die oft von Schlafstörungen begleitet sind, stehen sicher an zweiter Stelle der Indikation. Es kann jedoch nicht übersehen werden, daß in der Gerontopsychiatrie Tranquilizer häufig auch bei Unruhe- und Erregungszuständen auf organisch-psychotischem Hintergrund gegeben werden.

Die Tatsache, daß Psychopharmaka insgesamt und Benzodiazepine am häufigsten von nicht-psychiatrischen Ärzten verordnet werden, sowie auch die Angabe von Pinsker et al., daß 26% ihrer Patienten im Zusammenhang mit allgemein-medizinischen Erkrankungen Benzodiazepine verschrieben erhielten, lassen die Frage nach einer genaueren Analyse der Multimorbiditätsspektren älterer Menschen dringlich erscheinen, für die eine Benzodiazepintherapie sinnvoll indiziert sein könnte. In erster Linie ist hier wohl an angshaft-depressive Verstimmung im Zusammenhang mit chronischen Schmerzzuständen und kardiovaskulären Erkrankungen zu denken.

Wie schon anfangs zitiert, kommen Petersen u. Whittington (1977) aufgrund ihrer Literaturübersicht zu der Schlußfolgerung, daß eine abschließende Bewertung des Nutzens und Risikos von Benzodiazepinangaben in der Geriatrie nicht möglich ist. Aus der eigenen Sicht kann die Benzodiazepintherapie bei älteren Patienten bei psychogenen Störungen, die mit stärkerer Angst und Unruhe einhergehen, bei agitierten und vor allem suizidgefährdeten Depressionen und funktionellen Schlafstörungen als angemessen angesehen werden, wenn die letztgenannten nicht durch einfache Beratung oder Änderung der Lebenssituation beeinflußt werden können. Allerdings ist gerade bei älteren Patienten das erhöhte Nebenwirkungsrisiko zu bedenken. In diesem Zusammenhang ist die übermäßige Sedation am Tage, die Leistungsausfälle in Gestalt eines hirnorganischen Psychosyndroms nach sich ziehen kann, ebenso zu nennen, wie muskuläre Hypotonie mit der Folge erhöhter Sturzgefährdung. Beide können Anlaß werden, die Gefährdung Älterer im Straßenverkehr zu erhöhen. Schließlich werden auch unter Benzodiazepinen paradoxe Reaktionen erwähnt. Im Hinblick auf ein pharmakogen und damit auch iatrogen ausgelöstes hirnorganisches Psychosyndrom bei älteren Menschen muß besonders auf die Potenz einiger Benzodiazepine hingewiesen werden, eine anterograde Amnesie zu produzieren (Castleden et al. 1977; Healey et al. 1983; Scharf et al. 1984). Dies ist nicht nur ein Problem von praktisch-therapeutischer Relevanz, sondern zugleich auch von wissenschaftlich-theoretischem Interesse. Es stellt sich nämlich die Frage, in welcher Weise Benzodiazepinrezeptoren und damit das Gabaerge Transmittersystem in die Regulation kognitiver Leistungen einbezogen ist und welche eventuelle Interaktion zwischen Benzodiazepinen und nootrop wirksamen Substanzen bestehen könnten.

Zusammenfassend gesehen scheinen Benzodiazepine vor allem in der ambulanten Behandlung von spezifisch und unspezifisch verursachten Angst- und

Spannungszuständen sowie Schlafstörungen eine bedeutende Rolle zu spielen. Ihre Verordnung erfolgt — jedenfalls in den USA — häufig von Allgemeinärzten und Internisten.

Ältere Patienten gehen offenbar eher kritisch mit diesen Substanzen um, auch wenn sie Benzodiazepine über Jahre hinweg einnehmen. Dennoch sollte ihre Verordnung gerade im Hinblick auf spezielle Risiken im höheren Lebensalter wohl bedacht sein. Kontinuierliche, langfristige Verordnung bedarf kritischer ärztlicher Kontrolle. Substanzen mit kurzer Halbwertzeit ist der Vorzug zu geben.

Im Hinblick auf Indikation, Effizienz und Risiken bestehen deutliche Wissenslücken in der gerontopsychiatrischen Forschung, und das gilt insbesondere für die Bundesrepublik Deutschland.

Literatur

Castleden DM, George CG, Marcer D, Hallett C (1977) Increased sensitivity to nitrazepam in old age. Brit Med J 1: 10–12

Healey M, Pickens R, Meisch R, McKenna T (1983) Effects of Clorazepate, Diazepam, Lorazepam, and placebo on human memory. J Clin Psychiat 44: 439–439

Kanowski S (1979) Schlafstörungen im Alter. Pharmakotherapie 2: 205–213

Petersen DM, Whittington FJ (1977) Drug use among the elderly: A review. J Psychedelic Drugs 9: 25–37

Pinsker H, Suljaga-Petchel K (1984) Use of Benzodiazepines in primary care geriatric patients. J Am Geriatr Soc 32: 595–597

Ray WA, Federspiel CF, Schaffner W (1980) A study of antipsychotic drug use in nursing homes: Epidemiologic evidence suggesting misuse. Am J Public Health 70: 485–491

Scharf M, Khaslo N, Brocker N, Goff P (1984) Differential amnestic properties of short- and long-acting Benzodiazepines. J Clin Psychiatry 45: 51–53

Wissenschaftliches Institut der Ortskrankenkassen (WIdO) (1981) Analyse von Struktur und Entwicklung der Arzneimittelausgaben der Krankenversicherung der Rentner. Aus Daten des GKV-Arzneimittelindex für die Bundesrepublik Deutschland.

Diskussion zu den Beiträgen Berzewski und Kanowski

(Aus Zeitgründen wurde die Diskussion zu diesen beiden Vorträgen so geführt, daß nicht einzeln auf die Fragen geantwortet wurde, sondern am Schluß eine zusammenfassende Stellungnahme erfolgte.)

Heimann: (Zu Kanowski): Aus der Zusammenstellung, die Sie gezeigt haben, ging nicht hervor, um welche Patienten es sich dabei gehandelt hat. Aus Statistiken ergibt sich oft ein ganz vages Bild. Neuroleptika etwa werden bei Schizophrenen im Schnitt etwa zehnmal so hoch dosiert wie bei anderen Indikationen. Man muß deshalb wissen, um welche Patientengruppe es sich genau handelt.

Clarenbach: Sind Schlafstörungen im Alter eigentlich wirklich eine Indikation für Benzodiazepine oder muß man sie nicht doch meist als sekundäre Schlafstörungen betrachten. Vielleicht stellt eine Behandlung mit Benzodiazepinen hier keine echte Indikation sondern nur das geringste Übel dar?

Oelschläger: Für die verlängerte Eliminationshalbwertzeit der Benzodiazepine im Alter ist primär sicher die hepatische Clearance verantwortlich, die sich wesentlich verlangsamt. Dieses Faktum muß vor dem Hintergrund gesehen werden, daß die genetische Steuerung der Biosynthese der Leberenzyme im Alter zunehmend versagt („nonsense proteins") und die Biosynthese als solche langsamer erfolgt. Trotzdem möchte ich aus interindividuellen Gegebenheiten die renale Clearance nicht außer acht lassen, die bei 60jährigen nur etwa die Hälfte der des jungen Menschen beträgt.

Klotz: Hier muß man eines im Auge behalten: Benzodiazepine werden praktisch nicht renal eliminiert. Über 95% der Benzodiazepine werden verstoffwechselt, also ist die Leber entscheidend. Bei gesunden Menschen ist die Leberfunktion auch im Alten noch normal. Das Problem liegt aber wohl in der Multimorbidität, die dafür verantwortlich ist, daß die hepatische Elimination im Alter langsamer vor sich geht. Ganz unabhängig von diesen sekundären Vorgängen hat man aber auch bei älteren Leuten beim gleichen Plasmaspiegel eine stärkere Wirkung der Benzodiazepine gefunden, die nichts mit der Elimination zu tun hat. Unabhängig davon gibt es in der Pharmakologie einige Tiermodelle, etwa Rattenstämme, die besonders alt werden. Untersuchungen an diesen Tieren haben gezeigt, daß man auch bei sehr alten Ratten bisher keine zellulären Veränderungen findet, die für die veränderte Benzodiazepinwirkung verantwortlich sein könnten.

Hippius: Also kann man nur zusammenfassen, daß weder Befunde zur Clearance noch zur Leberfunktion noch am Rezeptor das erklären können, was klinisch beobachtet wird.

Rickels: Wir haben bei einer Untersuchung einmal nach älteren Patienten gesucht, die für Jahre regelmäßig Benzodiazepine nehmen. Bei genauerer Befragung dieser Population hat sich dann aber herausgestellt, daß viele Patienten zwar regelmäßig „Besitzer" von Benzodiazepinen sind, keinesfalls aber regelmäßige „Nehmer". Sie haben zwar immer Medikamente bei sich, nehmen sie aber nur relativ selten. Zur Behandlung psychosomatischer Symptome noch eine Bemerkung: Vor kurzem fand im National Institut of Mental Health (USA) Workshop mit Gastrointestologen, Kardiologen und Psychiatern statt, in dem Erfahrungen bei der Behandlung psychosomatischer Symptome mit Benzodiazepinen ausgetauscht wurden. Übereinstimmend war dort zu hören, daß bei der Behandlung gastrointestinaler oder kardiovaskulärer Störungen durch Benzodiazepine zwar die Angst der Patienten gebessert wird, die Symptome selbst aber nicht besser werden bzw. niemand weiß genau, ob sie besser werden, da es hier kaum kontrollierte Untersuchungen gibt.

Hippius: Solche Untersuchungen wären auch in Deutschland bitter nötig, da ja die Resultate empirischer Untersuchungen aus anderen Ländern nicht immer direkt übertragbar sind.

Saletu: Ich möchte eine Bemerkung zur verringerten Gedächtnisleistung älterer Personen machen. Beim Gedächtnis unterscheidet man ja die Akquisitionsphase, die Speicherungsphase und die Abrufungsphase. Diese sind vigilanzabhängig und bei verringerter Vigilanz ist dementsprechend das Gedächtnis schlechter. Bei einer Untersuchung mit Clobazam und Lorazepam konnten wir bezüglich des retrograden Gedächtnisses keinen Unterschied zu Plazebo feststellen. Das anterograde Gedächtnis war nach dem sedierenden Lorazepam deutlich schlechter, wohingegen das nicht sedierende Clobazam sogar eine leichte Verbesserung gegenüber Plazebo erbrachte. Der Einfluß der Vigilanz auf das Gedächtnis ist also ganz wichtig, Reaktionen auf Medikamente hängen unter Umständen weitgehend von der neurophysiologischen Ausgangslage ab.

Berzewski: (Zu Clarenbach): Chronische Schlafstörungen im Alter soll man sicher nicht automatisch mit Benzodiazepinen behandeln. Ich habe eher an situative Schlafstörungen wie z.B bei der Einlieferung in eine Klinik oder angstmachende Änderungen der Lebensumstände gedacht. Bei chronischer Schlaflosigkeit ist in jedem Fall eine erweiterte Diagnostik notwendig, bevor man sich für eine bestimmte Therapie entscheidet. Gelegentlich habe ich gute Wirkungen mit aktivierenden Antidepressiva gesehen.

Kanowski: (Zu Heimann): Ihre Frage nach der untersuchten Population läßt sich aus der referierten Arbeit nicht exakt beantworten, auf jeden Fall waren es Patienten aus Pflegeheimen, nicht aus fachpsychiatrischen Institutionen.

(Zu Clarenbach) Wie schon von Herrn Berzewski ausgeführt, ist speziell bei Schlafstörungen im Alter angesichts der oft bestehenden Multimorbidität eine ausführliche Differentialdiagnostik notwendig. Durch Aufklärung darüber, daß das Schlafbedürfnis im Alter mit fünf oder sechs Stunden Schlaf meist abgedeckt ist, läßt sich schon viel erreichen. Anders sieht es aber natürlich aus bei denjenigen Patienten, die nichts mehr sehen, nichts mehr hören, sich nicht fortbewegen können, denen nichts mehr schmeckt und die dann fragen, was mache ich denn mit der ganzen Zeit, während der ich wach bin. In solchen Fällen sind Benzodiazepine sicher die relativ harmlosesten Medikamente. Ganz allgemein muß man fordern, daß Benzodiazepine auch alten Patienten nicht vorenthalten werden, zumal dann nicht, wenn man sie in solche Heime steckt, in denen es für den Arzt keine anderen Behandlungsmöglichkeiten, wie z.B. Aktivierung am Tage und Förderung des natürlichen Schlafes, gibt.

Hippius: Im Laufe dieser Diskussion sind wir zunehmend auf allgemeinere Probleme gestoßen. Mir liegt noch sehr am Herzen, darauf hinzuweisen, von welch praktischer Bedeutung die Probleme der Behandlung alter Menschen ist. In USA ist z.B. die Forschung auf dem Gebiet der präsenilen oder senilen Demenzen weitaus intensiver als in der Bundesrepublik. Dort ist man sich der volksgesundheitlichen Belastung durch die Probleme alter Menschen in sehr viel höherem Maße bewußt. Auch bei uns ist eine Intensivierung der Demenzforschung dringend notwendig.

Wirksamkeits- und Verträglichkeitsvergleich von Alprazolam gegen Amitriptylin bei der Behandlung von depressiven Patienten in der Praxis des niedergelassenen Allgemein- und Nervenarztes[*]

G. Laakmann, D. Blaschke, H. Hippius und D. Messerer

Einleitung

Obwohl Benzodiazepinderivate vorwiegend zur Behandlung von Angstsyndromen eingesetzt werden, zeigen einige Doppelblindprüfungen aus dem angloamerikanischen Raum, daß das Triazolobenzodiazepin Alprazolam bei der ambulanten Behandlung von depressiven Patienten einen den trizyklischen Antidepressiva vergleichbaren Therapieerfolg bewirkt. Insbesondere wurde bei ambulanten Patienten mit einer „primary depressive disorder" die therapeutische Wirksamkeit und Verträglichkeit von Alprazolam im Vergleich zu Imipramin und Plazebo und im Vergleich zu Amitriptylin, Doxepin und Plazebo geprüft (Feighner et al., 1982). Eine andere Vergleichsstudie mit Alprazolam, Diazepam, Imipramin und Plazebo erwies den therapeutischen Erfolg von Alprazolam mit Imipramin vergleichbar und signifikant ausgeprägter als den von Diazepam und Plazebo (vgl. den Beitrag von Rickels in diesem Band).

Ziel der vorliegenden Studie war der Vergleich der Wirksamkeit und Verträglichkeit von Alprazolam und Amitriptylin im deutschen Sprachraum bei der Behandlung von ambulanten Patienten mit einem depressiven Syndrom.

Material und Methoden

Behandelt werden sollten männliche und weibliche Patienten im Alter von 18–65 Jahren mit einem depressiven Syndrom, bei dem eine Behandlung mit Antidepressiva indiziert war. Als Anfangsdosis der randomisiert zugeteilten Medikamente war für Alprazolam 1,5 mg/Tag und für Amitriptylin 75 mg/Tag vorgesehen. Als Behandlungsdauer war ein Zeitraum von 6 Wochen mit einer vorhergehenden 3–7 tägigen Wash-out-Phase angesetzt.

Die wichtigsten Ausschlußkriterien waren:
Selbstmordgefahr, schwere organische Erkrankungen und Sucht.

Neben einer generellen Anamnese wurden zur Erfassung der therapeutischen Effizienz in wöchentlichen Abständen als Fremdbeurteilungsskalen die Clinical Global Impression (CGI; NIMH 1976), die Hamilton-Depressions-Skala (HAMD; Hamilton 1967a) und die Hamilton-Angst-Skala (HAMA; Hamilton 1976b) eingesetzt.

Folgende Selbstbeurteilungsskalen wurden verwendet: Patient Global Impression (PGI), Eigenschaftswörterliste (EWL; Janke u. Debus 1977) und die Selbstbeurteilungs-Depressions-Skala (SDS; Zung 1976) (Tabelle 1).

---

[*] Allen Ärzten, die an der Studie mitgearbeitet haben, sei an dieser Stelle recht herzlich gedankt.

Tabelle 1. Prüfplan: verwendete Skalen zur Fremd- und Selbstbeurteilung im zeitlichen Verlauf

	Fremdbeurteilungs-Skalen							
	CGI HAMA HAMD AMP 4 Labor	CGI HAMA HAMD AMP 4	CGI HAMA HAMD AMP 4	CGI HAMA HAMD AMP 4	CGI HAMA HAMD AMP 4	CGI HAMA HAMD AMP 4	CGI HAMA HAMD AMP 4	CGI HAMA HAMD AMP 4 Labor
Alprazolam Tag Amitript.	−3/−7	0	7	14	21	28	35	42
	PGI SDS EWL	PGI SDS EWL	PGI SDS EWL	PGI SDS EWL	PGI SDS EWL	PGI SDS EWL	PGI SDS EWL	PGI SDS EWL
	Selbstbeurteilungs-Skalen							

Die Prüfung der Wirksamkeit und Verträglichkeit von Alprazolam im Vergleich zu Amitriptylin wurde entsprechend dem Modell der „Studiengruppe — Psychopharmaka in der ärztlichen Praxis" durchgeführt (Laakmann 1981; Laakmann u. Hippius 1981), das im folgenden kurz zusammengefaßt dargestellt werden soll.

Zuständig für medizinische Leitung, Gesamtentwurf und -auswertung war die Psychiatrische Klinik München. Die statistische Auswertung wurde von der Gesellschaft für Informationsverarbeitung und Statistik in der Medizin e.V. (GIS) vogenommen.

Alle teilnehmenden Ärzte wurden in einem Einführungstreffen über die Einzelheiten der Studie informiert. Mit Hilfe eines Musterinterviews auf Videoband wurde die Dokumentation des Behandlungsverlaufs der Patienten in den verwendeten Skalen trainiert und standardisiert.

Die Behandlung der Patienten wurde anschließend selbstverantwortlich von den niedergelassenen Ärzten entsprechend dem Prüfplan durchgeführt und in den Prüfmappen dokumentiert.

Die Auswertung der Studie erfolgte in drei Teilabschnitten. Zunächst wurden nach Ablauf der Behandlung alle Untersuchungsunterlagen unter Blindbedingungen durchgesehen und für jeden Patienten festgestellt, ob die Aufnahmekriterien erfüllt waren und wie lange der jeweilige Behandlungsverlauf für die statistische Auswertung berücksichtigt werden konnte (Rücklaufkontrolle, Teilauswertung I).

Die statistische Gesamtaussage über die therapeutische Wirksamkeit der beiden Medikamente basiert auf einer Varianzanalyse für wiederholte Messungen mit 2 Gruppenfaktoren (Medikament, Arzt), in der die Fremd- und Selbstratings aller Patienten mit vollständigen Daten berücksichtigt wurden (Teilauswertung II). Zur differenzierten Deskription des Behandlungsverlaufs in beiden Medikamentengruppen wurde explorativ eine 2faktorielle Varianzanalyse für alle Patienten mit gültigen Daten zum jeweiligen Zeitpunkt gerechnet (Differenzen zwischen Ausgangswert, Tag 0 und allen Folgewochen).

Zur Frage des therapeutischen Effekts und der Verträglichkeit beider Präparate wurde in einem abschließenden klinischen Bericht unter Berücksichtigung aller verfügbaren Infomationen Stellung genommen (Teilauswertung III).

Hierbei wurde mittels 2- bzw. 3faktorieller Varianzanalyse der Verlauf der Besserung in den folgenden Untergruppen verglichen:
— Patienten von Allgemein- oder Nervenarzt
— Patienten mit endogener bzw. nicht-endogener Depression
— Patienten mit unterschiedlichem Schweregrad der psychischen Erkrankung (leicht, mittel, schwer nach CGI, Item 1).

Der Vergleich der Verträglichkeit basiert auf folgenden Erfassungsmethoden:
— Nennungen im CGI, Item 4 (Nebenwirkungen)
— Angaben über Dosisreduktion, Behandlungsabbruch oder Zusatzmedikation wegen Nebenwirkungen
— freie Eintragungen über Nebenwirkungen in den Protokollen
— Vergleich von RR, Puls, Laborparametern und Häufigkeitsveränderungen im somatischen Befund.

Ergebnisse

38 Ärzte (16 Allgemeinärzte und 22 Nervenärzte) behandelten insgesamt 318 Patienten. Von diesen 318 Patienten wurden 39 wegen Nichterfüllen der Ein- und Ausschlußkriterien ausgeschlossen, 25 Patienten wurden weniger als 1 Woche mit

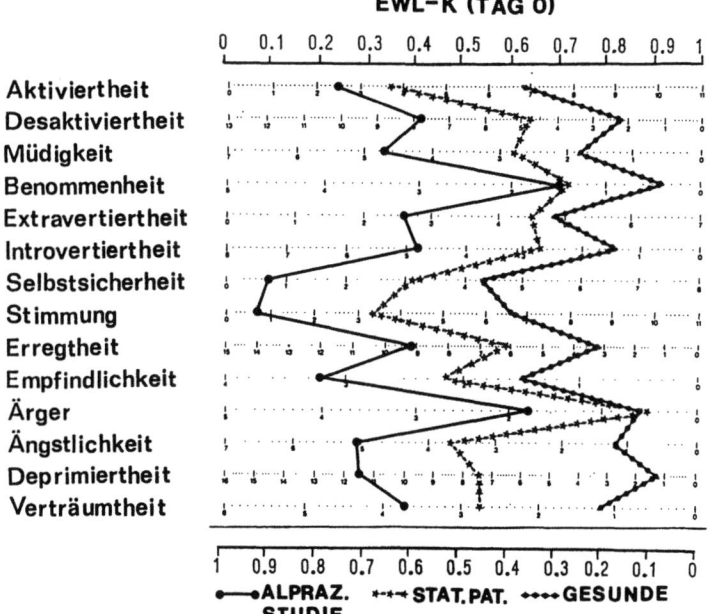

Abb. 1. Vergleich der psychischen Befindlichkeit von ambulanten Patienten dieser Studie und stationären Patienten zu Beginn der Behandlung mit der von gesunden Vergleichspersonen

Verum behandelt, bei 56 Patienten wurde die Behandlung vorzeitig abgebrochen. Vollständige Daten über die Behandlung von 6 Wochen liegen von insgesamt 178 Patienten (82 Alprazolam und 96 Amitriptylin) vor.

Die *Überprüfung der Randomisierung* — vor allem der Vergleich der Skalenwerte der vollständig und der unvollständig behandelten bzw. ausgeschlossenen Patienten hinsichtlich Schweregrad und sozio-demographischer Daten — ergaben keine Hinweise auf Selektion zwischen den Medikamentengruppen.

Der *Vergleich des Schweregrads der Erkrankung zu Beginn* der Behandlung anhand der 14 Subskalen der EWL mit Standardwerten von stationär behandelten depressiven Patienten und denen von Gesunden zeigt, daß die Punktwerte der ambulant behandelten Patienten gleich oder höher sind als die der stationär behandelten Patienten (Abb. 1).

Therapeutische Wirksamkeit

Die Ergebnisse der statistischen Auswertung lassen während und am Ende der 6 Wochen in der Gesamtgruppe zwischen beiden Medikamenten keine Unterschiede erkennen (n = 178; Patienten mit evaluierbaren Daten zwischen Tag 0 – 42; 2faktorielle Varianzanalyse mit wiederholten Messungen).

Eine deutliche Verbesserung des Krankheitszustandes und der Befindlichkeit zeigt sich am Ende in allen Skalen ($p < 0.001$). Verglichen mit dem Profil von Gesunden besteht dennoch in einigen Subskalen der EWL, besonders „Stimmung", „Angst" und Depression", ein sichtbarer Unterschied (Abb. 2).

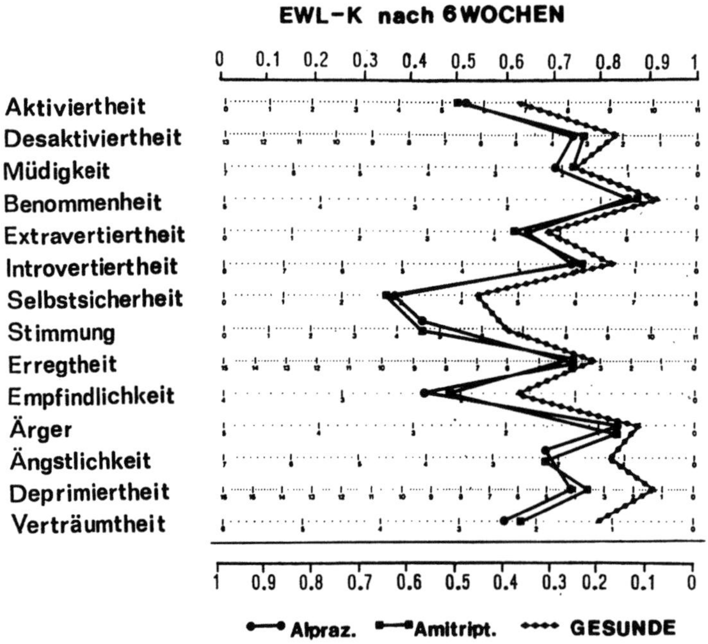

Abb. 2. Vergleich der psychischen Befindlichkeit am Behandlungsende von Patienten der Alprazolam- und Amitriptylingruppe verglichen mit der von Gesunden

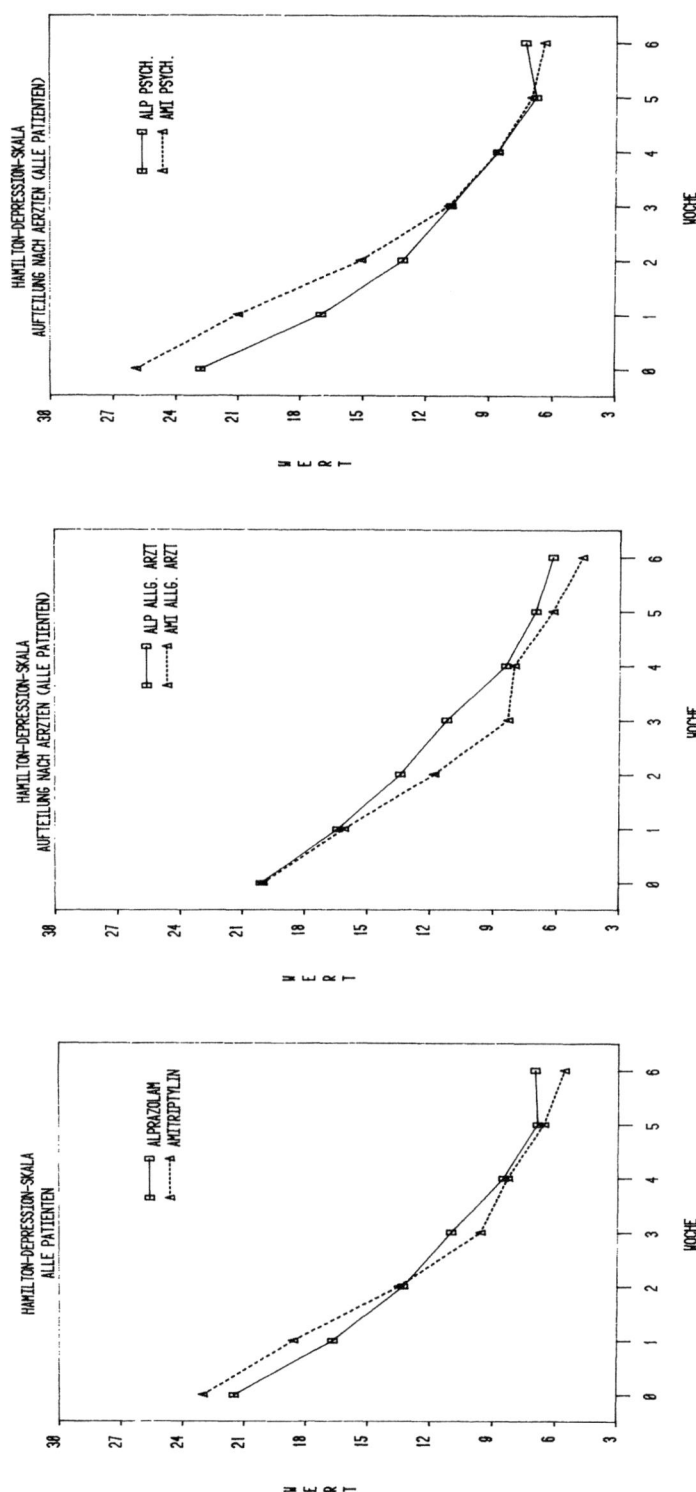

Abb. 3. Verlauf der Punktwertreduktion in der HAMD in der Gesamtgruppe, bei Patienten von Allgemeinärzten und bei Patienten von Nervenärzten

100 %

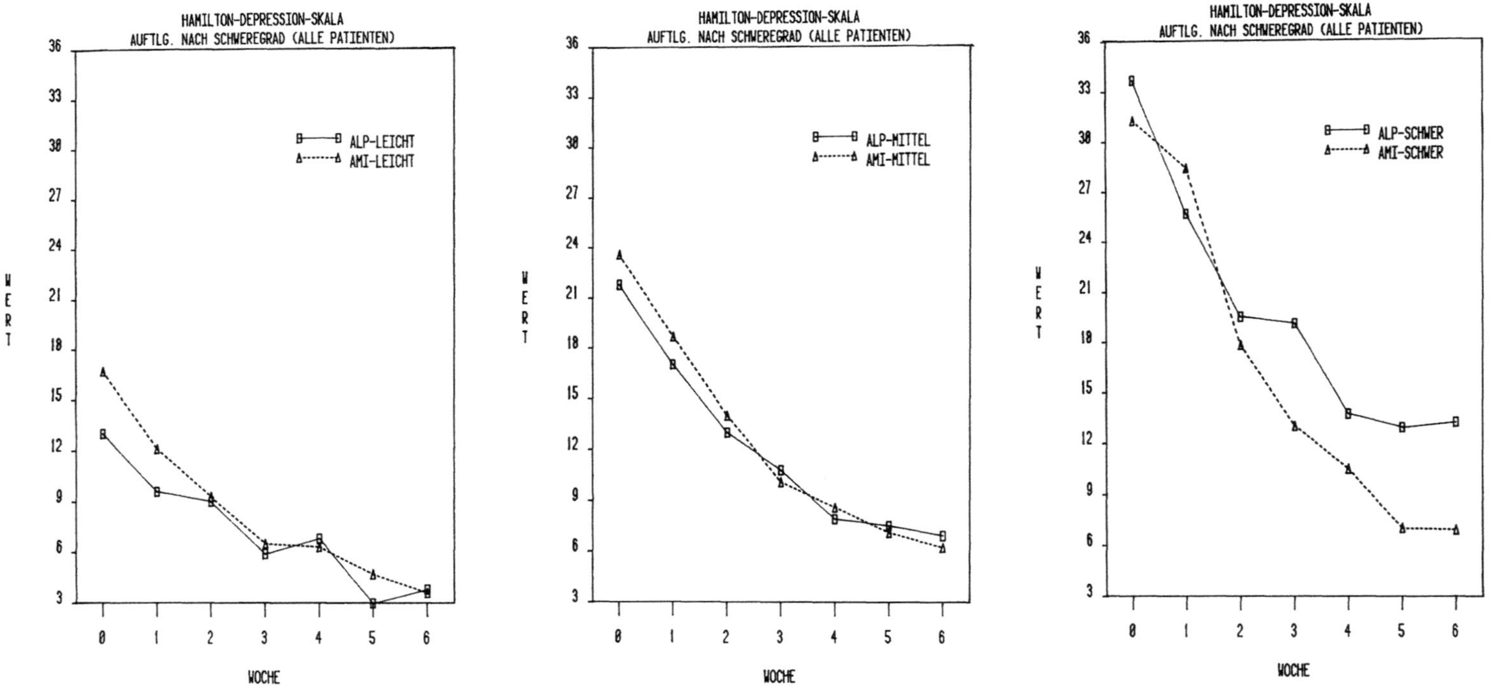

Abb. 4. Verlauf der Punktwertreduktion in der HAMD von "leicht", "mittel" und "schwer" kranken Patienten (CGI, Tag 0, Item I)

Die weitere Analyse des Behandlungsverlaufs der Patienten unterteilt nach Arzt, Diagnose, Schweregrad, hier nur dargestellt am Beispiel der HAMD, zeigt folgende Ergebnisse:
- zwischen den Patienten der beiden *Arztgruppen* zeigen sich signifikante Unterschiede im Umfang der erreichten Besserung (Wechselwirkung Arzt/Zeit $p < 0.01$; niedrigere Ausgangswerte und geringere Punktwertreduktion der Patienten von Allgemeinärzten im Gegensatz zu denen von Nervenärzten), wobei Unterschiede im erreichten Besserungsumfang zuungunsten von Alprazolam bei Patienten von Nervenärzten vorhanden zu sein scheinen (Abb. 3).
- Die Unterteilung der Patienten nach *endogen und nicht-endogen* depressiven Patienten zeigt, daß bei den als endogen bezeichneten Patienten, vor allem nach der 4. Woche, unter Amitriptylin im Gegensatz zu Alprazolam ein weiterer therapeutischer Erfolg zu verzeichnen ist.
- Bei der Einteilung der Patienten nach *Schweregrad* (leicht, mittel, schwer) ist unter Amitriptylin, bei Patienten, deren Symptomatik als „schwer" (insgesamt 15% aller behandelten Patienten) bezeichnet wird, der Punktwertabfall ab der 4. Woche im Gegensatz zu Alprazolam deutlich ausgeprägter. Bei Patienten, deren Schweregrad als „leicht oder mittel" (insgesamt 85% aller behandelten Patienten) bezeichnet wurde, kommt es zu im wesentlichen parallelen Verläufen (Abb. 4).

Verträglichkeit

Abbruch wegen Nebenwirkungen (Müdigkeit, Übelkeit, Schwindelgefühl, Mundtrockenheit) wurde bei 10 Patienten der Alprazolam- und 4 der Amitriptylingruppe verzeichnet. Die Häufigkeit der im CGI erfaßten Nebenwirkungen unter Berücksichtigung aller Patienten mit evaluierbaren Daten ist während der gesamten Behandlung unter Alprazolam etwa 10% niedriger (Alprazolam im Mittel 30%, Amitriptylin ca. 40%). Am deutlichsten sind Häufigkeitsunterschiede bei Mundtrockenheit (Alprazolam 22.2% und Amitriptylin 41.0%) und Tagesmüdigkeit (Alprazolam 14.1% und Amitriptylin 8.3%) zu sehen.

Unter Berücksichtigung aller Möglichkeiten zur Erfassung von Nebenwirkungen ergibt sich folgende Gesamthäufigkeit von Unverträglichkeitsnennungen:
Alprazolam: 91 von 135 Patienten (67.4%).
Amitriptylin: 110 von 144 Patienten (76.4%).

Dosierung

Die Analyse des Behandlungserfolgs und der Verträglichkeit unter Berücksichtigung verschiedener Dosierungen (3 Kapseln/Tag versus > 3 Kapseln/Tag) erbrachte keine unterschiedlichen Ergebnisse in beiden Behandlungsgruppen.

Diskussion

Die Ergebnisse der vorliegenden Studie erlauben den Schluß, daß das von der „Studiengruppe – Psychopharmaka in der ärztlichen Praxis" gewählte Modell zur Bestimmung der Wirksamkeit und Verträglichkeit von psychoaktiven Substanzen bei ambulanten Patienten, die sich in der Behandlung von niedergelassenen Allgemein und Nervenärzten befinden, geeignet ist, valide und wissenschaftlich abgesicherte Ergebnisse zu erarbeiten.

Die Anzahl der Ausschlüsse und Drop-outs halten sich im üblichen Rahmen derartiger Studien, die unter ambulanten Bedingungen durchgeführt werden.

Da die Überprüfung der Randomisierung keine statistisch signifikanten Unterschiede zwischen den Merkmalen der evaluierbaren Patienten einerseits und denen der Drop-outs andererseits erbrachte, kann davon ausgegangen werden, daß keine Selektion stattfand und die Ergebnisse für eine ambulante Therapie repräsentativ sind.

Die Beurteilung des Schweregrads der Erkrankung zu Beginn der Behandlung anhand des EWL-Profils zeigt, daß die in die Studie aufgenommenen Patienten mindestens eine gleich starke, teilweise sogar stärkere Beeinträchtigung ihres Befindens angeben als stationär aufgenommene Patienten.

Im Verlauf der Behandlung kommt es in beiden Behandlungsgruppen zu einer statistisch signifikanten Besserung. Bei Patienten mit einem leichten bis mittleren depressiven Syndrom ist unter Alprazolam wie unter Amitriptylin eine vergleichbare Wirksamkeit zu verzeichnen (ca. 85% aller evaluierbaren Patienten). Bei den Patienten, bei denen der Grad der psychischen Erkrankung als „schwer" gewertet wurde (etwa 15% aller evaluierbaren Patienten) war ab der 4. Woche ein größerer therapeutischer Erfolg unter Amitriptylin zu beobachten als unter Alprazolam.

Eine Analyse der verschiedenen Methoden zur Bestimmung der Nebenwirkungen bescheinigt Alprazolam in allen Dosierungen eine bessere Verträglichkeit im Vergleich zu Amitriptylin.

Die Ergebnisse zeigen, daß bei der ambulanten Behandlung von Patienten mit einem depressiven Syndrom leichter bis mittlerer Ausprägung unter Alprazolam und Amitriptylin vergleichbare Therapieerfolge erzielbar sind, wobei die Gesamtverträglichkeit unter Alprazolam besser ist als unter Amitriptylin.

Literatur

Feighner JP (1982) Benzodiazepines as antidepressants. In: Ban T A, Freyhan F A, Pöldinger W (eds) Mod Probl Pharmacopsychiat, Vol. 18. Karger, Basel, pp 196–212

Hamilton M (1976a) 049 HAMD. Hamilton Depression Scale. In: Guy W (ed) ECDEU Assessment Manual for Psychopharmacology, Revised Edition. Rockville, Maryland, pp 179–192

Hamilton M (1976b) 048 HAMA. Hamilton Anxiety Scale. In: Guy W (ed) ECDEU Assessment Manual for Psychopharmacology, Revised Edition Rockville, Maryland, pp 193–198

Janke W, Debus G (1977) Die Eigenschaftswörterliste (EWL) – Ein Verfahren zur Erfassung der Befindlichkeit. Hogrefe, Göttingen Toronto Zürich

Laakmann G (1981) Studienmodell zur Prüfung von Psychopharmaka in der ärztlichen Praxis. Z f Allgemeinmed 57/2: 103–111

Laakmann G, Hippius H (1981) Organization and methodological aspects of outpatient studies. In: Angrist B, Burrous G D, Lader L, Lingjaerde O, Sedvall G, Wheathley D (eds) Recent advances in neuropsychopharmacology (Advances in the biosciences) 31. Pergamon, Oxford New York, pp 125–134

National Institute of Mental Health (1976) 028 CGI. Clinical Global Impressions. In: Guy W (ed) ECDEU Assessment Manual for Psychopharmacology, Revised Edition. Rockville, Maryland, pp 217–222

Zung WW (1976) 073 SDS. Self-Rating Depression Scale. In: Guy W (ed.) ECDEU Assessment Manual for Psychopharmacology, Revised Edition. Rockville, Maryland, pp 333–336

Die Bedeutung der Benzodiazepinderivate in der Depressionsbehandlung

W. Pöldinger

Wenn wir die Entwicklung der modernen Psychopharmakologie historisch betrachten, so hatten wir zunächst einmal die Neuroleptika als Beruhigungsmittel ohne schlaferzwingende, aber mit einer schlafanstoßender Wirkung, welche sich neben der nur schlafanstoßenden Wirkung von anderen Beruhigungsmitteln aber vor allem dadurch unterschieden, daß sie besonders bei schizophrenen Denkstörungen, Wahnideen und Sinnestäuschungen eine sogenannte „antipsychotische Wirkung" entfalteten. (Antipsychotisch bedeutet hier keinen Hinweis auf eine kausale Wirkung, sondern nur eine Konvention über die Art der Wirkung bei Psychosen.)

Als nächste Gruppe hatten wir die trizyklischen Antidepressiva, deren charakteristische Eigenschaft es ist, bei endogenen Depressionen innerhalb der ersten 3 Monate, in welcher mit einer Spontanremission noch selten zu rechnen ist, eine deutliche stimmungsaufhellende depressionslösende Wirkung zu entfalten.

Als dritte wesentliche Gruppe standen uns schließlich die Benzodiazepinderivate zur Verfügung, die dadurch charakterisiert sind, daß es sich ebenfalls um nur schlafanstoßende und nicht schlaferzwingende Beruhigungsmittel handelt, denen aber im besonderen eine angstlösende und neurovegetative Funktion sowie zentral regelnde, muskelrelaxierende und antikonvulsive Wirkung zukommt.

Mit dieser Kurzbeschreibung sind eigentlich auch die klassischen Indikationen dieser Medikamentengruppen beschrieben. Schon früh gab es aber Grenzüberschreitungen, wenn beispielsweise den Neuroleptika Thioridazin, Lävomepromazin und Chlorprothixen eine gewisse antidepressive Eigenwirkung zugeschrieben wurde. In neuerer Zeit wird auch dem Flupentixol eine derartige Wirkung zugeschrieben.

Eine Grenzüberschreitung bei den Benzodiazepinderivaten gab es zunächst dahingehend, daß dem Diazepam schon sehr früh und jetzt auch neuerlich eine gewisse „antipsychotische" Wirkung bei schizophrenen Psychosen zugeschrieben wird.

Im Gegensatz zu den Neuroleptika und Antidepressiva, die vielfach alleine verschrieben werden, wurden die Benzodiazepine schon sehr früh als Zusatzmedikation verwendet, und zwar einerseits bei somatisch wirkenden Arzneimitteln in der Annahme, daß bei dem Kranken auch eine gewisse psychovegetative Dämpfung von Vorteil sei, andererseits aber auch als Zusatzmedikation vor allem zu Antidepressiva, gelegentlich auch zu Neuroleptika, wenn es darum ging, eine besonders angstdämpfende Wirkung zu erzielen.

Dies ist besonders häufig bei Depressiven der Fall, einerseits als Ergänzung der angstlösenden Wirkung gewisser Antidepressiva, andererseits aber auch als Simulantenbehandlung bei ängstlich-suizidalen Patienten, nämlich für die Zeitdauer bis zum Einsetzen der eigentlichen stimmungsaufhellenden Wirkung der Antidepressiva, was ja in der Regel erst nach Tagen bis Wochen der Fall ist. Erst mit der Aufhellung der Stimmung bildet sich auch die Suizidalität zurück, und es ist daher üblich, bei suizidal-ängstlichen Patienten eine Simultanbehandlung durchzuführen, eben in der Art, daß man vom Beginn bis zum Eintreten der stimmungsaufhellenden Wirkung entweder Neuroleptika oder Benzodiazepinderivate verabreicht. Eine besondere Zusatzmedikation erfuhren die Benzodiazepinderivate aber auch dadurch, daß sie eine deutliche schlafanstoßende Wirkung haben und daher auch als Schlafmittel eine große Indikationsbreite haben.

Mit der Einführung der Benzodiazepinderivate mit mittellanger Eliminationshalbwertzeit tauchten aber auch immer wieder Hinweise auf, daß Benzodiazepinderivaten eine antidepressive Wirkung zukäme. Diesbezüglich muß aber festgehalten werden, daß sich diese antidepressive Wirkung nie auf endogene Depressionen, d.h. Depressionen aus dem manisch-depressiven Formenkreis, bezog, sondern in der Regel auf psychoreaktive Depressionen, bei welchen aber schon immer bekannt war, daß es nicht unbedingt nötig ist, Antidepressiva zu geben, sondern daß man hier auch mit Benzodiazepinderivaten oder Neuroleptika ausreichende Wirkung erzielen kann, besonders bei den kurzzeitigen reaktiven Depressionen, aber auch bei reaktiven Entwicklungen wie zum Beispiel Erschöpfungsdepressionen oder neurotischen Depressionen.

Die Frage einer antidepressiven Wirkung auch bei endogenen Depressionen ist ein Streitpunkt der letzten Jahre. An den diesbezüglichen Differenzen sind aber nicht nur pharmakodynamische und pharmakokinetische Gesichtspunkte von Relevanz, sondern auch Fragen der Nomenklatur, so vor allem bezüglich der Divergenzen zwischen den Klassifikationen depressiver Erkrankungen im ICD 9 und dem DMS-III. Die Einführung der sogenannten „major affective disorders" führte nämlich zu einer Gruppierung depressiver Erkrankungen, die mit dem Begriff der endogenen Depression nicht mehr unbedingt etwas gemeinsam hatte, da es sich hier um den Versuch handelte, zu operationalisieren, und daher vor allem quantitative Gesichtspunkte von Bedeutung waren, während bei der Längsschnittdiagnose endogener Depression vor allem qualitative, aber auch hereditäre und Verlaufsgesichtspunkte von Bedeutung sind. Diesbezüglich erfolgt allerdings in jüngster Zeit eine gewisse Annäherung, und es ist zu hoffen, daß das ICD 10 und das DMS-IV mehr Gemeinsamkeiten haben werden als ihre Vorgänger. Die Ideallösung wäre natürlich, wenn man beide Klassifikationssysteme zu einem vereinheitlichen könnte. Dies würde zur internationalen Verständigung wesentlich beitragen.

In diesem Zusammenhang ist besonders das Alprazolam zu erwähnen, das neben dem Triazolam einer neuen Gruppe von Benzodiazepinen, nämlich den Triazolobenzodiazepinen zuzuordnen ist. Aufgrund der internationalen Literatur und auch der eigenen Erfahrungen handelt es sich um ein potentes Benzodiazepinderivat mit ausgesprochen guten angstlösenden, psychovegetativ dämpfenden und sedierenden sowie in höherer Dosierung auch schlafanstoßenden Eigenschaften. Verschiedene Untersuchungen sprechen dafür, daß diesem Benzodiazepinderivat besondere antidepressive Eigenschaften zukommen. Dazu muß aber folgendes festgestellt werden: Erstens liegen keine Untersuchungen an schwer kranken, hospitalisierten endogenen Depressionen vor. Diese Untersuchungen wären die Voraussetzung dafür, ein Medikament als Antidepressivum im Sinne der Wirkung der trizyklischen Antidepressiva zu bezeichnen.

Zweitens wurden bei nicht-endogenen Depressionen schon immer Benzodiazepinderivate verwendet, gelegentlich auch alleine, und man müßte daher die auf diesem Gebiete sehr breit vorliegenden Untersuchungen mit Alprazolam jetzt durch Untersuchungen ergänzen, welche zeigen, daß sie sich in diesen Eigenschaften signifikant von anderen, besonders Benzodiazepinen mit mittlerer Eliminationshalbwertzeit, unterscheiden. Derartige Untersuchungen sind jetzt angelaufen und man sieht den Ergebnissen mit Interesse entgegen.

Drittens kann man aber bereits sagen, daß sich die Wirkungsweise von Benzodiazepinen bei Depressiven von der von trizyklischen oder nicht-trizyklischen Antidepressiva dadurch unterscheidet, daß Benzodiazepine jeweils eine Sofortwirkung zeigen, welche von den Patienten als sehr angenehm empfunden wird. Diese Sofortwirkung wiederholt sich bei jeder neuerlichen Einnahme. Der Patient hat also jedesmal nach der Einnahme das Gefühl, daß es ihm bessergehe. Bei trizyklischen und nicht-trizyklischen Verbindungen ist dies anders. Zunächst einmal stellen sich keine angenehmen Wirkungen ein, sondern eher unangenehme Begleiterscheinungen aufgrund der peripheren anticholinergen Wirkung. Der eigentliche antidepressive, stimmungsaufhellende Effekt stellt sich aber erst nach Tagen is Wochen ein und zeigt dann eine gewisse Konstanz und Zunahme der Wirkung. Der Unterschied besteht also darin, daß man in einem Fall jeweils Sofortwirkung hat, im anderen Fall aber erst nach längerer Zeit eine grundsätzliche Änderung der Stimmungslage eintritt.

Viertens ergäbe sich aus der Anwendung einwandfrei erwiesen antidepressiv wirkender Benzodiazepine der Vorteil der sehr guten Verträglichkeit, der fehlenden Kardiotoxizität und der fehlenden Interaktionen mit anderen Arzneimitteln. Dem stünde aber der Nachteil entgegen, daß man Benzodiazepinen nicht zu lange anwenden soll. Es wird allgemein empfohlen, eine Dauer von 3 Monaten nur aus triftigen Gründen zu überschreiten, da ein gewisses Problem mit Rebound-Phänomenen bzw. pharmakologischen Gewöhnungserscheinungen entsteht, die in seltenen Fällen in Abhängigkeit und in noch selteneren Fällen auch in Sucht übergehen können. Außerdem muß jene Gruppe von Patienten von einer derartigen Behandlung ausgeschlossen werden, von denen man schon weiß, daß sie zum Mißbrauch von Medikamenten neigen, wie zum Beispiel Alkoholiker oder Patienten, die schon früher Mißbrauch mit Arzneimitteln betrieben haben. Nun ist es aber gerade diese Gruppe von Patienten, welche sehr häufig unter depressiven Verstimmungszuständen, nicht zuletzt auch im Entzug, leidet.

Damit ergibt sich für die Benzodiazepine im allgemeinen und für Alprazolam im besonderen, daß es hochinteressant ist, weitere Untersuchungen auf dem Gebiete der antidepressiven Wirkung von Alprazolam zu unternehmen, daß es aber andererseits nach dem heutigen Stand des Wissens nicht möglich ist, Alprazolam die gleichen Eigenschaften zuzuschreiben wie insbesondere den trizyklischen Antidepressiva. Eine interessante neue Entwicklung auf dem Gebiete der Benzodiazepine ist daher durch Alprazolam in Fluß gekommen, die Akten darüber können aber wahrscheinlich noch lange nicht geschlossen werden.

Fünftens muß aber kritisch angemerkt werden, daß es zwar sehr wünschenswert wäre, wenn in der Praxis jeweils eine klassische Diagnose und entsprechende Indikation gestellt werden könnte, daß dies aber vielfach nicht der Fall ist. Die durchschnittlichen Depressionszustände meist ängstlicher Art, welche der Prakti-

Tabelle 1. Statistische Auswertung der geschlossenen Fragen zum Thema „Depressionen und Randgebiete" (N = 132)

Haben in den letzten fünf Jahren depressive Zustandsbilder			
zugenommen: 158 (68,1%)	abgenommen: 2 (0,9%)	gleich geblieben:	72 (31,0%)
Haben in den letzten fünf Jahren ängstliche Zustandsbilder			
zugenommen: 171 (73,7%)	abgenommen: 4 (1,7%)	gleich geblieben:	57 (24,6%)
Wie lassen sich depressive von ängstlichen Zustandsbildern trennen?			
leicht: 30 (13,3%)	schwer: 162 (71,7%)	meist nicht möglich:	34 (15,0%)
Kann man zwischen larvierten Depressionen und psychosomatischen Störungen im Sinne psychovegetativer Syndrome unterscheiden?			
leicht: 17 (7,5%)	schwer: 161 (71,3%)	meist nicht möglich:	48 (21,2%)
Welche Zustandsbilder sind schwieriger zu behandeln?			
depressive: 94 (41,4%)	ängstliche: 64 (28,2%)	kein Unterschied:	69 (30,4%)
Die meisten Depressionen kann man wie folgt behandeln			
nur medikamentös: 13 (5,7%)	nur psychotherapeutisch: 4 (1,7%)	kombiniert:	213 (92,6%)
Wie beurteilen Sie die Prognose bei Depressionen und bei psychosomatischen Störungen und Erkrankungen?			
bei Depressionen besser: 77 (35,5%)	bei psychosomatischen Störungen und Erkrankungen besser: 65 (30,0%)	kein Unterschied:	75 (34,5%)

ker zu sehen bekommt, machen es ihm alleine oft schon sehr schwierig, eine klare Unterscheidung zwischen depressiven und ängstlichen Verstimmungen zu treffen. In der Tabelle 1 findet sich die Auswertung von 132 Fragebögen, welche praktizierende Ärzte im Rahmen einer neuen Zeitschrift, nämlich dem „Frage- und Antwortjournal — questions et réponse", welches im IMB-Verlag als Zusatzheft zu der Zeitschrift „Der informierte Arzt" erscheint, beantwortet haben. Daraus ist ein weiteres Mal ersichtlich, daß vor allem die praktischen Ärzte der Meinung sind, daß sowohl depressive Verstimmungen als auch ängstliche Verstimmungen zunehmen. Dabei ist aber auch zu beachten, daß rund 86% der Ärzte der Meinung sind, daß diese Zustandsbilder schwer oder nicht zu trennen sind. Ähnliche Schwierigkeiten geben sie für die Unterscheidung zwischen larvierten Depressionen und psychosomatischen Störungen im Sinne psychovegetativer Syndrome an. Daraus ergibt sich die Tatsache, daß es selbst bei klar abgegrenzten Indikationen in der Praxis offenbar häufig schwierig ist, die unterschiedlichen Indikationen für Antidepressiva im Sinne von Anxiolytika zu trennen.

Ich glaube aber, daß es bei wissenschaftlichen Erörterungen immer auch wesentlich ist zu beobachten, wie sich die Problematik in der Perspektive des praktischen Arztes zeigt, denn dieser hat ja mit einem Großteil der relevanten Patienten ausschließlich oder primär zu tun.

Diskussion zu den Beiträgen Laakmann et al. und Pöldinger

(Auch bei diesem Vortragsblock wurden die Diskussionsbemerkungen gesammelt und aus Zeitgründen nur zum Abschluß von beiden Autoren in einer abschließenden Stellungnahme beantwortet).

Philipp: Ich meine, man muß die Aussage, daß Alprazolam bei leichten und mittelschweren Depressionen genauso wirksam ist wie Amitriptylin, doch einschränken, da wesentliche Aspekte, die für die Beurteilung eines Medikaments wichtig sind, bei Alprazolam noch gar nicht geprüft sind. Zum Beispiel ist noch völlig unklar, ob das Rückfallrisiko nach einer Behandlung mit Alprazolam eventuell anders ist als nach einer Behandlung mit einem Standardantidepressivum. Auch solche Aspekte wie Gewöhnung, Rebound nach Absetzen, Abhängigkeitsentwicklung usw. sind noch gar nicht ausreichend überprüft.

Benkert: Ich stimme Herrn Philipp zu und würde es jedenfalls für eine verfrühte Empfehlung halten, wenn man das Alprazolam den trizyklischen Antidepressiva gleichstellen würde, und sei es auch nur bei bestimmten Patientengruppen. In diesem Zusammenhang habe ich auch drei Fragen: 1. Gibt es schon Daten über eine mögliche Abhängigkeitsentwicklung bei Alprazolam? 2. Wie sicher ist die ja ohnehin nicht leichte diagnostische Unterscheidung von endogenen und neurotischen Depressionen in einer Untersuchung, die an ambulanten Patienten durchgeführt wurde? 3. Warum wurde nur die Hamilton-Depressionsskala benutzt und nicht zusätzlich eine der feiner untergliedernden Skalen, etwa die Rafaelsen-Beck-Skala, die weniger reine Angstitems enthält.

Angst: Gab es auf der Symtomebene qualitative Unterschiede zwischen beiden Medikamenten?

Klotz: Bei Untersuchungen an ambulanten Patienten ist die Compliance der Patienten besonders wichtig. Wurde das überprüft?

Oelschläger: Wenn man den geringfügigen Unterschied in der Struktur von Alprazolam und Triazolam betrachtet, dem Alprazolam mangelt ein Chloratom am 6-ständigen Phenylring, dann vermag man die großen pharmakokinetischen und pharmakodynamischen Unterschiede zwischen den Substanzen nicht zu verstehen. Ein möglicher Ansatz für eine Erklärung könnte eine veränderte, weitgehend stabile Stereostruktur der Moleküle in Lösung sein. Zur Lösung dieses Problems haben wir Untersuchungen mit hochauflösender NMR-Spektroskopie begonnen.

Kanowski: Ich möchte noch einmal auf Interdepedenzen zwischen Angst und Depression kommen. Besonders würde mich interessieren, ob Sie zeitlich aufeinanderfolgende Teilwirkungen beobachten konnten, also z.B. ob vielleicht die antidepressive Wirkung auf die anxiolytische folgt?

Hippius: Hinsichtlich der generellen Bewertung des Alprazolams würde ich — vor allem was Empfehlungen betrifft — eine Spur zurückhaltender sein als Herr

Laakmann. Vielleicht sollten wir die Begriffe Anxiolyse oder antidepressive Wirkung auch gar nicht mehr benützen. Sie stammen aus einer Zeit, wo es noch ganz klar drei Kategorien von Medikamenten gab, Tranquilizer, Neuroleptika und Antidepressiva, und wo zumindest zwei dieser Kategorien ganz eindeutig auch einem nosologischen Schema zuzuordnen waren. Für die Behandlungspraxis hat ein solches Schema sehr große Vorteile, allerdings kann es auch passieren, daß man sich durch allzu penible Anlehnung an ein solches Schema mögliche Erkenntnisgewinne in der Zukunft verstellt und nur noch zu petitiones principii kommt. Solange kein besseres Schema vorliegt, kann eine Unterscheidung wie sie hier getroffen wurde, in leichte und schwere Depressionen, durchaus von Wert sein, auch wenn der nosologische Bezug dabei teilweise verloren geht. Bei leichten Depressionen wird man das Alprazolam sicher einsetzen können, allerdings auch nur etwa bis zur vierten Woche, da bei längerer Benutzung das Problem einer möglichen Abhängigkeitsentwicklung noch zuwenig erforscht ist und deshalb bei längerer Benutzung den trizyklischen Antidepressiva der Vorzug gegeben werden soll. Auf jeden Fall sind in der Forschung immer wieder neue Wege notwendig, deren Eignung, zu einem neuen Ziel zu führen, aber stets an Hand empirischer Befunde überprüft werden muß.

Pöldinger: Ursprünglich gab es einmal ein festes Konzept: Antidepressiva wirken bei Depressionen, Tranquilizer wirken bei Angstsymptomen. Die Dichotomie wird sowohl durch die Entwicklung neuer Psychopharmaka als auch durch Änderungen in der diagnostischen Klassifizierung immer fragwürdiger. Dies hat nicht zuletzt auch der Vortrag von Herrn Angst gezeigt. Bezüglich einer Empfehlung möchte ich mich eher zurückhalten und statt dessen lieber sagen, was man nicht empfehlen kann: den Einsatz von Alprazolam bei schweren Depressionen.

Laakmann: Alle unsere Daten stammen aus der Studie mit ambulanten Patienten, die insgesamt nur sechs Wochen dauerte. Über Abhängigkeitsentwicklungen jenseits dieser Zeit können wir keine Aussage machen. Die Trennung zwischen neurotischen und endogenen Depressionen ist immer schwierig, hier dürfen die Kliniker den Praktikern gegenüber nicht überheblich werden. Die Hamilton-Skala wurde in der Studie deshalb benutzt, weil sie immer noch die weltweit am häufigsten eingesetzte Depressionsskala ist. Bezüglich der Frage von Herrn Angst nach Unterschieden auf der Symptomebene läßt sich zum jetzigen Zeitpunkt nur sagen, daß wir, soweit die Daten ausgewertet sind, keine Unterschiede gefunden haben. Hinsichtlich der allgemeinen Nutzen-Kosten-Relation beim Einsatz antidepressiv wirksamer Medikamente sollte man auch daran denken, daß trizyklische Antidepressiva, speziell bei Patienten mit leichten Störungen, oft erhebliche Nebenwirkungen machen.

Zukunftsperspektiven

H. Heimann

Da die Indikationen für die Anwendung der Benzodiazepine in der psychiatrischen Klinik und Praxis heute umfassend dargestellt wurden, haben mich die Veranstalter nicht um ein weiteres Referat, sondern um ein Schlußwort gebeten. Ich komme dieser Auffordung gerne nach, nicht nur, weil die Themen, die heute hier behandelt wurden, mir eine Fülle von Anregungen und neue Einblicke in die komplexe Problematik dieser Stoffklasse vermittelt haben, sondern vor allem, weil ich — bald 40 Jahre in der Psychiatrie tätig — die Bedeutung der Benzodiazepine in Klinik und Praxis in reflektierter und weniger reflektierter Anwendung persönlich miterlebt habe.

Den ersten Eindruck von der Wirkung der Benzodiazepine erhielt ich in den 50er Jahren durch einen Film, in welchem Makakken gezeigt wurden, welche gegeneinander ein äußerst aggressives Verhalten zeigten. Nachdem man ihnen Chlordiazepoxid verabreicht hatte, saßen sie friedlich und ruhig an der Wand des Käfigs und der Betrachter bekam den Eindruck, daß sie sich wohlfühlten. Der Film lenkte unsere Phantasie damals eher auf eine Indikation für gereizte und aggressive Politiker denn auf eine Indikation für Angstpatienten oder gar für Depressive. Da uns jedoch unsere Freunde, die Psychoanalytiker, gelehrt haben, daß sowohl Phobien wie auch Depressionen auch etwas mit verdrängter Aggression zu tun haben, läßt sich leicht eine Brücke schlagen zwischen dem eindrucksvollen Film von damals über die Chlordiazepoxidwirkung und den heute diskutierten gebräuchlichen Indikationen für Benzodiazepine.

Wenn ich als Kliniker einen Augenblick darüber nachdenke, welche Wirkungen die Benzodiazepine auf den verschiedenen Ebenen entfalten, auf der molekularbiologischen an den Rezeptoren, auf der Ebene der neurophysiologischen Systeme und schließlich auf der am Gesamtorganismus zu beobachtenden klinischen Ebene des subjektiven und objektiven Verhaltens, erinnert mich dies ein wenig an das gestrige Konzert in Salzburg, und zwar eher an das moderne Flötenkonzert als an die Geschlossenheit und Harmonie der musikalischen Strukturen Mozarts. Unsere Kenntnisse über Benzodiazepinwirkungen auf den drei erwähnten Ebenen stehen m.E. noch recht beziehungslos nebeneinander. Sie bilden eine Kette heterogener Fakten, hinter welchen man nur schwerlich eine direkte, einleuchtende verbindliche Struktur herzustellen vermag. Es fehlt uns sozusagen die „Grammatik", die das Ganze verbindet, ähnlich der „Grammatik" des modernen Musikstücks, während wir doch darauf hofften, eine solche „Grammatik" psychophysiologischer und biochemischer Gegebenheiten herausarbeiten zu können, welche es uns ermöglichen würde, diese Fakten vereinigen zu können, wie wir das etwa bei der musikalischen Struktur der Haffner-Serenade Mozarts ohne Schwierigkeiten und selbstverständlich vollziehen.

Beeindruckend ist m.E. der riesige Kenntnisstand auf der biochemischen Ebene, der uns heute vorgeführt wurde, vor allem die *Komplexität der Rezeptoren*, wenn man bedenkt, daß GABAerge Mechanismen im Gehirn allgegenwärtig sind. Es wurde uns gezeigt, daß Benzodiazepine in ihrer verschiedenen Struktur agonistisch und antagonistisch bald eine Wirkung verstärken, bald bremsen, daß es mal so herum, mal andersherum geht, was mich an das alte Sprichwort erinnert hat: „Wenn der Hahn kräht auf dem Mist, so ändert sich das Wetter oder es bleibt wie es ist!"

Doch Spaß beiseite, der Kliniker ist immer beeindruckt von der Präzision neurobiochemischer Strukturmodelle. Sein Denken wird manchmal vielleicht nur zu sehr durch solche Modelle geprägt und beeinflußt. Ich erinnere an die langjährigen Kontroversen der Katecholaminhypothesen depressiver Syndrome, an die prä- und postsynaptischen Erregungsmodelle, die auch nüchterne Forscher in starke Affekte zu bringen vermochten. Wir wissen alle, daß diese Modelle nur hypothetischen Charakter haben und heute mehr denn je kritischen Fragen unterworfen sind, die ihre Lebensdauer begrenzen.

Die Erwähnung des Wetters führt den Kliniker natürlich zu der heutigen Wetterlage, die durch eine anhaltende Depression gekennzeichnet ist: Es regnet hier in Bad Reichenhall und Salzburg ununterbrochen! Dieser Regen und die tiefsitzenden Nebel sind m.E. ein schönes Symbol für die Situation des Klinikers, dem von den neuestentwickelten Benzodiazepinen die Frage gestellt wird: Wirken sie nicht nur auf Angstsyndrome, sondern auch auf Depressionen? Dies aber stellt ihn vor die schwierige und, wie wir gesehen haben, mit vielen Fragezeichen behaftete Aufgabe, Angst und Depression *auf symptomatischer Ebene* zu trennen, um diese Frage sauber beantworten zu können. Als Fazit des heutigen Tages möchte ich feststellen, daß es uns nicht gelungen ist, diese Frage eindeutig zu beantworten. Es ist ähnlich wie mit dem Wetter und der Frage, ob für diejenigen, die ihre Skier mitgenommen haben, in der Höhe Schnee fällt oder nicht. Man kann es vom Tal aus wegen des Nebels nicht sehen. Deshalb scheiden sich die Optimisten und die Pessimisten, wobei ich voraussetze, daß die Gastgeber zu den Optimisten gehören, d.h. überzeugt sind, daß durch neuentwickelte Benzodiazepine sowohl neurotische Angstsyndrome wie auch Depressionen günstig beeinflußt werden können. Die Pessimisten dagegen nehmen an, daß es oben regnet, d.h. auf unsere Frage bezogen, die antidepressive Wirkung hat sie nicht überzeugt. Wie dem auch sei, hier wird erst die Zukunft, werden erst zukünftige, besonders gut geplante, mit besonderen, wie ich hoffe, auch psychophysiologischen Methoden durchgeführte Studien überzeugende Antworten zu geben vermögen. Unsere Arbeitsgruppe hat gezeigt, daß im Rahmen depressiver Syndrome der Patient subjektiv Angst und Depression, wenn überhaupt, nur sehr unvollkommen trennen kann. In einer Selbsteinschätzungsskala waren die Angst- und Depressionswerte sehr hoch korreliert, wie das in vielen anderen Studien gezeigt wurde. Dagegen ließen sich im unteren und mittleren Depressionsbereich der Hamiltonskala in der Fremdeinschätzung Angst und Depression trennen, wenn man als Außenkriterium die Spontanfluktuationen im Hautwiderstand und das Habituationskriterium verwendete.

In diesem Zusammenhang ist auch die Studie von Herrn Laakmann zu erwähnen, weil er die ambulanten Patienten nicht nur als ganze Gruppe, als depressiv-ängstliche Syndrome, betrachtet hat, sondern bestimmte Untergruppen herausgriff, wodurch das „Rauschen klinischer Unbestimmtheit" vermindert wurde und klarere Ergebnisse zum Vorschein kamen. Diese Studie zeigt auch, daß es nicht die große Zahl der Patienten ist, die entscheidende Fortschritte ermöglicht, sondern die gezielte Anwendung der Medikamente auf bestimmte, klarer definierte Gruppen, die uns einer Beantwortung der Gretchenfrage, Beeinflussung von Angst *und* Depression oder nur Angst *im Rahmen* der Depression, näherbringt.

Wir dürfen ferner nicht vergessen, daß die klinische Erfahrung, obwohl sie vielgeschmäht und lange Zeit sogar verteufelt wurde, den Kliniker Aspekte bewerten läßt, die in den Skalen, welche für bestimmte Syndrome spezifisch sind, nicht zum Vorschein kommen. Die Bemerkung von Herrn Rüther, wonach die Anwendung von Antagonisten und Agonisten der Benzodiazepine Patienten äußern läßt, die Symptome seien zwar noch vorhanden, aber sie störten sie nicht mehr, ist dafür charakteristisch. Aus großer historischer Distanz betrachtet, finden wir die gleichen Äußerungen bei den verschiedensten nosologischen Kategorien und Behandlungen. Ich habe sie z.B. bei der Nachuntersuchung von leukotomierten Schizophrenen Ende der 40er Jahre gefunden, später wieder, als das Chlorpromazin eingeführt wurde, und jetzt wird offenbar etwas ähnliches beobachtet bei den Benzodiazepinen. Man könnte demnach vermuten, daß hier eine *unspezifische Wirkungskomponente* vorhanden ist, die für verschiedenste nosologische Gruppen und auch für verschiedenste therapeutische Eingriffe am biologischen Substrat gilt, weil diese alle zu einer Distanzierung des Patienten von seinen Symptomen und einer dadurch bedingten Beruhigung der Krankheitserscheinungen führen. Dies aber leitet über zu der Bemerkung von Herrn Hippius, der eine neue Denkungsart fordert: nicht mehr das herkömmliche Schema, nämlich eine bestimmte chemische Struktur zur Behandlung einer *nosologischen Entität*, was ja in Wirklichkeit im Bereiche der Psychopharmakologie nie so recht gestimmt hat, obwohl natürlich viele Befunde in der Klinik in diese Richtung weisen. Nach meiner Auffassung müßte man neben der *nosologischen Betrachtungsweise*, deren Endziel immer noch die Kraepelinschen Krankheitseinheiten sind, als dialektisches Prinzip eine *Pathophysiologie* entwickeln und ihr entgegenstellen, welche aus Wirkungsmechanismen, die auf der Ebene dessen, *was der Patient erlebt*, auf *pathophysiologische Mechanismen schließen läßt*, die *nosologisch unspezifisch* sind. Als Modell sehe ich immer mehr die Immunbiologie: überschießende oder fehlende Reaktionen des Immunsystems unter gegebenen Stressoren ergeben als Resultante erst das beobachtbare Krankheitsbild oder Syndrom, das dem Kliniker entgegentritt, und die pathophysiologischen Mechanismen besitzen eine nosologische Unspezifität, die dennoch eine gezielte und erfolgreiche Behandlung erlauben. In der Psychopharmakologie ist es ähnlich, nur sind uns die betroffenen Systeme erst in Andeutungen bekannt.

Nach meiner Auffassung ist es durchaus denkbar — und viele psychophysiologische Untersuchungen bei schizophrenen und depressiven Patienten sprechen dafür — daß hier gemeinsame pathophysiologische Mechanismen im Spiele sind, die als Kompensationsvorgänge des Gesamtorganismus bei unbekannter primärer Noxe das Krankheitsbild prägen. Diese sind durchaus einer in diesem Sinne krankheitsunspezifischen, auf den pathophysiologischen Mechanismus gerichteten

Behandlung zugänglich. Ich erinnere nur an die psychophysiologischen Befunde, die unsere Arbeitsgruppee als Zeichen der Informationsabwehr und des sozialen Rückzugs bei depressiven *und* schizophrenen Patienten nachgewiesen hat. Die Betrachtungsweise aber kann, so hoffe ich wenigstens, zu einer Brücke zwischen der mikrobiologischen Ebene und der Beobachtungssprache der Klinik führen, sozusagen zu einer neuen „Grammatik" für die Betrachtungsweise psychopathologischer Phänomene, in unserem Falle hier von Angstsymptomen und -sydromen und Depression.

Untersuchung über den Einfluß von Nordiazepam auf die Plasmakonzentration von Amitriptylin und Nortriptylin

A. Gerken, F. Holsboer und O. Benkert

Einleitung

Die Plasmakonzentration eines trizyklischen Antidepressivums (TCA) ist ein pharmakokinetischer Parameter, der durch Faktoren wie Alter, Geschlecht, Gewicht, genetische Disposition, Zigarettenrauchen, Urin-pH-Wert, Ernährungsweise etc. beeinflußt wird (Burrows u. Norman 1981). Darüberhinaus können Erkrankungen, die beispielsweise die Clearancefunktion von Leber oder Niere beeinträchtigen oder die zu Veränderungen der Plasmaproteinzusammensetzung führen, mit trizyklischen Antidepressiva interferieren (Gram 1981). Eine weitere Einflußgröße auf die Plasmakonzentration von trizyklischen Antidepressiva ist in der Kombinationstherapie mit zusätzlicher Gabe von Neuroleptika und/oder Benzodiazepinen zu suchen.

In verschiedenen Untersuchungen konnte dargestellt werden, daß Neuroleptika wie Chlorpromazin, Perphenazin, Chlorprothixen und Haloperidol über eine kompetitive Hemmung der Hydroxylierung einen inhibitorischen Effekt auf die Metabolisierung von trizyklischen Antidepressiva ausüben (Gram et al. 1974; Linnoila et al. 1982). Barbiturate dagegen erniedrigen die Steady-state-Plasmakonzentrationen von trizyklischen Antidepressiva wahrscheinlich durch einen stimulatorischen Effekt auf die mikrosomalen Enzyme in der Leber (Moody et al. 1977). Silverman u. Braithwaite (1972) fanden, daß die Benzodiazepine Nitrazepam, Diazepam, Chlordiazepoxid und Oxazepam keinen Einfluß auf die Steady-state-Konzentrationen von Nortriptylin haben. Offenbar unterscheiden sich Benzodiazepine von Neuroleptika und von Barbituraten hinsichtlich ihrer Wirkung auf die Pharmakokinetik von trizyklischen Antidepressiva. Da trizyklische Antidepressiva mit Benzodiazepinen als Adjuvans sowohl in der ambulanten wie auch in der stationären Therapie depressiver Syndrome oft verordnet werden, wurde die Frage der Wechselwirkung beider Substanzen in der vorliegenden Untersuchung aufgegriffen. Als Benzodiazepin wurde Nordiazepam gewählt, das bei der Metabolisierung mehrerer Benzodiazepine entsteht (Kaplan u. Jack 1983).

Die vorliegende Studie zielt darauf ab, einen Beitrag zur Klärung der pharmakokinetischen Interaktion zwischen trizyklischen Antidepressiva (Anitriptylin) und Benzodiazepinen zu leisten; aus dieser Studie können aber keine weiteren Erkenntnisse über den Zusammenhang zwischen dem Plasmaspiegel trizyklischer Antidepressiva und klinischer Wirksamkeit gewonnen werden.

Methodik

Patientenauswahl

7 weibliche Patienten im Alter von 34 bis 73 Jahren mit einem depressiven Syndrom wurden im Rahmen einer offenen Studie untersucht. Die Patienten erfüllten die Kriterien für eine endogene Depression (ICD−9, 1981), und für „major depressive disorder" nach den Research Diagnostic Criteria (RDC, Spitzer et al. 1977) und für „major depressive episode" nach DSM−III (1980). Körperliche Erkrankungen lagen nicht vor. Die Patienten waren vor Studienbeginn mindestens eine Woche frei von trizyklischen Antidepressiva.

Behandlungsplan

Die Patienten erhielten eine standardisierte Amitriptylinmonotherapie, zunächst 3 Tage lang 75 mg/d, anschließend 150 mg/d p.o. für insgesamt 14 Behandlungstage. In dieser 1. Therapiephase wurden steady-state-Bedingungen bezüglich der Plasmakonzentration von Amitriptylin und Nortriptylin erzielt. In der sich daran anschließenden 2. Behandlungsphase (Tag 15−Tag 28) wurde dann unter Beibehaltung der Amitriptylindosierung (150 mg/d) zusätzlich Nordiazepam 10 mg/d oral abends verabreicht.

Laboruntersuchungen

Zu definierten Zeitpunkten (Tag 0, 7, 14, 15, 16, 17, 28, 35, 42) erfolgten morgens (7.00h) am liegenden nüchternen Patienten die Blutentnahmen zur Bestimmung der Wirkstoffspiegel der verabreichten Substanzen Amitriptylin und Nordiazepam (ab Tag 14) und dem Metaboliten Nortriptylin. Die letzte Medikation erhielten alle Patienten 12 Stunden vor Blutentnahme (also um 19.00h am Vorabend).

Psychopathometrische Untersuchungen

Da es sich bei dieser Untersuchung nicht um eine Evaluationsstudie handelte, konnte der Umfang psychopathometrischer Instrumente gering gehalten werden. An definierten Behandlungstagen (Tag 0, 7, 14, 16, 21, 28, 35, 42) wurden die Hamilton-Depressionsskala (Hamilton 1960) als Fremdrating und die DS- und DS'-Selbstbeurteilungsskalen (v. Zerssen 1981) zur Messung depressiver Gestimmtheit bearbeitet. Die State-Trait-Anxiety-Inventory-Selbstbeurteilungsskalen (STAI, Spielberger et al. 1981) wurden als Instrument zur Erfassung der Zustandsangst (STAI X1) und zur Messung der allgemeinen Ängstlichkeit (STAI X2) an den o.g. Behandlungstagen eingesetzt.

Bestimmung der Wirkstoffkonzentrationen von Amitriptylin, Nortriptylin und Nordiazepam

Das Meßverfahren zur quantitativen Bestimmung von Amitriptylin und Nortriptylin aus Plasma wurde nach einer von uns modifizierten Methode von Kuss u. Feistenauer (1981) durchgeführt.

Die Plasmakonzentration von Nordiazepam wurde mittels HPLC bestimmt.

Statistische Berechnungen

Zur Untersuchung des Einflußes von Nordiazepam auf die Plasmakonzentrationen von Amitriptylin und Nortriptylin wurde der Demethylierungsquotient Nortriptylin/Amitriptylin an den Tagen 7, 14, 28 verglichen, darüber hinaus wurden die Plasmakonzentration von Amitriptylin, Nortriptylin und Nordiazepam nach Erreichen der steady-state-Bedingungen varianzanalytisch ausgewertet. Dabei wurde Tag 14 (Monotherapie mit Amitriptylin 150 mg/d) mit den Tagen 15, 16, 17, 28 verglichen (Kombinationstherapie mit Amitriptylin 150 mg/d, Nordiazepam 10 mg/d). Die psychopathometrischen Daten wurden mit Students t-Test für verbundene Stichproben (Tag 0 vs.6, vs.14, vs.21, vs.28) analysiert.

Ergebnis

Klinischer Behandlungserfolg

Die Behandlung mit Amitriptylin, zunächst als Monotherapie (Tag 0 bis Tag 14) und später in Kombination mit Nordiazepam (ab Tag 14), ist wirksam und gut verträglich. Am Ende der Behandlungszeit können vier Patienten als „responder" eingestuft werden (Hamilton-Depressionsscore $\leq$ 8 Punkte). Drei Patienten

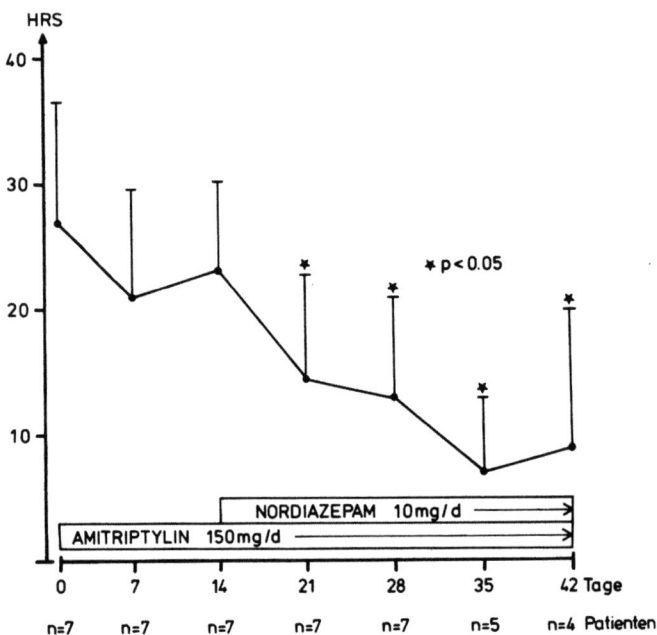

Abb. 1. Darstellung des Therapieverlaufes anhand der Mittelwertspunktzahlen ($\pm$ Standardabweichung) der Hamilton-Depressionsskala (Tag 0: 27 $\pm$ 9.5; Tag 34: 7.5 $\pm$ 5.9, p<0.05). Nach Beendigung der Untersuchung wurden vier von sieben Patienten als Responder (HRS $\leq$ 8) klassifiziert

werden unter dieser Therapie nicht beschwerdefrei (Non-Responder). Beachtet man die Mittelwerte aller Patienten (n = 7) nach dem Punktewert der Hamilton-Ratingskala (HRS) über die Behandlungszeit, so wird im Vergleich von Tag 0, dem Beginn der Behandlung (HRS = 27 ± 9.5) und Tag 34 (HRS = 7 ± 5.9) eine deutliche Verminderung der Punktzahl und damit eine klinische Besserung erkennbar ($p < 0.05$) (Abb. 1). Die Gesamtscores der Selbstbeurteilungsskalen (STAI X1, X2, DS, DS') zeigen eine Besserung des subjektiven Befindens an. Die Verminderung der Punktwerte der Selbstbeurteilungsskalen (STAI X1, X2, DS, DS') erreicht jedoch kein statistisch signifikantes Niveau ($p > 0.05$). Während des Behandlungszeitraumes wurden bei der wöchentlichen Bestimmung der laborchemischen Parameter sowie der Ableitung der EKG- und EEG-Stromkurven keine pathologischen Befunde erhoben. Ferner wurde von seiten der Patienten außer über Mundtrockenheit zu Beginn der Therapie über keine weiteren Nebenwirkungen geklagt.

Bis zum Tag 41 konnten 2 Patienten nach erfolgreicher Therapie entlassen werden. Bei einem Patienten wurde die Untersuchung nach 28 Tagen wegen mangelnder Wirksamkeit der Therapie beendet.

Pharmakokinetik

Nach 14 Behandlungstagen (Dosis: 150 mg Amitriptylin/d) wird ein steady-state der Plasmakonzentrationen von Amitriptylin und Nortriptylin erreicht (Abb. 2). Die Plasmakonzentrationen der verabreichten Substanzen sind nicht nur interindividuellen, sondern auch intraindividuellen Schwankungen unterworfen. Auch die Plasmakonzentration von Nordiazepam hat nach 14 Tagen (= Tag 28) eine Sättigungsgrenze erreicht, von der aus zwischen Tag 28 und Tag 42 kein signifikanter Anstieg der Nordiazepamplasmakonzentration mehr erfolgt. Die Vergleichbarkeit der Ergebnisse von Tag 35 und Tag 42 mit den Ergebnissen von Tag 28 wird aufgrund der unterschiedlichen Patientenanzahl an diesen Behandlungstagen beeinträchtigt. Daher wurden nur die Behandlungstage in die statistischen Berechnungen mit einbezogen, an denen alle sieben Patienten an der Untersuchung teilnahmen. Zur Analyse eines möglichen Einflusses von Nordiazepam auf Amitriptylin- und Nortriptylinplasmakonzentrationen wurden die Antidepressivaplasmaspiegel (Amitriptylin) der Patienten (n = 7) nach Erreichen der Sättigungsgrenze unter Monotherapie mit Amitriptylin 150 mg/d (Tag 14) mit den Ergebnissen nach dem entsprechend langen Zeitintervall unter Kombinationstherapie mit Amitriptylin 150 mg/d und Nordiazepam 10 mg/d (Tag 28) verglichen (Tabelle 1). Danach erwiesen sich die Plasmakonzentrationen an den Tagen 14, 15, 16, 17, und 28 als nicht unterschiedlich ($p > 0.05$). Eine direkte Berechnung der Unterschiede zwischen Amitriptylin- und Nortriptylin-Plasmakonzentration am Tag 14 und am Tag 28 ergab keinen signifikanten Unterschied ($p > 0.05$).

Der Demethylierungsquotient Nortriptylin/Amitriptylin wurde für die Tage 14 und 28 berechnet. Dabei fand sich im Vergleich des Ergebnisses unter Monotherapie (Nortriptylin/Amitriptylin = 1.02 am Tag 14) kein signifikanter Unterschied zu dem Ergebnis unter Kombinationstherapie (Nortriptylin/Amitriptylin = 1.07 am Tag 28).

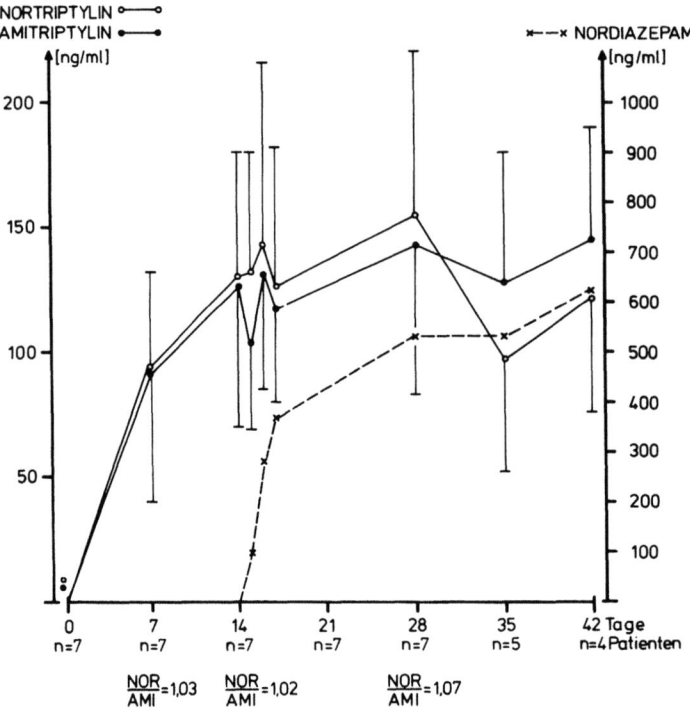

Abb. 2. Plasmakonzentrationen von Amitriptylin, Nortriptylin und Nordiazepam vor und während der Behandlung von depressiven Patienten (n = 7). Die Plasmakonzentration von Amitriptylin und Nortriptylin erreicht nach 14 Behandlungstagen einen steady-state, von dem aus kein signifikanter Anstieg mehr beobachtbar ist. Ab Tag 14 wird Nordiazepam zusätzlich verordnet. Auch die Plasmakonzentration von Nordiazepam erreicht nach 14 Tagen (= Tag 28) einen steady-state. Im Vergleich der Behandlungstage 14, 15, 16, 17 und 28 ist kein Einfluß von Nordiazepam auf die Steady-state-Plasmakonzentration von Amitriptylin und Nortriptylin erkennbar. Die Behandlungstage 35 und 42 sind statistisch aufgrund der verminderten Patientenbesetzung nicht mit den vorangehenden Behandlungstagen vergleichbar.

Tabelle 1. Die Plasmakonzentration von Amitriptylin und Nortriptylin unterscheiden sich am Tag 14 (Amitriptylinmonotherapie) und Tag 28 (nach 14tägiger zusätzlicher Behandlung mit 10 mg/d Nordiazepam) nicht signifikant. Der Demethylierungsquotient Nortriptylin/Amitriptylin verändert sich unter zusätzlicher Applikation von Nordiazepam nicht

	Tag 14	Tag 28	p
Amitriptylin (ng/ml)	126.6 ± 52.31	143.9 ± 52.28	n.s.
Nortriptylin (ng/ml)	129.7 ± 52.89	154.6 ± 67.08	n.s.
Nortriptylin (ng/ml) / Amitriptylin (ng/ml)	1.02	1.07	
Medikation			
Amitriptylin (ng/ml)	150 mg/d	150 mg/d	
Nordiazepam (ng/ml)	—	10 mg/d	

Diskussion

Ziel der Studie war es, die Wechselwirkung eines Benzodiazepins (Nordiazepam) auf die Plasmakonzentration von trizyklischen Antidepressiva (Amitriptylin und Nortriptylin) zu untersuchen. In der vorliegenden Studie konnte nachgewiesen werden, daß sich Nordiazepam bezüglich der Pharmakokinetik von Amitriptylin und Nortriptylin neutral verhält. Damit stehen die Ergebnisse dieser Studie in Einklang mit Ergebnissen früherer Untersuchungen. In Studien von Moody et al. (1977), Silverman u. Braithwaite (1972), Gram (1981) wurde keine Wechselwirkung von Diazepam, Nitrazepam, Oxazepam, Flurazepam und Chlordiazepoxid auf die Steady-state-Pharmakonzentration von trizyklischen Antidepressiva gefunden. Nordiazepam kann im Gegensatz zu den bisher untersuchten Benzodiazepinen aufgrund seiner Wechselwirkungen mit anderen Pharmaka als ein exemplarischer Vertreter seiner Substanzgruppe klassifiziert werden. Da die meisten der länger wirksamen Benzodiazepine zu Nordiazepam metabolisiert werden, kann angenommen werden, daß die Interaktion zwischen Nordiazepam und Amitriptylin bzw. Nortriptylin möglicherweise als Modell für die Interaktion de Benzodiazepine mit Amitriptylin angesehen werden kann. Von dieser Annahme ausgehend müßte geprüft werden, ob es notwendig ist, sämtliche Benzodiazepine hinsichtlich ihrer pharmakokinetischen Wechselwirkung mit Amitriptylin- bzw. Nortriptylinplasmakonzentration zu untersuchen. Das Fehlen pharmakokinetischer Effekte zwischen Benzodiazepinen und Steady-state-Plasmakonzentration trizyklischer Antidepressiva bedeutet nicht gleichzeitig auch ein Fehlen pharmakodynamischer Wechselwirkungen dieser Substanzklassen. Es kann nicht ausgeschlossen werden, daß Nordiazepam auch nach peripherer Elimination noch zu Veränderungen der für die antidepressive Wirkung von Amitriptylin relevanten Neurotransmissionsvorgänge im ZNS führt. Schließlich kann die Frage der Dosisabhängigkeit des Grades der Interaktion zwischen Benzodiazepinen und trizyklischen Antidepressiva weder nach den vorliegenden Untersuchungen noch nach den früheren Untersuchungen beurteilt werden.

Betrachtet man das therapeutische Vorgehen im Rahmen dieser Untersuchung unter dem Gesichtspunkt der klinischen Effizienz, bleibt festzustellen, daß vier von sieben Patienten als Responder (HRS $\leq$ 8) klassifiziert werden können. Bei keinem Patienten wurden klinische oder laborchemische Zeichen einer Unverträglichkeit der Kombinationstherapie (Amitriptylin 150 mg/d, Nordiazepam 10 mg/d) beobachtet. Dieses therapeutische Vorgehen, das schon jetzt breite Anwendung in der ambulanten und stationären Therapie findet, ist also unter üblichem klinischen Monitoring (Laborchemie, EKG, EEG) als sicher, verträglich und effektiv anzusehen.

Literatur

Burrows GD Norman TR (1981) Tricyclic antidepressant plasma levels and clinical response. In: Burrows G D, Norman T R (eds.) Psychotropic Drugs Marcel Dekker, New York, pp 169–201

Diagnostic and Statistic Manual of Mental Disorders (DSM–III) Third Edition (1980). American Psychiatric Association, Washington, DC

Gram LF (1981) Pharmacokinetics of tricyclic antidepressants. In: Burrows G D, Norman T R (eds) Psychotropic Drugs Marcel Dekker Verlag, pp 139–168

Gram LS, Fredricson K. Pharm OM, and Kirk L (1974) Influence of neuroleptics and benzodiazepines on metabolism of tricyclic antidepressants in man. Amer J Psychiat 131: 863–866

Hamilton M (1960) A rating scale for depression. J Neurol Neurosurg Psychiat 23: 56–62

International Classification of Diseases, 9th Revision (1980) Degwitz R. Helmchen H. Kockott G. Mombour W (eds) Springer, Berlin

Kaplan SA, Jack ML (1983) Metabolism of the benzodiazepines: Pharmacokinetic and pharmacodynamic considerations. In: Cota E (ed) The Benzodiazepines: From molecular biology to clinical practice Raven, New York, pp 173–199

Kuss HJ, Feistenauer E (1981) Quantitative highperformance liquid chromatographic assay for the determination of maprotiline and oxaprotiline in human plasma. J Chromatogr 204: 349–353

Linnoila M, George L, Guthrie S (1982) Interaction between antidepressants and perphenazine in psychiatric inpatients. Amer J Psychiat 139: 1329–1331

Moody P, Whyte SF, McDonald AJ, Naylor GJ (1977) Pharmacokinetic aspects of protriptyline plasma levels. Eur J Clin Pharmacol 11: 51–56

Silverman G, Braithwaite R (1972) Interaction of benzodiazepines with tricyclic antidepressants Brit Med J 4: 111 (letter to the editor)

Spitzer RL, Endicott J, Robins E (1977) Research Diagnostic Criteria (RDC) for a selected group of functional disorders, 3rd edn. New York State Psychiatric Institute, New York

Spielberger CD, Gorsuch RL, Lushene RE (1981) State-Trait-Anxiety-Inventory-Selbstbeurteilungsskala (STAI). In: CIPS, Collegium Internationale Psychiatriae Scalarum (Hrsg) Internationale Skalen für Psychiatrie. Beltz, Weinheim

von Zerssen D (1981) Depressivitäts-Skala Selbstbeurteilungsskala (DS). In: CIPS, Collegium Internationale Psychiatriae Scalarum (Hrsg), Beltz, Weinheim

Benzodiazepine als therapeutische Adjuvantien

G. Harrer

Neben den Indikationen, die sich aus den anxiolytischen, schlafinduzierenden, antikonvulsiven und myotonolytischen Eigenschaften der Benzodiazepine ergeben sowie neben ihrem Einsatz in der Anästhesiologie und in der Jugend- und Gerontopsychiatrie werden sie in großem Umfang auch zur Therapie *psychovegetativer Allgemeinstörungen* herangezogen. Dies muß um so mehr verwundern, als bei den Benzodiazepinen das Fehlen jeglicher Wirkungen auf das Vegetativum immer wieder betont und mit Recht auch als ihr besonderer Vorteil gepriesen wird. Nun vermögen Tranquillantien in der Tat infolge ihrer Eigenschaft, zentral vermittelte vegetativ-nervöse und hormonale Antworten auf emotionale und psychische Reize zu dämpfen, eine wirksame Streßabpanzerung herbeizuführen und überschießende, pathogene Reaktionen des Vegetativums auf Störreize wirksam zu drosseln.

Ihr Einsatz ist überall dort angezeigt, wo die vegetativen Entgleisungen Ausdruck oder Erfolg einer primär psychischen Störung sind, d.h. wo das Vegetativum zum Erfolgsorgan psychischer Vorgänge wurde. Die *medikamentöse* Behandlung psychovegetativer Störungen sollte dabei nach Möglichkeit nur Adjuvans, Bestandteil eines umfassenden Therapieplanes, sein. Zunächst wird man immer versuchen, die für das Krankheitsbild verantwortlichen Noxen auszuschalten. Erfahrungsgemäß ist es aber leider nur zu oft unmöglich, die en Kranken störenden Außenreize zu beseitigen, gleichgültig, ob es sich nun um lästigen Lärm, um störende Angewohnheiten des Ehepartners, des Vorgesetzten oder der Mitarbeiter handelt oder um eine böse Schwiegermutter oder um als belastend erlebte Erwartungshaltungen von seiten der Umgebung oder auch um andere Schwierigkeiten im sozialen Umfeld. In solchen Fällen erweist sich die – befristete – Verabreichung von Benzodiazepinen meist als äußerst wertvolle „Soforthilfe". Daneben sollen psychagogische und psychotherapeutische Maßnahmen sowie entspannende Verfahren durchgeführt und Methoden zur Erlernung besserer Streßbewältigungsstrategien versucht werden.

Subsumiert man unter die psychovegetativen Störungen auch das *Lampenfieber* und die *Prüfungsangst*, ist folgendes zu berücksichtigen: Bei Neurotikern ist ein Leistungszuwachs nur dann zu erwarten, wenn sich die neurotischen Hemmungen bei der Durchführung der Aufgabe stärker störend bemerkbar machen als die sich auf den Leistungserfolg negativ auswirkenden sedativen Nebeneffekte des Medikamentes. Bei psychisch stabilen Gesunden können Tranquillantien eher zu einer Leistungsminderung in Leistungstests führen. Dies wird verständlich, wenn man die Beziehung zwischen Erregungsniveau und Leistungsfähigkeit im Sinne einer *umgekehrten U-Funktion* beachtet. Eine optimale Leistung kann in der Regel bei einem mittleren Erregungsgrad erwartet werden,

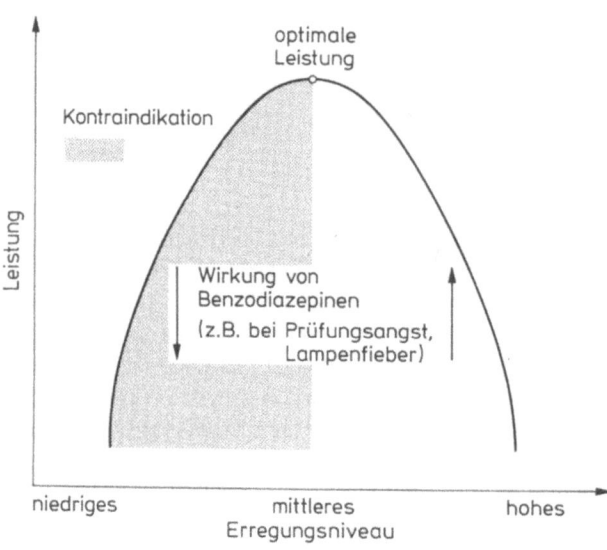

Abb. 1. Erregungsgrad und Leistung (umgekehrte U-Funktion)

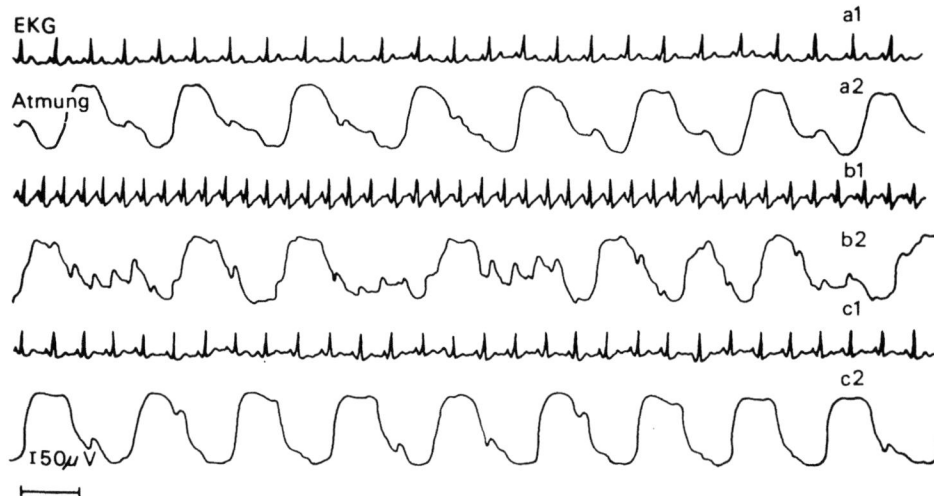

Abb. 2a–c. EKG und Atmung unter Ruhebedingungen (a1 und a2). Einige Minuten später (b1 und b2) EKG und Atmung der gleichen Versuchsperson unter Musikeinwirkung mit starker emotioneller Mitbeteiligung (Dixieland). Außer einem Anstieg der Pulsfrequenz innerhalb weniger Minuten von 72/min auf 124/min kommt es im EKG zu einem Verschwinden der T-Zacke in Abl. II. Atmung stark unregelmäßig. c1 und c2: EKG und Atmung bei der gleichen Versuchsperson einige Tage später unter denselben Bedingungen wie unter b, jedoch unter der Einwirkung von Librium. EKG und Atmung durch die Musik praktisch nicht beeinflußt. (Aus Harrer u. Harrer 1964)

während bei sehr niedrigem oder sehr hohem Erregungsgrad gewöhnlich die schlechtesten Leistungen erzielt werden (Abb. 1).

Das Erregungsniveau soll „leistungsadäquat" sein, d.h. bei einer Überschätzung des Schwierigkeitsgrades der Prüfung bzw. bei einer Unterschätzung des eigenen Wissens wird es unter dem optimalen Pegel liegen. In diesem Fall wäre die

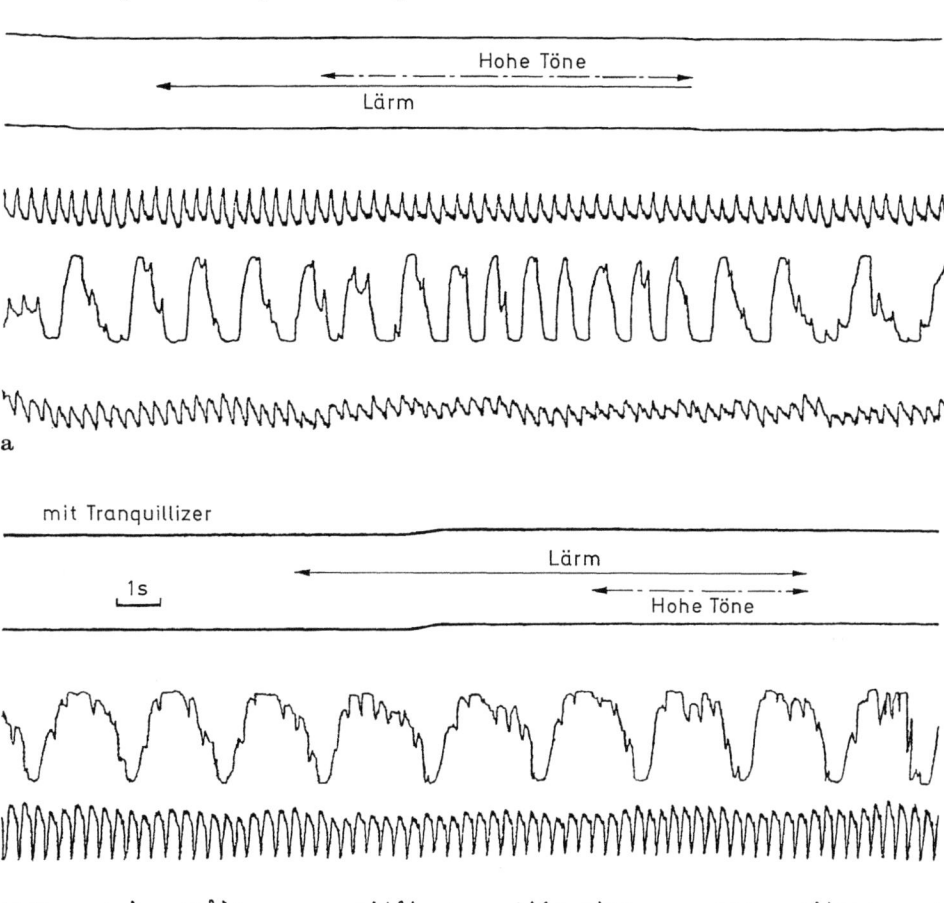

Abb. 3a. Veränderungen von Oszillogramm (obere Kurve), Atmung (mittlere Kurve) und Plethysmogramm (untere Kurve) unter Lärmeinwirkung. Die Amplituden von Oszillogramm und Plethysmogramm werden bei gleichbleibender Pulsfrequenz deutlich niedriger, die Atmung wird schneller und unregelmäßiger. **b.** Gleiche Versuchsanordnung nach Einnahme eines Tranquilizers. Die Atmung (obere Kurve) bleibt praktisch unbeeinflußt, die Amplituden des Oszillogramms (mittlere Kurve) werden nur gering beeinflußt. Die Amplituden des Plethysmogramms (untere Kurve) bleiben etwa gleich. (Aus: Harrer u. Harrer 1970)

Gabe eines Tranquilizers kontraindiziert. Ist hingegen das Erregunsniveau zu hoch, so wird sich die Gabe eines Benzodiazepins um so positiver auf den Leistungserfolg auswirken, je höher der Erregungsgrad über das leistungsadäquate Optimum hinaus angestiegen ist. Diese Überlegungen zeigen, daß ein sinnvoller Einsatz von Tranquillantien in solchen Fällen von der richtigen Einschätzung des fiktiven und optimalen wie des voraussichtlich tatsächlich erreichten Erregungsgrades ebenso abhängt wie von der Beurteilung der sedierenden Wirkung des Medikamentes in der gegebenen Situation.

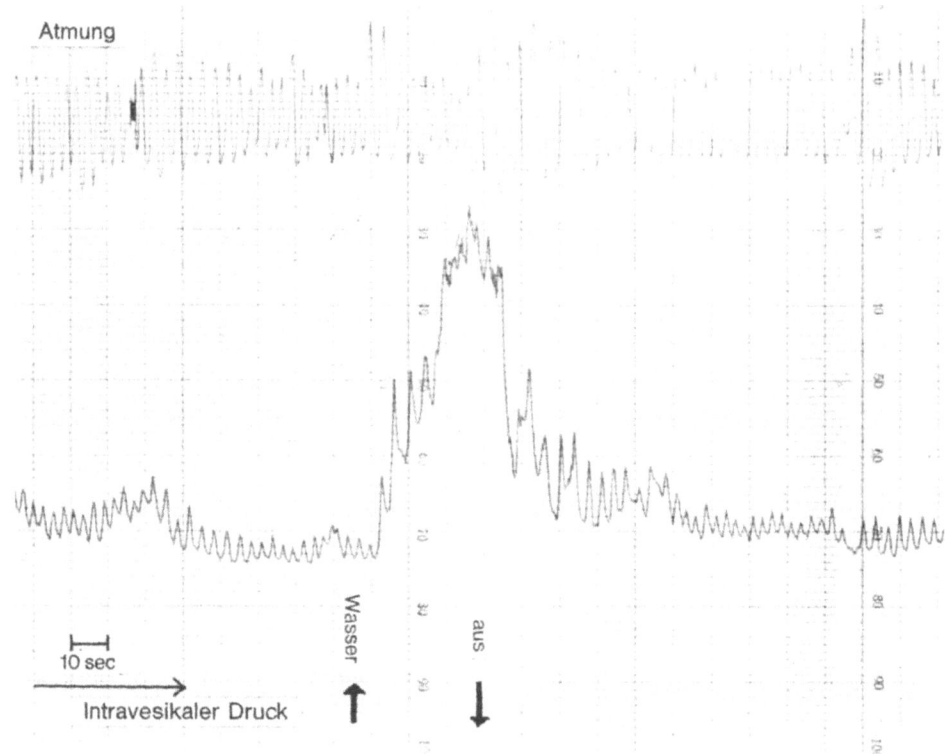

Abb. 4a. Registrierung der Atmung und der intravesikalen Druckänderungen bei einer Patientin mit „Reizblase". In a sieht man beim Geräusch des geöffneten Wasserhahns mächtige Detrusorkontraktionen, subjektiv bestand während dieser Zeit starker Harndrang.

Wegen dieser Schwierigkeiten sollte man deshalb mit der Verordnung von Tranquillantien vor Prüfungen eher zurückhaltend sein. Um zu vermeiden, daß der Proband womöglich während des Examens einschläft, sollte er das Präparat unbedingt schon einmal einige Tage vorher an sich erprobt haben.

Aber auch bezüglich der Indikation „*Lampenfieber*" sind wir in der Regel sehr zurückhaltend. Aufgrund jahrelanger systematischer polygraphischer Untersuchungen an Künstlern konnten wir immer wieder die Beobachtung machen, daß z. B. Schauspieler oder Sänger, die vor ihrem Auftritt Tranquilizer nehmen, um das Lampenfieber zu bekämpfen, zwar eine ihrem Können entsprechende technische Perfektion erreichen, jedoch ohne daß diese künstlerische Leistung beim Publikum entsprechend ankommt. Fehlt das emotionale Mitschwingen beim Künstler, findet er offenbar auch beim Zuhörer weniger Resonanz.

Kommen wir nun zur Anwendung der Benzodiazepine bei psychovegetativen Allgemeinstörungen und psychosomatischen Erkrankungen. Die Möglichkeit durch Tranquillantien die Wirkung von Störreizen auf hyperirritable Organsysteme zu unterdrücken, läßt sich eindrucksvoll demonstrieren. Als erstes sei das EKG und Atmung einer Versuchsperson während des Anhörens eines sie sehr irritieren-

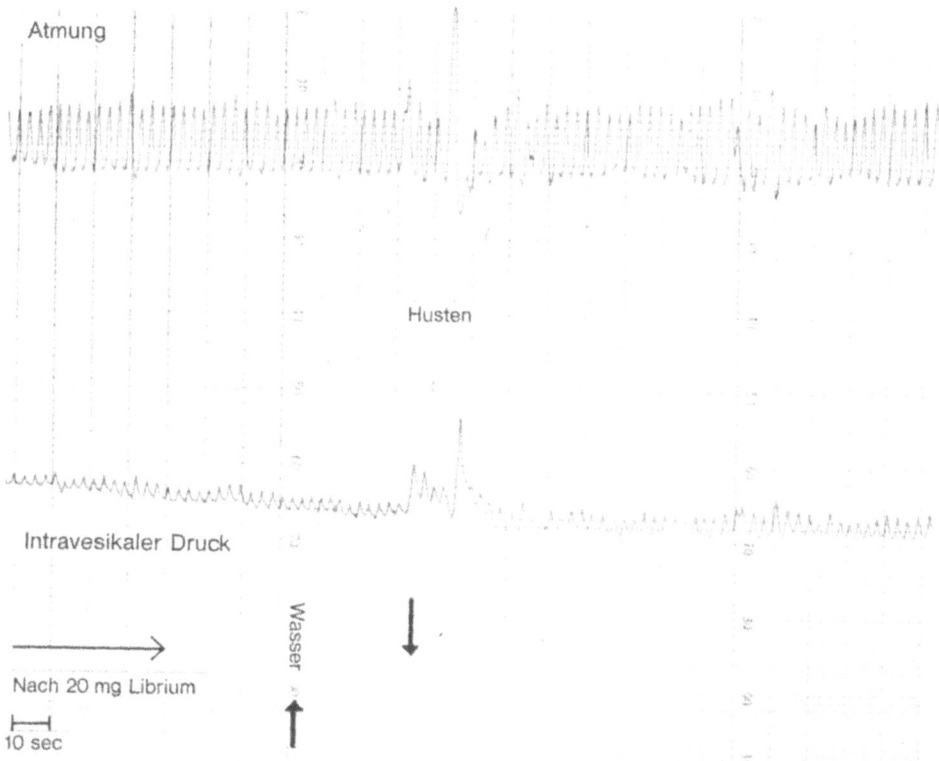

Abb. 4b. In b kam es weder objektiv noch subjektiv zu irgendwelchen Reaktionen. Die etwas verminderten Atemschwankungen des intravesikalen Druckes sind pharmakogenbedingt. Zur Demonstration des intakten Registriervorganges wurde die VP zum Husten aufgefordert. (Aus Harrer 1968).

den *Dixieland* demonstriert. Außer einem Anstieg der Pulsfrequenz innerhalb weniger Minuten von 72 auf 144 pro Minute kommt es im EKG zu einem Verschwinden der T-Zacke. Die Atmung wird stark unregelmäßig (Abb. 2a–c). Bei Wiederholung desselben Versuches einige Tage später unter denselben Bedingungen, jedoch nach Gabe eines Benzodiazepinpräparates, bleibt dieser „Sturm im Vegetativum" aus, EKG und Atmung werden durch die Musik praktisch nicht beeinflußt (Harrer u. Harrer 1964).

Unter *Lärm* kommt es ebenfalls zu deutlichen Reaktionen im Bereich des Herz-Kreislaufsystems. Abbildung 3a, b zeigt die Verminderung der Amplituden des Fingeroszillogramms als Ausdruck der vasokonstriktorischen Wirkung von Lärm. Diese bleibt aus, wenn dem Probanden vorher ein Benzodiazepinderivat gegeben wird (Harrer u. Harrer 1970).

Ähnliches läßt sich auch durch die Auslösung einer Streßsituation mittels des *Lee-Effektes* zeigen. Dieser besteht in einer verzögerten akustischen Rückmeldung der eigenen Sprache, die als „Echo" gehört wird. Die Versuchsperson hat dabei einen bestimmten Text laut vorzulesen. Ihre Stimme wird über ein Mikrophon von einem Tonbandgerät aufgenommen und ihr über Kopfhörer wieder zugeleitet. Da

Aufnahme- und Wiedergabekopf in einer gewissen Entfernung voneinander angebracht sind, geschieht dies mit einer bestimmten zeitlichen Verzögerung. Der Sprecher wird nun durch das Hören seines eigenen „Echos" derart gestört, daß er in eine — bei manchen Personen recht beträchtliche — Streßsituation gerät. Außerdem fangen die meisten Versuchspersonen unter dem Lee-Effekt an zu stottern, wodurch sie dann, da sie dies im Echo hören, noch weiter irritiert werden. Dadurch kommt es zu einer Verminderung der Pulsamplituden im Oszillogramm während des Sprechens mit Lee-Effekt. Nach der Einnahme eines Benzodiazepins ist die vasomotorische Reaktion auf den Stressor wesentlich geringer (Harrer 1970).

Abbildung 4 demonstriert den abschirmenden Einfluß eines Benzodiazepins auf die *Blasenmotilität*, wobei durch das Mittel die Resonanz der Blasenmuskulatur auf emotionelle Reize wirksam unterdrückt wird. Die durch das Aufdrehen eines Wasserhahns reflektorisch ausgelöste Blasenkontraktion bleibt aus, wenn der Patient vorher mit einem Benzodiazepin abgeschirmt wurde. Die durch Karbacholin hervorgerufenen Blasenkontraktionen hingegen lassen sich durch Benzodiazepine nicht beeinflussen. Gleiche Beobachtungen konnten wir bei Untersuchungen über die Veränderungen der Darmmotilität durch psychische Reize vor und nach Verabfolgung eines Tranquilizers demonstrieren (Harrer 1968).

Ähnlich wie Schmit, Linzmayer, Saletu u. Grünberger (1984) unterschiedliche Effekte von Benzodiazepinen hinsichtlich der Auswirkungen einer angst- bzw. ärgerinduzierenden Experimentalsituation feststellen konnten, fanden wir differentielle Wirkungen der Tranquillantien auf das positive oder negative Erleben von Musik. Dabei drängte sich die Frage auf, ob in Analogie zur pharmakogenen Unterdrückung vegetativer Reaktionen im Rahmen eines unlustbetonten Musikerlebens Vegetativum und Emotionen auch beim *genußvollen* Musikhören gedämpft werden. Sollte der Slogan von der „*Sonnenbrille für die Seele*" zutreffen, so müßten die Benzodiazepine eine Filterung in der Weise herbeiführen, daß nur die unangenehmen Reize abgehalten, die angenehmen hingegen nicht beeinträchtigt werden. Zu unserer Überraschung zeigte sich nun, daß Benzodiazepine in vielen Fällen sogar eine Steigerung des Musikgenusses bewirken können. Bei diesen Probanden läßt sich eine pharmakogene Transformierung des emotional-affektiven Musikerlebens in ein „ästhetisch-wertendes" erkennen, das sogar als genußreicher empfunden wird. Diese Versuchspersonen gaben an, daß sie sich erst durch das Wegfallen des sonst unvermeidlichen Mitschwingens der Gefühle nach Einnahme des Tranquilizers in die Lage versetzt gefühlt hätten, die Musik „frei von ablenkenden Gefühlen" intellektuell voll zu erfassen und genießen.

Diese Versuche zeigen, daß es möglich ist, durch einen pharmakologischen Eingriff nicht nur die Resonanz unseres Erlebens im Vegetativum zu dämpfen, sondern auch unser natürliches Erleben selbst zu „modifizieren". Damit demonstrieren sie nicht nur die ärztlich wertvollen Möglichkeiten, die uns die Verwendung von Benzodiazepinen bietet, sondern zugleich auch die bei der Indikationsstellung und beim Abwägen des „für" und „wider" zu beachtenden *ethischen* Grenzen.

Literatur

Harrer G (1968) Vegetative Wirkungen der Psychopharmaka auf den Gastrointestinaltrakt
In: Bürger-Prinz (Hrsg) Kranksein in seiner organischen und psychischen Dimension.
Hoffmann La Roche, Grenzach/Baden, pp 103—113

Harrer G Harrer H (1964) Polygraphische Untersuchungen (EEG, EKG, Atmung, Oszillogramm, Myo-Mechanogramm, galvanischer Hautreflex) unter dem Einfluß von Musik und anderen affektiven Reizen. In: Fellinger K (Hrsg)
Funktionsabläufe unter emotionellen Belastungen.
Symposion Wien 1963. Karger, Basel New York, pp 115—126

Harrer G Harrer H (1970) Untersuchungen zur Objektivierung von Tranquilizer-Effekten.
Arzneimittel-Forschung 20 921—923

Schmit U, Linzmayer L, Saletu B, Grünberger J (1984) Angst und Ärger: Psychobiologische Studien zur Frage der spezifischen angstlösenden Wirkung von Tranquilizern.
Nervenarzt 55: 143—149

Diskussion zu den Beiträgen Gerken et al. und Harrer

Klotz: (Zu Harrer): Gibt es bei der Indikation Lampenfieber Vergleichsuntersuchungen zwischen Benzodiazepinen und Betarezeptorenblockern?

Angst: (Zu Harrer): Ich habe die gleiche Frage und möchte zusätzlich noch wissen, ob ihnen empirische Untersuchungen über die Wirkung von Betarezeptorenblockern bei Schlafstörungen bekannt sind?

Harrer: Betablocker sind immer dann den Benzodiazepinen überlegen, wenn im Gefolge der Ängste Tachykardien auftreten.

Emrich: (Zu Benkert): Sie haben bei einigen Ihrer Patienten im Verlauf der adjuvanten Benzodiazepintherapie eine Besserung gefunden. Ohne eine Kontrollgruppe läßt sich dies aber nicht als Überlegenheit der Kombinationsbehandlung interpretieren.

Benkert: Uns kam es in dieser Arbeit nur auf die Analyse des Plasmaspiegels an, nicht auf die Erfassung der therapeutischen Wirkung.

Berzewski: (Zu Harrer): Sie haben die Indikation für Benzodiazepine vom Erregungsniveau abhängig gemacht und einen Einsatz nur bei mittleren oder hohen Erregungswerten empfohlen. Welche Methoden zur Messung von Erregung haben sie dabei angewandt?

Harrer: Ich habe mich hier nicht auf empirische Daten bezogen, sondern rekurrierte auf ein ein altes psychologisches Modell (Lambdafunktion nach Kornadt bzw. Yerkes-Dodson-Gesetz).

Rüther: Eine kurze Bemerkung zur Frage von Herrn Angst bezüglich der Wirkung von Betarezeptorenblockern bei Schlafgestörten. Wir hatten vor einiger Zeit einmal eine Studie, in der Tryptophan kombiniert mit einem Betarezeptorenblocker gegeben wurde. Nach Beendigung der Studie ließen einige Patienten das Tryptophan weg und schliefen ganz gut auch unter Betarezeptorenblocker. Nichts nützen sie bei Patienten, die Benzodiazepine gewöhnt sind oder schon einmal genommen haben. Bei Patienten, die erstmals Medikamente gegen die Schlafstörungen nehmen, scheint es eine Wirkung zu geben. Eine Frage an Herrn Harrer: bei welcher Dosierung sehen Sie die von Ihnen angesprochenen Effekte der Benzodiazepine?

Harrer: Zuerst kommt es zu einer vegetativen Abschirmung; erst bei weiterer Dosissteigerung wird auch das emotionale Mitschwingen gedämpft. Bei hohen Dosen werden sowohl die vegetativen als auch die emotionellen Reaktionen weitgehend gehemmt.

Laux: (Zu Benkert): In der klinischen Praxis ist es üblich, Benzodiazepine in den ersten beiden Wochen zu einer antidepressiven Therapie hinzuzugeben, um die Zeit bis zum Wirkungseintritt zu überbrücken. Warum haben Sie das Benzodiazepin nach den ersten beiden Wochen geprüft?

Benkert: Wie schon gesagt, kam es uns nicht auf die therapeutische Wirkung an: Fragestellung war die Auswirkung der Nordiazepam-Zusatztherapie auf den Plasmaspiegel und deshalb war ein Steady-state des Antidepressivumspiegels nötig, dessen Erreichen solange dauert.

Benzodiazepine in Kombination mit Antidepressiva und Neuroleptika

H. E. Klein

Unter dem o. g. Thema dürfte ein Teil der Zuhörer einen Vortragsinhalt vermuten, der sich mit Indikationsstellungen für eine derartige Kombinationstherapie befaßt und bei einem anderen Teil vielleicht die Erwartung für einen Bericht wecken über unerwünschte Arzneimittelinteraktionen.

Ich will versuchen, beide Erwartungen gerecht zu werden und mich um eine Darlegung von psychopharmakologischen Indikationen bemühen, bei denen die gemeinsame Gabe von Antidepressiva mit Benzodiazepinen einerseits sowie Neurolytika mit Benzodiazepinen andererseits eine therapeutisch sinnvolle Ergänzung ergeben; ferner will ich darauf eingehen, inwieweit aus derartigen Kombinationen auch besondere Risiken erwachsen.

Psychopharmakologische Mehrfachtherapien sind, wie eine Reihe von Inzidenzuntersuchungen gezeigt haben, sehr häufig (Grohmann et al. 1980; Sheppard et al. 1974). Zwischen 28 und 48% aller stationären Patienten (Sheppard et al. 1969) sowie 63% aller ambulanten Patienten (Grohmann et al. 1980) werden mit Psychopharmaka-Kombinationen behandelt. Die gleichzeitige Anwendung mehrerer Pharmaka kann aus der Absicht erwachsen, nebeneinander mehrere Zielsymptome zu behandeln, wie z.B. Schlafstörungen mit Benzodiazepinen und eine gleichzeitig bestehende depressive Verstimmung mit Antidepressiva. Andererseits kann eine Psychopharmakakombination auch durch eine psychiatrische Multimorbidität begründet sein. Erstgenannte Gründe sind sicherlich der häufigere Anlaß für zusätzliche Gaben von Benzodiazepinen. Ein weiterer Grund, Benzodiazepine mit Antidepressiva und Neuroleptika zu kombinieren, kann durch die Intention gegeben sein, unerwünschte Wirkungen einer der genannten Substanzen abzuschwächen. Aus dieser Überlegung heraus werden Benzodiazepine des öfteren bei Patienten angewandt, die unter Neuroleptika eine Akathisie entwickeln.

Damit sind nur einige Psychopharmakakombinationen exemplarisch angesprochen, die zeigen sollen, daß diese nicht aus dem Zufall heraus entstehen, sondern in der Regel durch Überlegungen zu einer rationalen Pharmakotherapie motiviert sind. Dies wird auch in einer multizentrischen Befragungsuntersuchung von Merlis u. Sheppard (1978) deutlich, die zeigen konnten, daß die Inzidenz von Psychopharmakaanwendungen weitgehend mit der individuellen Präferenz der behandelnden Ärzte übereinstimmt.

Bemerkenswert ist, daß die Häufigkeit von Kombinationstherapien bei stationären und ambulanten Patienten einem erheblichen Mangel an klinisch-experimentellen Studien gegenübersteht.

Kombinationen von Antidepressiva mit Benzodiazepinen

Der Anteil der Benzodiazepine plus Antidepressivakombinationen bei allen Psychopharmakakombinationen wird einmal mit 2% (Grohmann et al. 1980), einmal mit 8,3% (Sheppard et al. 1969) und einmal mit 10% (Michaux u. Kurland 1963) angegeben.

Als Hauptindikationen gelten Angstzustände und Schlafstörungen bei depressiven Patienten, bei denen mit Antidepressiva alleine diese Beschwerden oft nicht ausreichend angehbar sind. Desweiteren werden Tranquilizer häufig eingesetzt, um drohende Suizidimpulse zu dämpfen.

Bei ängstlich-depressiven Patienten ist insbesondere im Beginn der Behandlung mit trizyklischen Antidepressiva die therapeutische Wirkung oft so unzureichend, daß eine Zusatzbehandlung mit Tranquilizern wünschenswert sein kann.

Während bis vor wenigen Jahren aufgrund klinisch-empirischer Untersuchungen anzunehmen war, daß Antidepressiva Angstzustände vorwiegend oder ausschließlich indirekt durch ihre antidepressiven und sedierenden Wirkungen beeinflussen können, haben neuere Studien auch direkte anxiolytische Eigenschaften bei Antidepressiva gezeigt. So waren in kontrollierten Studien Imipramin (Klein et al. 1978) und Clomipramin (Glogger et al. 1981) ebenso wie auch MAO-Hemmer (Tyrer et al. 1973) in der Behandlung von episodischen Angstzuständen erfolgreich. Bemerkenswert ist in diesem Zusammenhang, daß bei den so behandelten Patienten Erwartungsängste und Vermeidungsverhalten nur gering beeinflußt wurden. Eine primäre Anxiolyse durch Antidepressiva, die nicht durch antidepressive Eigenschaften vermittelt wird, ist auch deshalb zu vermuten, weil diese Wirkungen bereits in Dosierungen beobachtet werden, die unterhalb der Standarddosierung für die Depressionsbehandlung liegen (Jobson et al. 1979). Zudem scheint die anxiolytische Wirkung bei Patienten mit geringer Depressivität besonders ausgeprägt (Zitrin et al. 1980).

Umgekehrt stellt sich nun die Frage, wann trotz der in neuerer Zeit nachgewiesenen anxiolytischen Wirkung von Antidepressiva eine zusätzliche Medikation mit Benzodiazepinen erforderlich ist. Leider sind nur wenige der verfügbaren Antidepressiva bezüglich ihrer anxiolytischen Eigenschaften geprüft worden, so daß man bei der Frage, bei welchen Antidepressiva durch eine zusätzliche Medikation mit Benzodiazepinen das Wirkungsspektrum ggf. sinnvoll ergänzt wird, auf allgemeine klinische Erfahrungen angewiesen ist.

Wie bereits bei der klinischen Prüfung von Benzoctamin Anfang der 70iger Jahre vermutet wurde (Hippius 1972), scheint eine generelle Alternative zwischen anxiolytischer und depressionslösender Wirkung bei Antidepressiva zu bestehen. Potente Antidepressiva scheinen klinisch geringere anxiolytische Wirkungen zu haben, Antidepressiva mit anxiolytischer Wirkung scheinen weniger antidepressiv wirksam zu sein.

Diese klinischen Beobachtungen sind in Übereinstimmung mit der von Crow (1979) formulierten Hypothese, daß Medikamente, die noradrenerg wirksam sind (z.B. durch Noradrenalinwiederaufnahme-Hemmung oder präsynaptische Rezeptorblockade) klinisch antidepressiv wirken, während Medikamente, die serotonerge Übertragungen hemmen, entweder durch indirekte Wirkung (wie

Benzodiazepine) oder direkte Wirkung (5-HT-Rezeptorblockade) vornehmlich anxiolytisch und sedierend wirken.

Erfahrungen mit neueren Antidepressiva wie dem spezifischen Serotoninantagonisten Citalopram oder Mianserin oder auch Trazodon scheinen die frühen Erfahrungen zu bestätigen.

Aus diesen Überlegungen heraus würde man insbesondere bei überwiegend die Noradrenalinwiederaufnahme hemmenden Antidepressiva, wenn eine anxiolytische Wirkung erforderlich ist, mit Benzodiazepinen kombinieren.

Kontrollierte klinische Studien, in denen eine Monotherapie mit Antidepressiva mit der einer Kombinationstherapie aus Antidepressiva und Tranquilizern verglichen wurde, sind spärlich und sind auf die Substanzen Amitriptylin und Chlordiazepoxid einerseits sowie Nomifensin und Clobazam andererseits beschränkt. Haider (1967) und Houck (1970) fanden in kontrollierten Untersuchungen die Kombination aus Amitriptylin und Clordiazepoxid bei depressiven Patienten besser als eine antidepressive Monotherapie. Dagegen fanden Rickels et al. (1967, 1970) Amitriptylin plus Clordiazepoxid nur bei Neurosen mit ängstlich-depressiven Syndromen dem Amitriptylin überlegen.

In einer Untersuchung an ambulanten Patienten mit depressiven Syndromen unterschiedlicher diagnostischer Zuordnung war der Vorteil einer Kombinationstherapie aus Tranquilizern und Antidepressiva nicht belegbar (General Practitioner Research Group, 1969).

Die Befunde über eventuelle pharmakokinetische Interaktionen zwischen Benzodiazepinen und trizyklischen Antidepressiva sind widersprüchlich. Während Dugal et al. (1975) und Burrows et al. (1977) eine Verlängerung der Halbwertszeit von trizyklischen Antidepressiva nach zusätzlicher Gabe von Benzodiazepinen fanden, konnten diese Befunde in 4 weiteren Studien nicht bestätigt werden (Gram et al. 1973, 1976; Silverman u. Braithwaite 1972, 1973).

Obgleich die Mehrzahl der Untersucher von Antidepressiva-Tranquilizer-Kombinationen über keine besonderen unerwünschten Wirkungen berichteten, so ist doch anzunehmen, daß sich die zentralnervösen dämpfenden Wirkungen der beiden Substanzklassen addieren. Die berichteten Nebenwirkungen einer Antidepressiva-Tranquilizer-Kombination sind jedoch überwiegend durch die Eigenschaften der Antidepressiva bestimmt.

Kombinationen von Neuroleptika mit Benzodiazepinen

Der Anteil der Neuroleptika und Benzodiazepinkombinationen bei allen Psychopharmakakombinationen wird in einer Untersuchung mit 12% (Sheppard et al. 1969), in einer anderen Studie mit 11% (Winstead et al. 1976) und in einer dritten mit 21% (Prien et al. 1976) angegeben.

Ausgeprägte Angst- und Spannungszustände bei Psychosen veranlassen oft, zusätzlich zur Neuroleptikamedikation Benzodiazepine zu verabreichen. Freedman (1980) fand, daß Neuroleptika bei nicht-psychotischen Ängsten eine deutlich geringere anxiolytische Wirkung als Benzodiazepine entfalten. Von Rickels et al. (1972; Rickels, 1978) wurden den Neuroleptika Chlorpromazin, Fluphenazin, Prochlorperazin und Molindone eine besondere anxiolytische Wirkung zuerkannt. Bislang wurde angenommen, daß Haloperidol bei neurotischen Ängsten unwirksam sei oder diese sogar durch unerwünschte Wirkungen wie Akathisie verstärken könne; die in den letzten Jahren — allerdings unkontrolliert — gewonnenen Erfahrungen mit Fluspirilene scheinen jedoch gegen diese Annahme zu sprechen.

Ferner könnte eine Zwangssymptomatik zu einer Kombination von Neuroleptika und Benzodiazepinen veranlassen. Hohe Dosen von Phenothiazinen können andererseits auch die Krampfschwelle senken; dies kann ebenfalls ein Anlaß sein, zusätzlich Benzodiazepine zu verabreichen.

Nur 4 kontrollierte klinische Studien befassen sich mit der Frage der Wirkung von Neuroleptika-Benzodiazepin-Kombinationen, die überdies zu gegensätzlichen Ergebnissen gelangten. Guz et al. (1972) gewannen den Eindruck, daß eine zusätzliche Tranquilizergabe zur Therapie mit Neuroleptika die psychomotorischen Symptome bessern würde. Hanlon et al. (1969, 1970) und Michaux et al. (1966) fanden dagegen schizophrene Patienten durch zusätzliche Tranquilizergaben in ihrer Symptomatik verschlechtert.

Tierversuche haben erkennen lassen, daß Benzodiazepine (Chlordiazepoxid, Clonazepam, Diazepam und Flunitrazepam) die kataleptogenen Wirkungen von Neuroleptika verstärken. Dies wurde damit erklärt, daß Benzodiazepine, die durch die Dopamin-Rezeptor-Blockade induzierten kompensatorische Steigerung des Dopamin-Metabolismus hemmen. Diesen Befunden entspricht die bei neuroleptisch behandelten Patienten beobachtete Zunahme von extrapyramidal-motorischen Störungen nach zusätzlicher Gabe von Benzodiazepinen (Freeman 1967). Pharmakokinetische Interaktionen zwischen Neuroleptika und Benzodiazepinen wurden — soweit untersucht — verneint (Lingjaerde et al. 1978). An weiteren unerwünschten Interaktionen wurde eine Potenzierung der sedierenden Eigenschaften von Benzodiazepinen und Neuroleptika berichtet (Prien et al. 1976).

Zusammenfassung

(1) Etwa ein Drittel bis die Hälfte aller stationären Patienten und nahe zwei Drittel aller ambulanten Patienten werden mit Psychopharmaka-Kombinationen behandelt; davon sind ca. 7% Kombinationen von Antidepressiva mit Benzodiazepinen.

(2) Der in der Häufigkeit der Kombinationsanwendung zu vermutende praktische Nutzen steht einer nur mangelhaften Bestätigung dieser Vorteile durch methodisch fundierte Studien gegenüber. Diese Diskrepanz sollte zu entsprechenden experimentellen Untersuchungen veranlassen.

(3) Indikationen für eine zusätzliche Gabe von Benzodiazepinen sind bei folgenden Zielsymptomen gegeben: Angst, Schlafstörungen, psychomotorische Agitiertheit, Dämpfung von Suizidimpulsen und drohende Krampfanfälle unter Neuroleptika.

Literatur

Burrows GD, Vohra J, Hunt D, Sloman JG, Scoggins BA, Davies B (1977) Cardiac effects of different tricyclic antidepressant drugs. Br J Psychiat 130: 335–341

Crow TJ (1979) Biochemical effects of some new antidepressants: Putative mechanism of antidepressants effect. In: Dumont C (ed) Advances in pharmacology and therapeutics, Vol 5, Neuropsychopharmacology. Pergamon, Oxford

Dugal R, Caille G, Albert J-M, Cooper SF (1975) Apparent pharmacokinetic interaction of diazepam and amitriptyline in psychiatric patients. Curr Ther Res 18: 679–686

Freedman AM (1980) Psychopharmacology and psychotherapy in the treatment of anxiety-Pharmakopsychiat 5: 247–300

Freeman H (1967) The therapeutic value of combinations of psychotropic drugs. Psychopharmacol Bull 4: 1–27

General Practitioner Research Group (1969) Combined therapy in neurotic depression. Practitioner 199: 814–816

Glogger S, Grunhaus L, Birmacher B, Trondart T (1981) Treatment of spontaneous panic attacks with clomipramine. Amer J Psychiat 138: 1215–1217

Gram LF, Christiansen J, Fredericson-Overo K (1973) Pharmacokinetic interaction between tricyclic antidepressants and other psychopharmaca. Acta Psychiat Scand, Suppl. 243: 52–53

Gram LF, Reisby N, Ibsen I et al. (1976) Plasma levels and antidepressive effect of imipramine. Clin Pharmacol Ther 19: 318–324

Grohmann R, Strauss A, Gehr C, Rüther E, Hippius H (1980) Zur Praxis der klinischen Therapie mit Psychopharmaka. Pharmakopsychiatrie 13: 1–19

Guz I, Moraes R, Sartoretto IN (1972) The therapeutic effect of lorazepam in psychotic patient treated with haloperidol. Curr Ther Res 14: 767–774

Haider J (1967) A comparative trial of Ro 4-6270 and amitriptyline in depressive illness. Br J Psychiat 113: 993–998

Hanlon TE, Ota KY, Agallianos DD, Bergmann SA, Bethon GD, Kobler F, Kurland AA (1969) Combined drug treatment of newly hospitalized acutely ill psychiatric patients. Dis nerv Syst 30: 104–116

Hanlon TE, Ota KY, Kurland AA (1970) Comparative effects of fluphenazine, fluphenazine-chlordiazepoxide, and fluphenazine-imipramine. Dis nerv Syst 31: 171–177

Hippius H (1972) The current status of treatment for depression. In: Kielholz P (ed) Depressive illness, diagnosis, assessment, treatment. Huber, Bern, pp 49–58

Houck JE (1970) Combined therapy in anxiety-depressive syndromes, I. Comparative effects of limbitrol (chlordiazepoxide-amitriptyline) and placebo. Dis nerv Syst 31: 269–273

Jobson K, Linnnoila M, Gillam J, Sullivan JL (1979) Successful treatment of severe anxiety attacks with tricyclic antidepressants: A potential mechanism of action. Amer J Psychiat 135: 863–864

Klein DF, Zitrin CM, Woerner M (1978) Antidepressants, anxiety, panic and phobia. In: Lipton M A, DiMascio A, and Killam K F (eds) Psychopharmacology: A generation of Progress. Raven, New York, p 1401–1410

Lingjaerde O, Engstrand E, Ellingson P, Stylo DA, Robak OH (1979) Antipsychotic effect of Diazepam when given in addition to neuroleptics in chronic psychotic patients. Curr Ther Res 26: 505–514

Merlis S, Sheppard Ch (1978) Polypharmacy: Questions of incidence, perference, and evidence of efficacy. In: Clark G W, Del Guidice J (eds) Principles of Psychopharmacology Academic Press, New York San Francisco London

Michaux MH, Kurland AA (1963) Combined psychotropic drug therapy. Dis Nerv Syst 24: 739–741

Michaux MH, Kurland AA, Agallianos DD (1966) Chlorpromazine-chlordiazepoxide and chlorpromazine-imipramine treatment of newly hospitalized, acutely ill psychiatric patients. Curr Ther Res 8 (suppl.): 117–152

Prien RF, Klett JC, Caffey EM (1976) Polypharmacy in the psychiatric treatment of elderly hospitalized patients: a survey of 12 veterans administration hospitals. Dis Nerv Syst 37: 333–336

Rickels K (1978) Use of antianxiety agents in anxious outpatients. Psychopharmacology 58: 1–17

Rickels K, Raab E, De Silverio R, Etemad B (1967) Drug treatment in depression: antidepressant or tranquilizer? J Am Med Assoc 201: 675–681

Rickels K, Gordon PE, Jenkins W, Perloff M, Sachs T, Stepansky W (1970) Drug treatment in depressive illness (Amitriptyline and chlordiazepoxide in two neurotic populations). Dis nerv Syst 31: 30–42

Rickels K, Hutchison J, Morris RJ, Csanalosi I, Parsia K, Pereira-Ogan JA (1972) Molindone und chlordiazepoxide in anxious neurotic outpatients. Curr Ther Res 14: 1–9

Sheppard G, Collins L, Firenin D, Fracchia J, Merlins S (1969) Polypharmacy in psychiatric treatment: I. Incidence at a state hospital. Curr Ther Res 11: 765–774

Sheppard G, Beyel V, Fracchia J, Merlis L (1974) Polypharmacy in psychiatry: A multistate comparison of psychotropic drug combinations. Dis nerv Syst 35: 183–189

Silverman G, Braithwaite RA (1972) Interaction of benzodiazepines with tricyclic antidepressants. Br Med J 4: 111

Silverman G, Braithwaite RA (1973) Benzodiazepines and tricyclic antidepressant plasma levels. Br Med J 3: 18–20

Tyrer O, Candy J, Kelly DA (1973) A study of the clinical affects of phenelzine and placebo in the treatment of phobic anxiety. Psychopharmacologia 32: 237–254

Winstead DK, Blackwell B, Eilers MK (1976) Psychotropic drugs use in five city hospitals. Dis Nerv Syst 37: 504–509

Zitrin CM, Klein DF, Woerner MG (1980) Treatment of agoraphobia with group exposure in vivo and imipramine. Arch Gen Psychiat 37: 63–72

Diskussion zum Beitrag Klein

Heimann: Dies war eine klare Darstellung der Problematik, aus der hervorgeht, daß man zunächst eine Monotherapie und erst, wenn deren Wirkung zu gering ist, eine Zusatztherapie einsetzen sollte. Ich fürchte, die von Ihnen genannte Zahl von 60% aller ambulanten Patienten, die zwei oder mehr Psychopharmaka gleichzeitig einnehmen, ist in Wirklichkeit noch höher. Wir sehen es doch sehr oft, daß ambulante Patienten mit drei oder vier Medikamenten gleichzeitig zu uns kommen. Oft ist dabei das Antidepressivum zu niedrig dosiert, dafür werden ein oder sogar zwei Benzodiazepine dazu gegeben.

Laakmann: Unter den von uns durchgeführten Studien bei ambulanten Patienten war eine, die die Kombination eines Antidepressivums mit einem Benzodiazepin prüfte, nämlich Nomifensin und Clobazam. In dieser Untersuchung schnitt die Kombination geringfügig besser ab als das Clobazam, beides aber signifikant besser als Nomifensin. Diese Untersuchung wurde bei ambulanten depressiven Patienten durchgeführt.

Angst: Ich sehe mich mit Herrn Heimann darin einig, daß in der Anzahl von Kombinationsbehandlungen ein großes praktisches Problem liegt und gleichzeitig eine erstaunlich große Forschungslücke. Immerhin ist es bemerkenswert, daß überhaupt Effektivitätsvorteile für die Kombinationen gezeigt werden konnten. Oft genug ist es in Psychopharmakastudien ja schwer genug, überhaupt etwas zu finden. Auf diesem Gebiet sind sicher neue, gut kontrollierte Studien notwendig, in denen auch der Selbstbeurteilung der Medikamtentenwirkung durch die Patienten ein großes Augenmerk geschenkt werden sollte.

Hippius: Hierin möchte ich Herrn Angst voll unterstützen. Zu den möglichen Indikationen von Kombinationen möchte ich noch etwas ergänzen: 1. Für die Kombination Neuroleptika plus Benzodiazepine gibt es als Indikation die Akathisie. 2. Bei der Anwendung von MAO-Hemmern gibt es oft Indikationen für eine Kombination mit Neuroleptika in geringer Dosierung, aber auch mit Benzodiazepinen. 3. Bei der Beurteilung von Kombinationsbehandlungen ist es oft ratsam, die Erfahrungen der niedergelassenen Nervenärzte zu berücksichtigen. In der Verschreibungspraxis niedergelassener Ärzte ist oft viel klinische Erfahrung gespeichert. Ich möchte z. B. daran erinnern, daß das Überleben der MAO-Hemmer zum großen Teil den niedergelassenen Ärzten zuzuschreiben ist. Nach Aufkommen der trizyklischen Antidepressiva waren die MAO-Hemmer von Forschern damals schon als obsolet bezeichnet worden.

Laux: Gibt es eigentlich Studien zum Vergleich von Antidepressiva und Benzodiazepinen einerseits mit Antidepressiva und schwach potenten Neuroleptika andererseits?

Emerich: Eine kurze Bemerkung zur Kombination von Neuroleptika mit Benzodiazepinen: Beide Medikamente reduzieren symptomatisch Angst. Neben dieser gemeinsamen symptomatischen Wirkung könnte aber nach Untersuchungen von Haefely auch eine pharmakologische Basis vorliegen: Fazilitierung der GABAergen Neurone führt zu einem zusätzlichen antidopaminergen Effekt.

Benkert: Ich möchte noch einmal betonen, wie problematisch in kontrollierten Studien die Dosierung von Antidepressiva sein kann, die in der Praxis ja viel niedriger liegt als in der Klinik.

Klein: Bei Akathisie benützen viele Benzodiazepine als Zusatzmedikation, obwohl der wissenschaftliche Nachweis für den Nutzen einer solchen Kombination dünn ist. Zur Frage von Herrn Laux: Hier kenne ich keine kontrollierten Untersuchungen. Zur Bemerkung von Herrn Benkert: vielleicht sind es jeweils andere Ängste, gegen die Antidepressiva einerseits und Benzodiazepine andererseits helfen. Bei frei flottierenden Ängsten mögen andere Pharmaka wirksam sein als bei phobischen Ängsten.

Benzodiazepine als Muskelrelaxantien

H. J. Freund

Zum Wirkungsmechanismus der muskelrelaxierenden Effekte von Benzodiazepinen

Da Muskelrelaxantien verschiedene Angriffspunkte haben können, ist es sinnvoll, sich zum besseren Verständnis der Wirkungsmechanismen der Muskelrelaxation noch einmal die verschiedenen Aspekte der Regelung des Muskeltonus vor Augen zu führen.

Die Erhöhung des Muskeltonus kann vorübergehend oder anhaltend sein. Phasische Tonuserhöhung ist meist durch reflektorische ausgelöste Mehrinnervation bedingt, langanhaltende Tonuserhöhung entweder durch tonische Innervation oder durch eine muskulär bedingte Spannungserhöhung. Man kann also eine neurogene von einer rein muskulären Tonuserhöhung unterscheiden. Beide sind dadurch unterscheidbar, daß bei ersterer EMG-Aktivität nachweisbar ist, bei letzterer dagegen fehlt. Hinzu kommen die sedierend-anxiolytischen Angriffspunkte der Benzodiazepine, die über eine allgemeine Entspannung ebenfalls zur Senkung des Muskeltonus beitragen und z.B. für die Anwendung in der Anästhesie von Bedeutung sind. Da diese Wirkungen in mehreren anderen Beiträgen beschrieben werden, möchte ich mich im folgenden auf die spinalen und muskulären Mechanismen der Muskelrelaxation beschränken.

Von den neurogenen Muskelhypertonieformen gilt die Spastik als Modell einer vermehrten Erregbarkeit phasischer Dehnungsreflexe und der Rigor als Steigerung der tonischen Dehnungsreflexe. In Analogie zu tierexperimentellen Befunden hat man als pathophysiologische Mechansimen die sog. Alphaspastik von der Gammaspastik zu unterscheiden versucht. Diese Verhältnisse sind aber am Menschen nicht ausreichend klar, insbesondere seitdem Hagbarth et al. (1975) nachgewiesen haben, daß die Muskelspindeln beim Rigor, der oft als Modell der Gammaspastik angesehen wurde, nicht vermehrt entladen, so daß die vermehrte Erregung der Alphamotoneurone nicht über das Spindelsystem erfolgt. Die Aufklärung transmitterspezifischer Bahnungen und Hemmungen im Rückenmark läßt hier bessere Einsichten erwarten.

Die Spastik ist durch eine Enthemmung von mono- und polysynaptischen Reflexen charakterisisert. Dabei überwiegt die Steigerung phasischer Reflexe. Ziel der Behandlung der resulterenden Muskelspastik ist die Minderung dieser abnormen Reflexerregbarkeit, die auf einen Wegfall von Hemmung durch supraspinale Zentren beruht. Hierzu gibt es verschiedene Möglichkeiten: Die Senkung der gesteigerten Erregbarkeit der spinalen Interneurone, der Gammamotoneurone und damit der Muskelspindel sowie der Alphamotoneurone.

Der relative Beitrag dieser verschiedenen Neuronenpopulationen zur Spastik oder zum Rigor lassen sich methodisch durch Messungen der Spindelerregbarkeit,

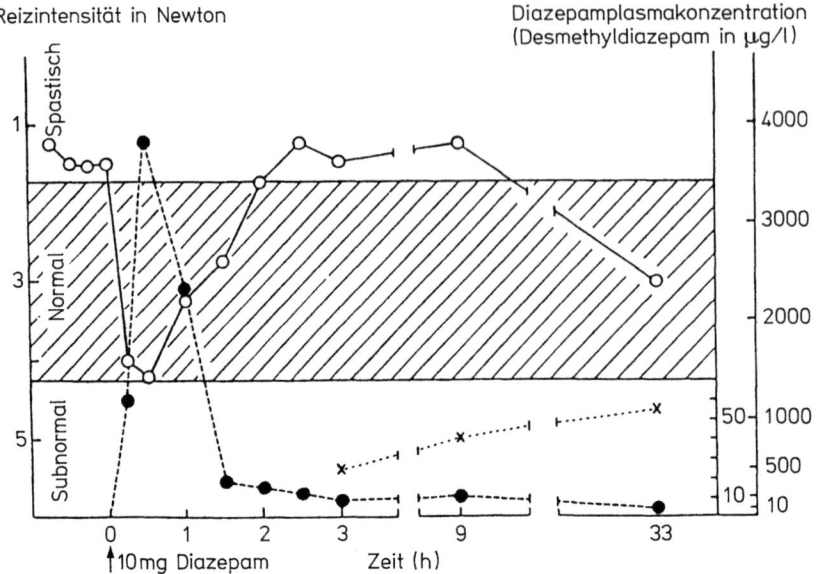

Abb. 1. Wirkung einer intravenösen Injektion von 10 mg Diazepam auf die Schwelle der Reflexerregbarkeit. Gemessen wurde diejenige Aufschlagskraft des Reflexhammers (Ordinate), welche gerade eben einen Patellarsehnenreflex auslöst (o—o). Plasmakonzentration des Diazepams: ●— — —●. Plasmakonzentration des Desmethyldiazepams: x— — —x. (aus Lossius et al. 1980)

des Dehnungswiderstandes des Muskels, der Schwellen zur Auslösung von Eigen- oder Fremdreflexen und ihre intersegmentale Irradiationen auf andere Muskelgruppen erfassen. Solche Untersuchungen am Menschen und die direkte Ableitung von entsprechenden Neuronen im Tierexperiment zeigen, daß die Benzodiazepine auf mehrere der genannten Neuronensysteme dämpfend wirken.

Der morphininduzierte Rigor der Ratte wird durch Benzodiazepine signifikant vermindert (Turski et al. 1983). Beim Menschen ist diese Wirkung auf Rigor bei Parkinson-Patienten dagegen nicht oder kaum nachweisbar. Dagegen wird die phasische Erregbarkeit des monosynaptischen spinalen Reflexbogens deutlich herabgesetzt (Lossius et al. 1980) Abbildung 1 zeigt dies am Beispiel der Schwelle für die Auslösung des Patellarsehnenreflexes, gemessen an der Aufschlagkraft des Reflexhammers (Ordinate). Nach Injektion von 10 mg Diazepam braucht man einen stärkeren Hammerschlag zur Auslösung des Reflexes. Dieser Effekt korreliert eng mit dem Gipfel der Wirkstoffkonzentration im Plasma. Auch die präsynaptische Hemmung und Interneuronaktivität wird durch Benzodiazepine moduliert (Goto et al. 1983; Polc et al. 1974; Sakai 1983). Daraus ergibt sich die bekanntermaßen gute Beeinflußbarkeit der Steigerung phasischer Reflexe im Rahmen der Spastik bei nur geringem Ansprechen des Rigors.

Neben diesen Benzodiazepineffekten auf Spastik und Rigor als Beispiele neurogener Muskelhypertonien sprechen klinische Beobachtungen auch für eine direkte Beeinflussung myogener Muskelverspannungen, etwa im Rahmen von Verletzungen oder rheumatischen Erkrankungen. Diese sind oft schmerzhaft und werden gern als reflektorisch betrachtet. Das EMG zeigt aber oft keine Aktivität. Worauf beruht dann eine Muskelverspannung, wenn nicht auf dem Weg einer Aktivierung der kontraktilen Elemente? Offensichtlich gibt es ganz erhebliche Veränderungen des Muskeltonus, die allein durch Alteration der kontraktilen Eigenschaften der Muskelfasern selbst bedingt sind. Diese werden in der klinischen Neurophysiologie bislang weitgehend vernachlässigt, so daß wenig über diesen Mechanismus bekannt ist. Die Änderung der elektromechanischen Koppelung kann im Rahmen der Modulierung der Dauer oder Amplitude des Aktonspotentials erfolgen oder aber über die Änderung der Koppelungsmechanismen selbst. So führt z. B. die Zugabe von Lithium zur Ringer-Lösung in vitro zu einer Zunahme der Kontraktionsamplitude des Muskels, obgleich das Aktionspotential gleichzeitig kürzer und kleiner wird (Freund 1967). Solche Änderungen des kontraktilen Apparates, wie sie in ähnlicher Weise durch Kalzium und seine Agonisten nachgewiesen wurden, können auch unabhängig von der elektromechanischen Koppelung im Rahmen von Aktionspotentialen erfolgen. Solche Phänomene müssen für die rein myogen bedingten Muskeltonuserhöhungen angenommen werden. Aber auch bei der neurogenen Spastik ist bekannt, daß bei schwerer und länger bestehender Spastik ein Teil der Zunahme des muskulären Dehnungswiderstandes nicht Folge einer gesteigerten reflektorischen Innervation, sondern der Änderung der Muskeleigenschaften ist (Berger et al., 1984). Üblicherweise wird dies den bindegewebigen Veränderungen zugeschrieben, die sicherlich zur Kontraktur beitragen, aber die dazu führende Muskeltonuszunahme nicht ausschließlich erklären.

Die dem Anästhesisten bekannte muskelrelaxierende Wirkung der Benzodiazepine in der Narkose beruht wohl wesentlich auf diesem Mechanismus. Experimente zur Messung der Reduktion der durch Sukzinylcholin induzierten Muskelkontraktur durch das wasserlösliche Flurazepam am Rattenzwerchfell zeigen in der Tat eine solche direkte Beeinflussung des kontraktilen Apparates selbst (Hamilton u. Stone 1982). Die Entwicklung neuer, nicht neuronaler Benzodiazepinliganden, wie des Ro 5-4864 zeigt erste Ansätze zur Aufklärung solcher Wirkungsmechanismen und legt eine Wirkung am Kalzium-Rezeptor nahe (Cantor et al. 1984).

Abschließend möchte ich noch eine Form der Spastik erwähnen, die überhaupt keiner muskelrelaxierden Wirkung zugänglich ist. Es handelt sich um eine simultane Antagonisteninnervation, die man als Aktionsspastik bezeichnen kann (Freund 1985). Der Muskeltonus im Liegen ist meist normal oder nur wenig erhöht. Sobald der Patient steht oder läuft, bekommt er steife Beine und läuft entsprechend hölzern, oft hochgradig paraspastisch. Die EMG-Ableitungen zeigten simultane Innervation der antagonistischen Muskelgruppen anstatt der üblichen alternierenden Aktivierungen. Es resultiert eine Subtraktion der gegensinnigen Kräfte. Es handelt sich dabei um eine Störung der selektiven Innervationen mit unwirksamer Antagonistenhemmung. Es ist einleuchtend, daß diese Störung des motorischen Programms einer spasmolytischen Behandlung nicht zugänglich sein wird.

Zur Frage des klinischen Einsatzes der Benzodiazepine zur Muskelrelaxation

Zur klinischen Anwendung der Benzodiazepine als Muskelrelaxantien ist zu sagen, daß diese neben den selektiv wirksamen Muskelrelaxantien und antispastischen Substanzen auf Grund ihrer primär psychischen Effekte nur für die kurzfristige Anwendung in Frage kommen. Als Indikationsstellung gilt dabei wegen dieses Wirkungsspektrums der akute schmerzhafte Muskelspasmus, bei dem eine gleichzeitige Sedierung und Analgesie erwünscht ist. Die Gefahr der Gewöhnung ist bei solcher Anwendung in Akutsituationen gering. Für die Langzeittherapie und die Behandlung der Spastik sind Benzodiazepine, obwohl sie vom Wirkungsmechanismus in Frage kommen, ungeeignet, da nicht selektiv auf den Muskeltonus wirksam.

Literatur

Berger W, Horstmann G, Dietz V (1984) Tension development and muscle activation in the leg during gait in spastic hemiparesis: independence of muscle hypertonia and exaggerated stretch reflexes. J. Neurol. Neurosurg. Psychiat. 47: 1029–1033

Cantor EH, Kennessey A, Semenuk G, Spector S (1984) Interaction of calcium channel blockers with non-neuronal benzodiazepine binding sites. Med Sci 3: 1549–1552

Freund HJ (1967) Die Beeinflussung der bioelektrischen und mechanischen Aktivität des Säugetiermyokards bei stufenweisem Ersatz von extracellulärem Na^+ durch Li^+. Pflügers Archiv 296: 234–238

Freund HJ (1985) The pathophysiology of central paresis. In: Struppler A, Weindl A (eds) Electromyography and Evoked Potentials. Springer, New York, pp 19–22

Goto M, Ono H, Matsumoto K, Kondo M, Fukuda H (1983) Effects of zopiclone and benzodiazepines on spinal reflexes, anemic decerebrate rigidity, and benzodiazepine binding. Japan J Pharmacol 33: 1241–1246

Hagbarth KE, Wallin BG, Löfstedt L, Aquilonius SM (1975) Muscle spindle activity in alternating tremor of parkinsonism and in clonus. J Neurol Neurosurg Psychiat 38: 636–641

Hamilton JT, Stone PA (1982) The effect of a benzodiazepine, flurazepam, on the response of in vitro skeletal muscle preparations to muscle relaxants: Are purines or their receptors involved? Can J Physiol Pharmacol 60: 877–884

Lossius R, Dietrichson P, Lunde PKM (1980) Effect of diazepam and desmethyldiazepam in spasticty and rigidity. Acta Neurol Scand 61: 378–383

Polc P, Möhler H, Haefely W (1974) The effect of diazepam on spinal cord activities: Possible sites and mechanisms of action. Naunyn-Schmiedeberg's Arch Pharmacol 284: 319–337

Sakai Y (1983) Comparative study on the effects of haloxazolam and estazolam, new sleep inducing drugs, on the α- and γ-motor systems. Japan J Pharmacol 33: 1017–1025

Turski L, Havemann U, Kuschinsky K (1983) Reversal of the muscle relaxant of diazepam by the specific benzodiazepine antagonist Ro 15–1788: An electromyographic study in morphine model of muscular rigidity in rats. Life Sci 33: 755–758

Diskussion zum Beitrag Freund

Müller: Wie Sie sagten, haben die Benzodiazepine eventuell einen direkten Effekt am Muskel. Man braucht für solche in-vitro-Untersuchungen allerdings sehr hohe Konzentrationen, so daß ich nicht glaube, daß diese Effekte bei üblicher klinischer Dosierung auftreten können.

Freund: Das ist meines Wissens bislang nicht gemessen.

Clarenbach: Ist ein Tonusverlust des Muskels eigentlich immer mit Sedierung gekoppelt?

Hippius: Hier dürften wohl auch individuelle Faktoren eine große Rolle spielen. In jedem Fall sieht man aber oft noch keine Sedierung, wenn eine Muskelrelaxation schon da ist, z. B. beim akuten Ischiasschmerz.

Müller: Wie ist das eigentlich beim Tetrazepam, das ja gezielt als Muskelrelaxans vermarktet wird. Hat das eigentlich irgendwelche Vorteile bei dieser Indikation?

Freund: Das Schwergewicht von zentralen und muskelrelaxierenden Eigenschaften liegt hier etwas mehr bei letzteren, aber generell sind die Mechanismen natürlich ähnlich.

Rüther: Sind Aktionsdystonien im Rahmen der Antagonisten-Innervation zu klassifizieren? Auf welcher neuronalen Ebene vermuten Sie die Wirkung der Benzodiazepine auf die nächtlichen periodischen Bewegungen (sogen. Myoklonien im Schlaf)?

Freund: Zu Ihrer ersten Frage: Ja. Zu Ihrer zweiten Frage: Auf der Ebene der Formatio reticularis.

Der Einfluß von Diazepam auf die Zielmotorik*

A. Struppler, E. Haasis und H. Riescher

Die muskelrelaxierendeWirkung von Diazepam zeigt sich am deutlichsten beim spastischen Syndrom als Abnahme der gesteigerten Muskelreflexe und Minderung spontaner Muskelkontraktionen. Durch Diazepam läßt sich die überschießende tonische Aktivität der Skelettmuskulatur und die Reflexaktivität dämpfen (Eccles et al. 1963; Burke u. Ashby 1972; Nathan 1970; Verrier et al. 1977).

Uns interessierte, wie sich eine Dämpfung der tonischen Aktivität auf eine Willkürbewegung, d.h. eine Zielbewegung, auswirkt. Wie werden verschiedene kortikal gesteuerte und kontrollierte motorische Leistungen unserer Arme oder Finger unter der Einwirkung von Diazepam verändert? Dabei sollte auch der Einfluß der Vigilanz geprüft werden.

Wir haben dabei zwei motorische Leistungen, nämlich Halte- und Reaktivbewegungen, an zwei verschiedenen Systemen, den Beugern unserer Unterarme und den Beugern unserer Finger, untersucht. Während unsere Armmotorik ein Bindeglied zwischen Stütz- und Zielmotorik darstellt und vorwiegend kraftgeregelt ist, sind die fein abgeglichenen Beugebewegungen unserer Finger mehr längengeregelt; neben ihrer reflektorischen, automatischen Verschaltung unterliegen die fein abgeglichenen Beugebewegungen unserer Finger zahlreichen modifizierenden Antrieben aus dem assoziativen Kortex und sind dadurch sehr stark kontrolliert.

Die Fragestellungen waren im einzelnen:
1. während halten eines Gewichtes wurde untersucht, ob unter Diazepam der Innervationsaufwand abnimmt und wie eine Dehnung während der Halteinnervation kompensiert wird („Resist"-Bedingung). Diese Versuchsreihe sollte Aufschluß über den Innervationsmodus während einer Haltebewegung und über reflektorische Komponenten geben. Dabei sollte auch geprüft werden, ob sich eine direkte Einwirkung auf die Skelettmuskelfaser von einem Effekt auf die Innervation unterscheiden ließe. Dies wurde an den Finger- und Unterarmbeugern untersucht.
2. Wie werden Reaktivbewegungen mit den Fingerbeugern ausgeführt, wenn verschiedene sensibel-sensorische Reize (somatosensibel, visuell und akustisch) angeboten werden?

Dies sollte besonders Einblick geben in die Verrechnung des sensibel-sensorischen Einstroms durch den assoziativen Kortex und weniger Aufschluß über reflektorische Komponenten wie z.B. bei den Bewegungsautomatien.

---

* Herrn Prof. H. Hippius zum 60. Geburtstag

Methodik

Es wurden 8 Untersuchungen an 5 gesunden Probanden im Alter zwischen 22 und 24 Jahren durchgeführt. Jede Untersuchung umfaßte einen Leerversuch (Kontrolle) mit je 5 bzw. 6 Durchgängen à 5 Minuten und einen Versuch unter Zugabe von Diazepam (Valium^R) mit je 7 bzw. 8 Durchgängen à 5 Minuten,

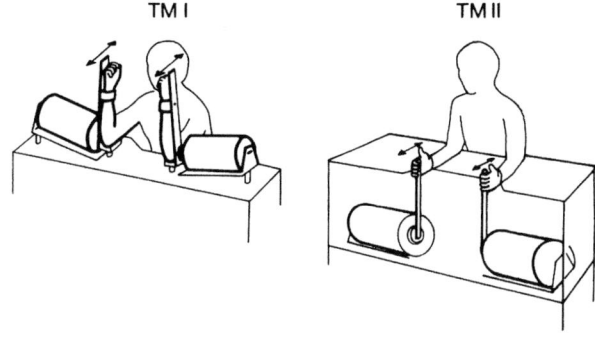

Abb. 1. Torque-Motoren zur Untersuchung des funktionellen Dehnungsreflexes an den Unterarmen (TM I, links) und an den Fingern (TM II, rechts)

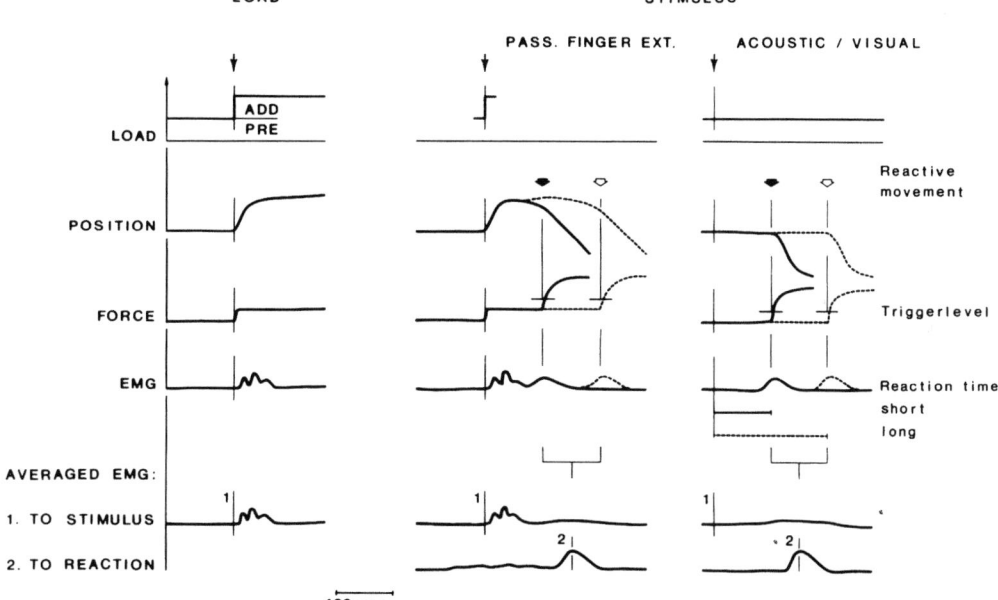

Abb. 2. Signalverlauf und -analyse unter den Versuchsbedingungen „resist" (linke Säule) bei einer Änderung des Momentes („preload") um ein Zusatzmoment („additional load") und „reaction" (mittlere und rechte Säule) auf die Stimuli passive Fingerextension und akustische/visuelle Reizung. In diesem Fall ist die aktive Rückholbewegung unter verschieden langen Reaktionszeiten skizziert. Die Daten werden einmal auf den Zeitpunkt des Lastwechsels bzw. des Reizbeginns (1) bezogen, zum anderen auf den Beginn der Reaktionszeit (2), erkennbar am Anstieg der Zugkraft am Hebel, analysiert. Das gemittelte Elektromyogramm wird so auf die Reflexaktivität (1) bzw. auf die Reaktionsaktivität (2) synchronisiert

einschließlich 2 Nachversuchen ohne weitere Diazepamzugabe. Die Dosierung von Diazepam wurde mit 0,14 mg/kg Körpergewicht so gewählt, daß der Proband noch aufrecht sitzen und bewußt kontrollierte Bewegungen ausführen konnte; ein 70 kg schwerer Proband erhielt 10 mg Diazepam. Diese Gesamtdosis wurde kontinuierlich über einen Zeitraum von 25 Minuten in einer Lösung von 250 ml NaCl intravenös zugeführt.

Die Versuchsanordnung ergibt sich aus dem Schema der Torque-Motoren TM I und TM II. (Abb. 1). Die Probanden waren aufgefordert, mit ihrem Unterarm (TM I) bzw. mit den Endgliedern ihrer Finger (TM II) die Hebel der Torque-Motoren gegen ein in Richtung Extension wirkendes Grundmoment in einer vorgegebenen Lage zu halten. Einem Grundmoment (TM I: 1Nm; TM II: 1Nm)

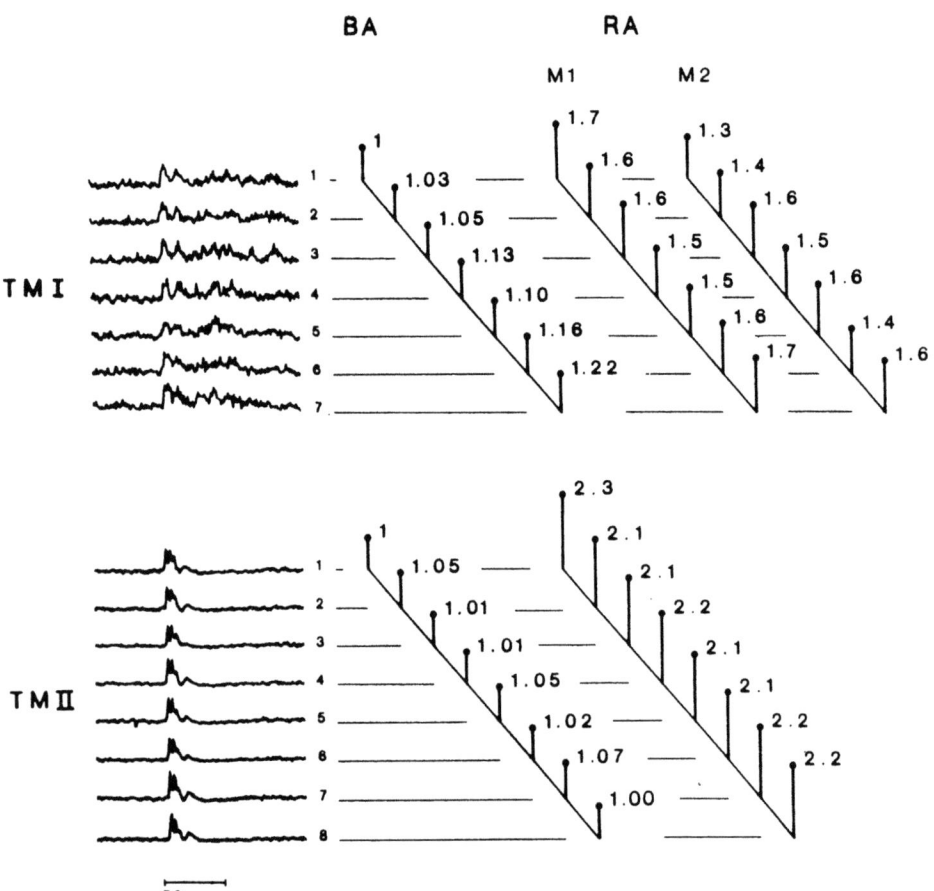

Abb. 3. Reflexaktivität unter der „Resist"-Bedingung für Unterarmbeuger (TM I) und Fingerbeuger (TM II) unter der Einwirkung von Diazepam. Es sind Mittelwerte über 5-min-Blöcke mit jeweils 15–20 Dehnungsreizen bei einer VP gezeigt. In der linken Reihe der gemittelte Zeitverlauf des gleichgerichteten EMGs. Die Zahlenreihen rechts zeigen das Verhalten der Grundaktivität (Background-Aktivität, BA), bezogen auf den Mittelwert des 1. Blockes, und die Größen der Reflexaktivität (RA) in M1 und M2, bezogen auf die Grundaktivität innerhalb des Blockes jeweils vor Beginn der Störung

Der Einfluß von Diazepam auf die Zielmotorik 189

werden Torque-Sprünge als Zusatzmomente CTM I: 1,5Nmg TM II: 1Nm; Anstiegszeit kürzer als 5 ms; Dauer 1000 ms) aufgeschaltet. Neben dem mittels Drahtelektroden aus dem M. brachialis bzw. M. flexor digitorum profundus abgeleiteten EMG wurden die Auslenkung der Hebel und die Kraft am Ansatzpunkt des Hebelarmes auf Magnetband gespeichert.

In Abb. 2 wird die Versuchsmethodik bei der Untersuchung der Antworten nach Muskeldehnung („stretche induced responses") während Haltens („resist", linke Säule) sowie die Messung der Reaktivbewegung („reaction", rechte Säule) demonstriert. Bei den Untersuchungen der Halteeinnervation und der durch Dehnung ausgelösten Antworten (linke Säule) werden die Antworten auf einen brüsken Dehnungsreiz (Zusatzmoment) untersucht. Bei den Untersuchungen der Reaktivbewegung (rechte Säule) werden die Reaktionszeiten auf verschiedene Reize (Fingerdehnung, Lichtblitz, Klick) geprüft; dabei sollen während des isometrischen Haltens jeweils sofort nach dem Reiz die Finger gebeugt werden. Bei der Auswertung der Reflexaktivität werden die Daten von Reizbeginn an analysiert. Die EMG-Aktivität, die zur Reizbewegung führt, wird

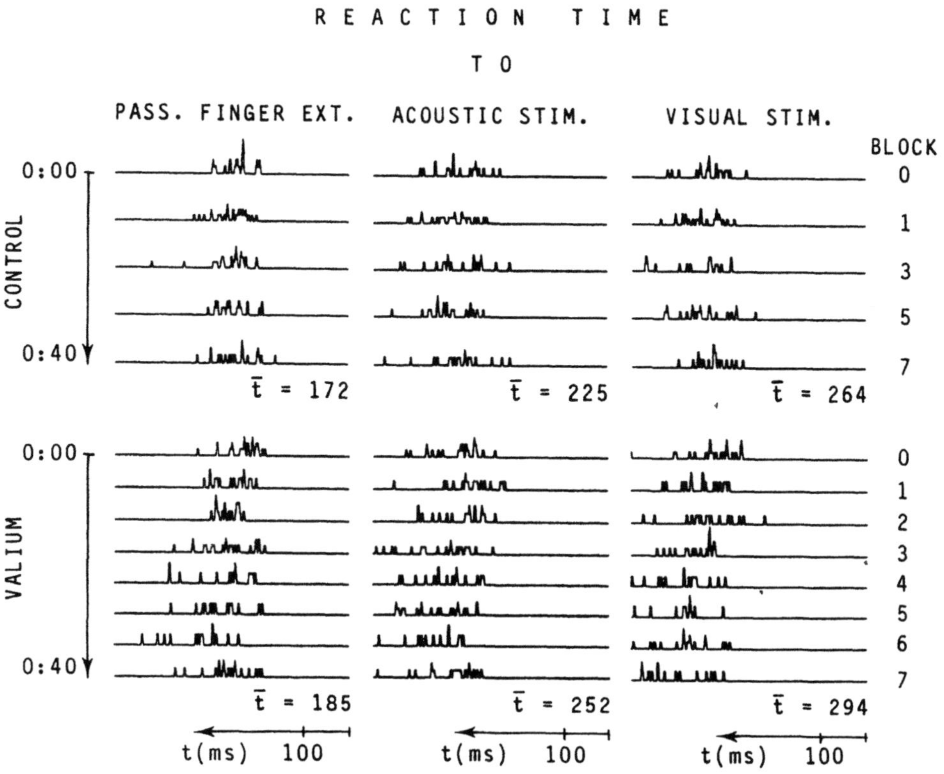

Abb. 4. Reaktionszeiten bei verschiedenen Reizarten: Fingerstreckung (links), akustischer Reiz (Mitte) und Lichtblitz (rechts) im Kontrollversuch (obere Hälfte) bei einer VP. Der zeitliche Ablauf der Untersuchungen ist in 5-min-Blöcke (0–7) gegliedert. Die Zeitachse t zeigt vom Bewegungsbeginn aus nach links zum Reizzeitpunkt. Zusätzlich ist der Mittelwert der kürzesten Reaktionszeiten angegeben

jeweils vom Bewegungsbeginn, d.h. dem Anstieg der Kraft am Hebelarm, her analysiert und nicht vom Stimulus aus. 15–20 Einzelreize unterschiedlicher Modalitäten werden in jeweils einem Block (5 min Dauer) zyklisch vertauscht angeboten; die Reize sind also nicht randomisiert.

Ergebnisse

Resistbedingung

Mit zunehmender Einwirkung von Diazepam bleiben während des Haltens mit den Fingerbeugern Grundaktivität und Reflexaktivität im wesentlichen gleich,

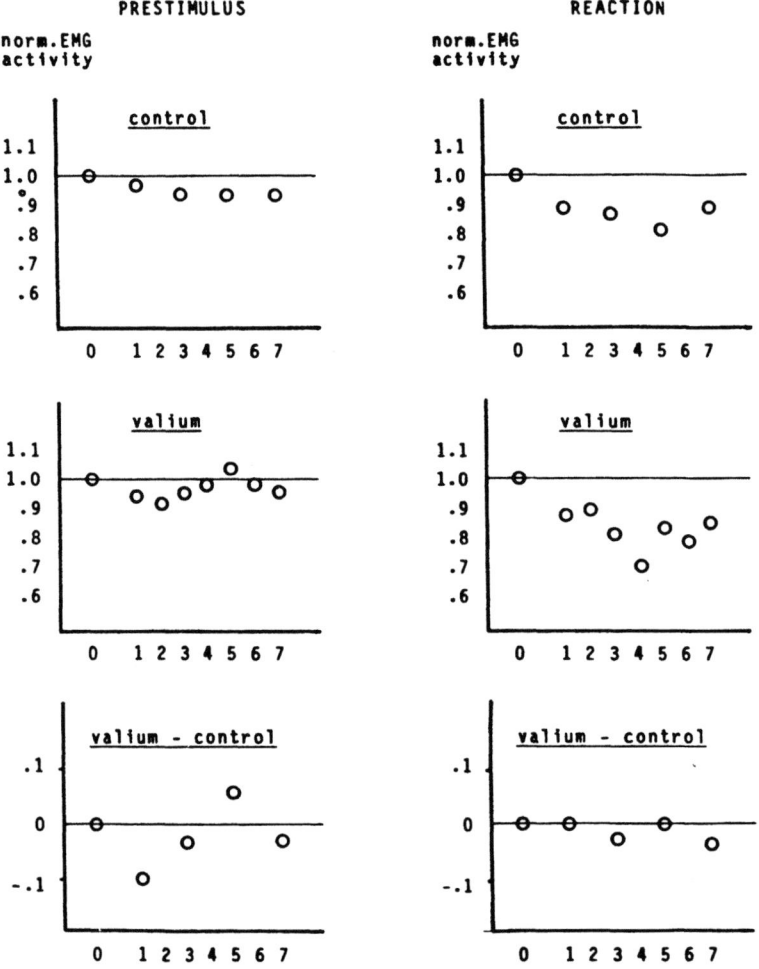

Abb. 5. Grundaktivität Prästimulus, (linke Spalte) und Reaktivaktivität (rechte Spalte) im Kontrollversuch (obere Reihe), unter Valium (mittlere Reihe) sowie als Differenz dargestellt (untere Reihe): Die Werte sind Integrale der gemittelten Elektromygramme in 5-min-Blöcke (0–7) eines Versuches, relativiert auf den Wert des ersten Blockes

Der Einfluß von Diazepam auf die Zielmotorik 191

beim Halten des Unterarms steigen beide Größen an. Das Verhältnis von Grundaktivität und Reflexaktivität (M1, M2) bleibt aber konstant (Abb. 3).

Reaktionsbedingung

Abbildung 4 veranschaulicht die Reaktionszeiten bei den 3 verschiedenen Reizarten, jeweils in Kontrollen (oben) und nach Diazepam (unten) dargestellt. Unter Diazepam verlängern sich die Reaktionszeiten, am geringsten während Fingerdehnung und am deutlichsten unter visueller Stimulation. Während die Reaktionszeiten in den Kontrollen stabil sind, zeigen sie unter Diazepam Schwankungen. Die Mittelwerte der kürzesten Reaktionszeiten werden unter Diazepam statistisch länger.

Um zu klären, ob neben einer Verlängerung der Latenz bei Reaktivbewegungen auch die Größe des EMGs in der Reaktivbewegung abnimmt, wurde die dem Stimulus vorausgehende EMG-Aktivität (Prästimulusaktivität) unter Kontrolle

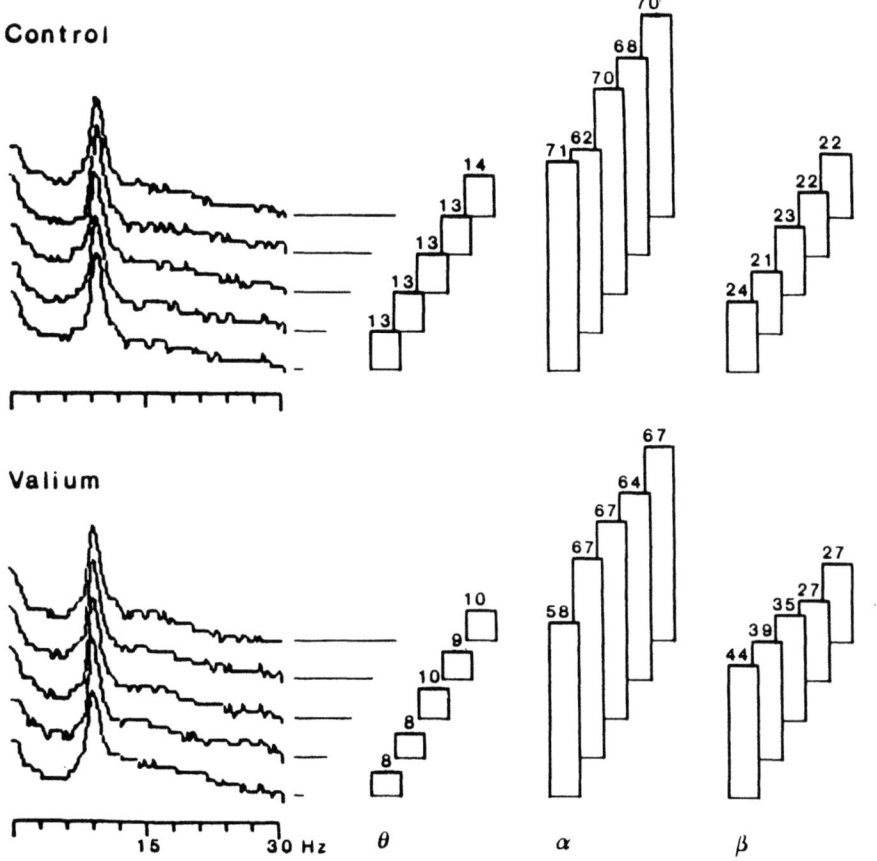

Abb. 6. EEG-Spektralanalyse in einem Kontroll- und Valiumversuch mit akustischem Reiz. Es sind jeweils 5 Versuchsblöcke à 5 min als Spektralverlauf (links) und quantitativ aufgeteilt in die EEG-Frequenzbereiche (rechts) gezeigt

und unter der Einwirkung von Diazepam mit der Aktivität während der Reaktivbewegung nach visuellem Reiz verglichen. Während der visuell ausgelösten Reaktivbewegungen nimmt die EMG-Aktivität sowohl unter Kontrolle als auch unter Diazepam jeweils ab; dieser Effekt ist also durch den Versuchsablauf und nicht durch Diazepam bedingt (Abb. 5).

Um den Einfluß der Vigilanz zu untersuchen, der als bekannte Benzodiazepinwirkung für die Verlängerung der o.a. Reaktionszeiten eine Rolle spielen könnte, wurde das Powerspektrum des EEG untersucht. Als Diazepameffekt nahm die Betaaktivität zu, die Aktivität in den anderen Frequenzbereichen ist im wesentlichen unverändert (Abb. 6).

Subjektiv spürten die Probanden eine Veränderung der eigenen Reaktionen etwa 15 min nach Beginn der Diazepaminfusion, so z.B. verlangsamte Sprache, verschwommenes Sehen, schwerer werdende Augenlider, erschwerte Konzentration. Die allgemeine Ermüdung verstärkte sich noch nach Beendigung der Diazepamgabe. Dennoch glaubten alle untersuchten Personen, ihre Reaktion auf die vorgegebenen Reize sei mindestens ebenso schnell und ebenso kraftvoll wie zuvor.

Diskussion

Die Untersuchungen zeigen, daß unter der Einwirkung von Diazepam an gesunden Versuchspersonen die durch Dehnung ausgelösten reflektorischen Antworten, bezogen auf die vorangehende Grundaktivität, nicht verringert werden. Die reflektorischen Komponenten während einer Dehnung der willkürlich intendierten und bewußt kontrollierten Fingerbeugung bleiben also unbeeinflußt.

Wenn sich die Dehnungsreflexantworten während konstanten Haltens unverändert zeigen, dann dürfte dies darauf beruhen, daß hier eine bewußt intendierte Bewegung (konstantes Halten) und nicht eine Bewegungsautomatie mit reflektorischen Komponenten untersucht wurde.

Ein klarer Effekt zeigte sich jedoch in den Reaktionszeiten und hier besonders bei visuellen Reizen. Wenn die Reaktionszeiten bei visuellem Reiz deutlich verlängert sind, z.B. beim somato-sensiblen, d.h. Dehnung der Fingerendglieder, dann könnte dies darauf beruhen, daß bei einer Reaktivbewegung, besonders wiederum nach visuellem Input, besonders viele neuronale Verschaltungen, gerade im assoziativen Kortex, mit einbezogen werden. Je mehr Schaltstellen im ZNS durchlaufen werden, um so deutlicher kann sich die verstärkte präsynaptische Hemmung des Diazepam auswirken.

Weiterhin zeigte sich, daß bei der Bedingung „Reaktion" unter audiovisuellem Stimulus das Zeitintervall zwischen Beginn des Elektromyogramms und Anstieg des Dynamogramms konstant bleibt. Dies bedeutet, daß unter dieser Dosierung eine Verminderung in der elektromechanischen Koppelung nicht nachweisbar wird. Bei Benzodiazepinen haben wir nicht nur eine verstärkende Wirkung des hemmenden GABAergen Effektes auf das ZNS zu diskutieren, sondern auch einen direkten Effekt auf die Muskelkontraktion durch verstärkten Kalziumausstrom (Verrier et al. 1977). Dieser direkte Muskeleffekt würde dann das EMG von den kontraktilen Elementen abkoppeln.

In Anbetracht der bekannten Minderung der Vigilanz unter höheren Diazepamdosen muß diskutiert werden, ob die verlängerten Latenzen der Reaktivbewegungen ganz allgemein hierdurch bedingt sind und nicht unmittelbar auf einer präsynaptischen Hemmung innerhalb sensomotorischer Schaltsysteme beruhen.

Nachdem sich aber die Grundaktivität des EMG während Haltens nicht wesentlich verändert, die Latenzen der Reaktionszeiten besonders nach visuellem Reiz und wenig nur nach somatosensiblem Reiz verlängert sind und das Powerspektrum des EMG im wesentlichen den pharmakologischen Effekt zeigt, dürfte hierbei eine Vigilanzänderung keine wesentliche Rolle spielen. Während bei den Untersuchungen über die Beeinflussung der Spasmen der Skelettmuskulatur oder des spastisch veränderten Reflexverhaltens die Vigilanz nicht konstant gehalten werden muß, muß bei den von uns von den Versuchspersonen geforderten motorischen Leistungen, nämlich einer bewußt kontrollierten Bewegung, der Grad der Vigilanz ausreichend sein, denn sonst können diese Bewegungen nicht kontrolliert durchgeführt werden.

Literatur

Burke D, Ashby P (1972) Are spinal "Presynaptic" inhibitory mechanisms suppressed in spasticty? J Neurol Sci 15: 321–326

Eccles JC, Schmidt RF, Willis WD (1963) The mode of operation of the synaptic mechanism producing presynaptic inhibition. J Neurophysiol 26: 523–538

Nathan PW (1970) The action of diazepam in neurological disorders with excessive motor activity. J Neurol Sci 10: 33–50

Verrier M, Ashby P, MacLeod S (1977) Diazepam effect on reflex activity in patients with complete spinal lesions and in those with other causes of spasticity. Arch Phys Med Rehabil 58: 142–153

Haefely WE (1977) Synaptic Pharmacology of Barbiturates and Benzodiazepines. Agents and Actions 7: 353–359

Diskussion zum Beitrag Struppler et al.

Müller: Ich habe zwei Fragen zur therapeutischen Anwendung von Benzodiazepinen in der Neurologie. 1. Welche Stellenwerte haben Benzodiazepine in der Behandlung von spastischen Syndromen, z. B. im Vergleich zum Baclofen und 2. werden zur Unterstützung von rheumatischen Therapien Benzodiazepine eingesetzt?

Struppler: Neurologen sind ja Individualisten. Wenn Sie meine subjektive Meinung zur ersten Frage hören wollen: ich würde bei Spastikern keine Benzodiazepine einsetzen. Das Problem hierbei ist die sedierende Nebenwirkung; Baclofen z. B. hat diese Nebenwirkungen nicht. Zum zweiten (Rheuma) kann ich wenig sagen, ich würde eine am Rezeptor angreifende Substanz geben, z. B. Salizylate. Ob man hier zu einer antirheumatischen Therapie noch etwas dazu geben will, ist eher eine Frage der Einstellung.

Rüther: Aus konsiliarischen Erfahrungen in einer Rheumaklinik weiß ich, daß dort gelegentlich Antidepressiva hinzugegeben werden.

Freund: Im allgemeinen dürften tonussenkende Medikamente ohne sedierende Nebenwirkungen besser sein als Benzodiazepine. Aber z. B. bei Patienten mit spinalen Automatismen, bei Hyperkinesen, auch bei motorischen Anfällen sind Benzodiazepine wie das Clonazepam oder Tetrazepam durchaus indiziert, wenn auch die Wirkung durch die Toleranzentwicklung nach einiger Zeit nachläßt.

Saletu: Die Verlängerung der Reaktionszeiten um 10% möchte ich kommentieren. In eigenen Untersuchungen mit Benzodiazepinen, z. B. mit dem Brotizolam, haben wir gefunden, daß die Reaktionszeiten sehr stark dosisabhängig waren: Hohe Dosierungen verlängerten die Reaktionszeit, mittlere hatten keinen Effekt und niedrige Dosen konnten sie sogar im Vergleich zu Plazebo verkürzen.

Struppler: Wir haben keine direkte Dosisabhängigkeit gesehen. Wir haben zwar nur eine Dosis geprüft, aber in Blöcken von jeweils fünf Minuten kontinuierlich untersucht. Bei unseren Untersuchungsmethoden sind sicher auch ganz andere Mechanismen beteiligt als bei komplexen visuellen oder akustischen Reaktionszeiten.

Clarenbach: Gegen Tendomyosen oder bei Weichteilrheumatismus gibt es ältere Tranquilizer, etwa das Meprobamat, die dort ganz gut wirken.

Sieghart: In den letzten Jahren hat man in der Peripherie am Skelettmuskel Benzodiazepinrezeptoren gefunden, die eine ganz andere Pharmakologie als die zentralen Rezeptoren besitzen. Für diese „peripheren Rezeptoren" gibt es auch bereits spezifische Liganden. Meine Frage: wurden diese Substanzen schon mal von Ihnen getestet?

Freund: Für alle spastischen Vorgänge wären solche Substanzen, etwa das Ro 5–4864, das dort als spezieller Ligand wirkt, von großer praktischer Bedeutung.

Benzodiazepine als Antikonvulsiva

P. Clarenbach und W. Fröscher

Nach Erörterung des anxiolytischen, sedierend-hypnotischen und muskelrelaxierenden Effektes der Benzodiazepine soll nun — last but not least — von ihrem antikonvulsiven Effekt die Rede sein.

Das therapeutische Instrumentarium der Epileptologen, die Antiepileptika 1. Ordnung also, sind Phenytoin, Carbamazepin, Ethosuximid, Primidon, Phenobarbital, Valproinsäure und Benzodiazepine. Letztere zeichnen sich durch ein weiteres Wirkungsspektrum aus als die anderen Antikonvulsiva, was sie jedoch noch nicht zu einem idealen Antiepileptikum macht. Hierzu eignet sich schon eher die im Gegensatz zu Phenobarbital und Phenytoin fehlende Neurotoxizität in Kulturen kortikaler Zellen (Sher 1983). Bedenken wir nun noch die bei intravenöser Verabreichung allen anderen Substanzen überlegene antikonvulsive Potenz, so mögen die Benzodiazepine durchaus als ideales Antikonvulsivum scheinen.

Sehen wir uns an, wo die Benzodiazepine im Vergleich zu den anderen Antikonvulsiva stehen, wenn tierexperimentelle Anfallsmodelle zugrunde gelegt werden (Tabelle 1).

Clonazepam ist von hoher Wirksamkeit bei allen jenen Anfallsarten, die durch eine Hemmung GABAerger Transmission induziert werden; das gilt noch mehr für die hier nicht aufgeführten experimentellen Krämpfe noch Isoniazid, einem Antagonisten des Pyridoxalphosphats und damit Hemmer der Glutamatdekarboxylase. Sie sind jedoch von geringerer Wirkung, wenn es um elektrisch provozierte oder glyzinmangelbedingte Anfalltypen geht. Wir wissen zusätzlich, daß die Benzodiazepine, wie übrigens die anderen Antiepileptika auch, weniger

Tabelle 1. Antikonvulsive Aktivität der einzelnen Substanzen (aus Swinyard u. Woodhead 1982)

	Maximaler Elektroschock-Test	Strychnin	Metrazol	Bicucullin	Picrotoxin
Phenytoin	+++	−	−	−	−
Carbamazepin	+++	−	−	−	+
Phenobarbital	++	−	+++	+	++
Ethosuximid	−	−	++	−	+
Valproat	+	+	++	+	+
Clonazepam	−	−	++++	++++	+++

Protektiver Index = TD_{50}/ED_{50} (Ratten)

Tabelle 2. Klassifikation epileptischer Anfälle (Aus Commission on Classification and Terminology of the International League against Epilepsy 1981)

Partielle (fokale, lokalisierte) Anfälle
A   Einfache partielle Anfälle (Bewußtsein nicht gestört)
     1. mit motorischen Zeichen
     2. mit sensomotorischen Symptomen
     3. mit autonomen Symptomen
     4. mit psychischen Symptomen
B   Komplexe partielle Anfälle
     1. einfach partiell beginnend, sekundäre Bewußtseinsstörung
     2. mit Bewußtseinsstörung beginnend
C   Sekundär generalisierte partielle Anfälle
     1. einfach partiell.........generalisiert
     2. komplex partiell.........generalisiert
     3. einfach partiell............komplex partiell..........generalisiert
Generalisierte Anfälle
A   Absencen
B   Myoklonische Anfälle
C   Tonische, klonische, tonisch-klonische Anfälle
D   Atonische Anfälle

Tabelle 3. Klassifikation der Epilepsien (Ältere Nomenklatur)

Partielle Anfälle	Fokale Anfälle	
	Epilepsia partialis continua	
	Versivanfälle	
	Psychomotorische Anfälle	
Generalisierte Anfälle	Grand Mal	
	Petit Mal	Absencen
		Propulsiv Petit Mal
		Lennox-Gastaut-Syndrom
		Retropulsiv Petit Mal
		Impulsiv Petit Mal

das „epileptische Neuron" inhibieren als die GABAerge Umfeldhemmung potenzieren und damit die Anfallsausbreitung hemmen.

Außerdem ist bekannt, daß die antikonvulsive Potenz der Benzodiazepine gut mit ihrer Rezeptor-Affinität korreliert (Möhler u. Okada 1977).

Schließlich wird durch Benzodiazepinantagonisten nicht die antikonvulsive Wirkung von Phenytoin oder Phenobarbital, wohl aber der Benzodiazepine gehemmt (Schmutz et al. 1983).

Nun haben wir ja in der Klinik selten mit Bicucullin- oder Pentetrazol-Krämpfen, dagegen viel mit den in Tabelle 2 und 3 dargestellten Anfallstypen zu tun:
Was bleibt von der enormen antikonvulsiven Potenz der Benzodiazepine, wenn wir sie an diesem klinischen Maßstab messen (Tabelle 4)?

Tabelle 4. Indikationen der Benzodiazepinantikonvulsiva

Als *orale* Antikonvulsiva 1. Wahl
Blitz-Nick-Salaam (BNS) Krämpfe (West-Syndrom, infantile spasms)
Myoklonisch-astatische Anfälle (Lennox-Gastaut Syndrom)
Startle-Seizures
Anfälle bei Erkrankungen der Leber, der Niere oder des hämatopoetischen Systems
Als *parenterale* Antikonvulsiva 1. Wahl
Status partieller oder generalisierter Anfälle
Neugeborenenanfälle
Als *adjuvante* Antikonvulsiva (bzw. 2. oder 3. Wahl)
Alle Anfallsformen bei Resistenz gegen die anderen Antiepileptika

---

Benzodiazepine als orale, prophylaktische Antikonvulsiva haben zu Beginn einer Einstellung einen oft frappierenden Effekt, dem aber — unabhängig vom Benzodiazepinmolekül — in bis zu 60% ein Wirkungsverlust innerhalb von 14 Tagen bis 3 Monaten folgt, bei Diazepam z.B. rascher als bei Clonazepam.

Ursache dieses Wirkungsverlustes ist offenbar eine pharmakodynamische Toleranz, also ein Unempfindlichwerden der Rezeptoren (im Unterschied zur pharmakokinetischen Toleranz durch Enzyminduktion). Nach Crawley et al. (1982) und Sher (1983) kommt es bei chronischer Benzodiazepinexposition in vivo oder in der Kortexzellkultur zu einer sog. „downregulation" der Benzodiazepinrezeptoren, zu einer Verminderung ihrer Zahl also; ein Effekt, zu dessen Vermeidung in Analogie zum DOPA-therapierten Parkinson-Syndrom „drug holidays" vorgeschlagen werden, die wiederum, und das scheinen die Autoren nicht bedacht zu haben, mit großer Sicherheit Entzugsanfälle provozieren würden. Es wird jedoch auch eine umgekehrte Veränderung der Rezeptorenzahl beschrieben, nämlich eine Zunahme und damit Überempfindlichkeit auf Benzodiazepine nach elektrisch oder pentetrazolinduzierten Anfällen der Ratte (Paul u. Skolnick 1978); die Autoren bieten allenfalls eine teleologische Erklärung für diese Überempfindlichkeit an, sie sei nämlich eine gute Voraussetzung einer Therapie mit Benzodiazepinen.

Als Indikationen bleiben vor allem zwei ohnehin meist therapieresistente Anfallsformen des Kindesalters, nämlich die BNS-Krämpfe einerseits und die myoklonisch-astatischen Anfälle (atypische Absencen, Blinzelanfälle, Nickanfälle, Sturzanfälle) des Lennox-Gastaut-Syndroms andererseits (Matthes 1984). Ca. 47% der BNS-Kinder bzw. 20% der Lennox-Gastaut-Kinder werden unter Clonazepam anfallsfrei oder zumindest gebessert (Vasella 1980).

Weitere spezielle Indikationen sind Neugeborenenkrämpfe (Dumermuth 1982), Startle-Anfälle (Gimenez-Roldan u. Martin 1979) sowie Anfälle bei Patienten mit Leber- oder Nierenschaden oder Erkrankungen des hämatopoetischen Systems, die eine Anwendung der Standardantiepileptika nicht erlauben.

Nach parenteraler Applikation (intravenös oder intramuskulär) oder rektaler Applikation in Form der Rektiole, werden Serien und Status patieller und vor allem generalisierter Anfälle unterbrochen: ca. 83% der Absencen-Status nach Diazepam und 75–100% der Status insgesamt nach Clonazepam (nach Vasella 1980).

Unter Berücksichtigung der Benzodiazepine als Antikonvulsivum 2. oder 3. Wahl bzw. als adjuvantes Antikonvulsivum kann bei allen Anfallsformen ein Therapieversuch mit Clonazepam unternommen werden (Fröscher 1984).

Welche Benzodiazepine sind es nun überhaupt, die als Antikonvulsiva infrage kommen? Alprazolam z.B., eine Substanz unserer Gastgeber, ist nach Dawson et al. (1984) im Tierexperiment ein potenteres Antiepileptikum als Diazepam und Clonazepam, ohne daß es bisher in die Anfallstherapie eingeführt wäre. Nitrazepam (Mogadan) und Diazepam (Valium) wurden Mitte der 60er Jahre in die Epilepsietherapie eingeführt, 1970 wurden beide z.T. von Clonazepam (Rivotril) abgelöst, Mitte der 70er Jahre kam Chlorazepat (Tranxilium) ins Gespräch, eine Substanz, die rasch zum Wirkmetaboliten des Diazepams, nämlich Desmethyldiazepam, umgewandelt wird und in Deutschland heute als Antikonvulsivum kaum noch angewendet wird. 1979 schließlich schlugen Gastaut u. Low Clobazam (Frisium) vor und gaben sekundär generalisierte, komplex partielle Anfälle sowie Reflexepilepsien als Indikationen an.

Bei den konvulsiven Benzodiazepinen, also nicht den antikonvulsiven, sondern den anfallauslösenden Benzodiazepinderivaten, handelt es sich überwiegend um sog. inverse Agonisten wie die Betakarboline; andererseits wissen wir auch, daß die Benzodiazepinantikonvulsiva ihrerseits selbst konvulsiv wirken können (vgl. Alvarez et al. 1981). Die dabei beobachteten, z.T. statusartig gehäuften Anfälle stehen möglicherweise in Zusammenhang mit der benzodiazepininduzierten Sedierung und damit Senkung der Krampfschwelle.

Welche Bedeutung haben die Serumspiegelbestimmungen, wie sie bei Phenytoin, Phenobarbital und Carbamazepin gang und gäbe sind? Zum einen handelt es sich um aufwendige HPLC- oder gaschromatographische Nachweise, die bei weitem nicht an jeder Klinik durchführbar sind, zum anderen bewegen sich die therapeutischen Konzentrationen in einem weiten Rahmen: So werden für Clonazepam 15–80 ng/ml (Dumermuth 1982; Mikkelsen et al. 1981), für Clobazam 50–150 ng/ml angegeben. Die Serumspiegel korrelieren nach unserer

Tabelle 5. Pharmakokinetische Interaktionen zwischen Benzodiazepinen und anderen Antikonvulsiva (Nach Fröscher et al. 1980; Perucca u. Richens 1981; Albright u. Bruni 1984; Dumermuth 1982)

Diazepam	erniedrigt durch Phenobarbital, Phenytoin
Clonazepam	erniedrigt durch Carbamazepin, Phenobarbital, Phenytoin
	erniedrigt, unverändert oder erhöht durch Valproinsäure
Carbamazepin	erniedrigt oder unverändert durch Clonazepam
Phenytoin	erhöht durch Clonazepam, Diazepam, Chlordiazepoxid
	erniedrigt durch Clonazepam, Diazepam, Chlordiazepoxid
	unverändert durch Clonazepam, Diazepam
Phenobarbital	erniedrigt durch Diazepam
	unverändert oder erniedrigt durch Clonazepam
Primidon	erhöht, unverändert oder erniedrigt durch Clonazepam
	erniedrigt durch Nitrazepam
Valproinsäure	erhöht durch Diozepam
	unverändert durch Clonazepam

eigenen Beobachtung gut mit der Dosierung einerseits und dem therapeutischen Effekt andererseits, so daß nach der Vergewisserung eines therapeutischen Spiegels zu Beginn einer Einstellung weitere Messungen zumindest nicht mehr dringend indiziert sind, es sei denn, mögliche Interaktionen mit anderen Substanzen, z.B. im Rahmen einer antikonvulsiven Mehrfachtherapie, seien zu berücksichtigen (Tabelle 5).

Ich fasse zusammen: Benzodiazepine sind unentbehrlich in der Behandlung des Status epilepticus welchen Typs auch immer, sie sind als orale prophylaktische Therapie angezeigt bei den BNS- und myoklonisch-astatischen Anfällen des Kindesalters und sind − ihrer fehlender Organtoxizität wegen − geeignet als Mittel 2. oder 3. Wahl bei allen anderen Anfallsformen. Spezielle Indikationen sind auch Neugeborenenkrämpfe, Startle-seizures und Anfälle bei Patienten mit Leber- oder Nierenschaden oder Erkrankungen des hämatopoetischen Systems, die eine Anwendung der Standardantiepileptika nicht erlauben.

Literatur

Albani M (1984) Interaktionen der Antikonvulsiva untereinander. Monatsschr Kinderheilkd 132: 369−371

Albright PS, Bruni J (1984) Pharmacokinetic ineractions of antiepileptic drugs. Canad J Neurol Sci 11: 247−251

Alvarez N, Hartford E, Doubt C (1981) Epileptic seizures induced by clonazepam. Clin Electroenceph 12: 57−65

Commission on Classification and Terminology of the International League Against Epilepsy (1981) Proposal for revised clinical and electroencephalographic classification of epileptic seizures. Epilepsia 22: 489−501

Crawley JN, marangos PJ, Stivers H, Goodwin FK (1982) Chronic clonazepam administration induces benzodiazepine subsensitivity. Neuropharmacology 21: 85−89

Dawson GW, Jue SG, Brogden RN (1984) Alprazolam. A review of its pharmcodynamic properties and efficacy in the treatment of anxiety and depression. Drugs 27: 132−147

Dumermuth G (1982) Some comments on the treatment of epilepsy by clonazepam with special reference to serum concentrations and EEG beta activity In: Broughton RJ (Ed): Henri Gastaut and the Marseilles School's contribution to the neurosciences. (EEG Suppl. No. 35). Elsevier Biomedical, Amsterdam

Fröscher W (1984) Indikationen der Therapie mit Antiepileptika: Therapie bei speziellen Anfallsformen. In: Langer G und Heimann H (Hrsg) Psychopharmaka. Grundlagen und Therapie. Springer, Wien New York

Fröscher W, Eichelbaum M, Gugler R, Hildenbrand G (1980) Medikamentöse Therapie der Epilepsien unter Kontrolle der Antiepileptika-Serumspiegel. Schattauer, Stuttgart New York

Gastaut H, Low MD (1979) Antiepileptic properties of clobazam, a 1,5 benzodiazepine in man. Epilepsia 20: 437−446

Giménez-Roldán S, Martin M (1979) Effectiveness of clonazepam in startle-induced seizures. Epilepsia 20: 555−561

Matthes A (1984) Epilepsien. 4 Auflage. Thieme, Stuttgart

Mikkelsen B, Berggren P, Joensen P, Kristensen O, Kohlen O, Mikkelsen BO (1981) Clonazepam (Rivotril R) and Carbamazepine (Tegretol R) in psychomotor epilepsy: A randomized multicenter trial. Epilepsia 22: 415−420

Möhler H, Okada T (1977) Benzodiazepine receptors: Demonstration in the central nervous system. Science 198: 849−851

Paul SM, Skolnick P (1978) Rapid changes in brain benzodiazepine receptors after experimental seizures. Science 202: 892−893

Perucca E, Richens A (1981) Drug interactions with phenytoin. Drugs 21: 120–137

Schmutz M, Bernasconi R, Baltzer V (1983) Benzodiazepine antagonists, GABA, and the mode of action of antiepileptics drugs. In: Baldy-Moulinier M, Ingvar DH, Meldrum BS (eds) Cerebral blood flow, metabolism, and epilepsy. John Libbey Eurotext London Paris

Sher PK (1983) Reduced benzodiazepine receptor binding in cerebral cortical cultures chronically exposed to diazepam. Epilepsia 24: 313–320

Swinyard EA, Woodhead JH (1982) General principles. Experimental detection, quantification, and evaluation of anticonvulsants. In: Woodbury DM, Penty JK, Pippenger CE (eds) Antiepileptic Drugs. Raven, New York, pp 111–126

Vasella F (1980) Benzodiazepine in der Behandlung der Epilepsien. Schweiz Rundschau Med 69: 827–834

Diskussion zum Beitrag Clarenbach u. Fröscher

Sieghart: 1. Ich bin überrascht, daß Sie das Clonazepam als Adjuvansmedikation bei Epilepsien genannt haben. Ich frage mich, welchen Stellenwert hier die Toleranzentwicklung hat. 2. Bringt die Messung des Plasmaspiegels wirklich etwas über die Zeit von sagen wir zwei Wochen hinaus?

Clarenbach: Ad 1. Eine Monotherapie ist in jedem Fall besser als eine Kombinationsbehandlung. Bei Hinzufügung von Clonazepam sehen wir etwa bei 60% der Patienten einen Wirkungsverlust nach einigen Wochen, die anderen 40% haben über die Dauer von einigen Monaten, auch länger, keinen beobachtbaren Wirkungsverlust. Bei der Frage Mono- oder Kombinationstherapie muß man berücksichtigen, daß eine epileptologische Abteilung wie wir natürlich andere Patienten sieht als ein niedergelassener Nervenarzt, und zum Großteil sind dies Patienten, bei denen alle möglichen Monotherapien schon ausprobiert wurden. Unsere Befürwortung der Kombinationstherapien ist sicher auf diesem Hintergrund zu sehen. ad 2. Eine Serumspiegelbestimmung ist anfangs immer notwendig, bei Monotherapien aber nur eine begrenzte Zeit. Bei Kombinationstherapien sind wir der Meinung, daß man eine Serumspiegelbestimmung auch noch längere Zeit benötigt.

Saletu: Waren auf der letzten Tabelle pharmakodynamische oder pharmakokinetische Interaktionen dargestellt?

Clarenbach: Pharmakokinetische.

Saletu: Hat man Vorstellungen darüber, warum der Wirkungsverlust beim Clonazepam geringer sein soll als beim Diazepam?

Clarenbach: Nicht daß ich wüßte.

Klotz: Eine kurze Bemerkung zur Applikationsform: Die intramuskuläre Verabreichung von Diazepam ist heutzutage obsolet, Diazepam wird i.m. extrem langsam resorbiert, die rektale bzw. orale Applikation ist viel besser.

Schmauß: Wie ist das mit dem Midazolam? Wirkt das schneller bei Statusbekämpfung?

Klotz: Derzeit ist das Midazolam dafür in klinischer Prüfung, nach experimentellen Tests sollte die klinischen Wirkung schneller einsetzen als beim Diazepam.

Martinius: Das von Herrn Clarenbach erwähnte Nicht-Ansprechen von Kindern auf Clonazepam läßt erkennen, daß auch in diesem Bereich diagnostische Einteilungsprobleme bestehen, wie wir sie schon gestern in anderen Bereichen diskutiert haben. Auch hier ist die nosologische Einteilung fraglich.

Freund: Das Problem bei der Anwendung von Benzodiazepinen in der Epileptologie ist die Toleranzentwicklung. Im letzten Heft des New England Journal of Medicine war eine wichtige Übersicht über katamnestische Studien. Die Autoren betonen, daß die meisten Therapiestudien mit Patienten mit chronischer Epilepsie gemacht werden. Das sind etwa 1/3 der Epilepsiepatienten. Die Frage ist, ob hier die gleichen Toleranzphänomene vorliegen wie bei den zwei Dritteln der Patienten, die innerhalb der ersten zwei Jahre gut auf eine antiepileptische Behandlung ansprechen. Außer dem von Herrn Martinus soeben erwähnten nosologischen Aspekt ist also der Aspekt der Chronizität zu berücksichtigen.

Clarenbach: Die Skepsis der Epileptologen gegenüber der peroralen Applikation von Benzodiazepinen liegt sicher in der Selektion der Patienten begründet, die wir sehen. Das hat Herr Freund gerade ausgeführt. Herrn Klotz ist zuzustimmen, daß die rektale Applikation eine gute Alternative zur i.v.-Applikation ist. Bezüglich der Toleranzentwicklung bleibt nur zu hoffen, daß neu entwickelte spezifische Benzodiazepine (Benzophenon) in ihrem antikonvulsiven Effekt eine geringere Toleranz zeigen. Das wäre eine Chance für alle unsere „Sparten", daß Benzodiazepine entwickelt werden, die jeweils nur auf einem Gebiet ihre Wirkung entfalten und keine Toleranzentwicklung verursachen.

Benzodiazepine in der Anästhesiologie

A. Doenicke

Vor Psychiatern und Neurologen sprechen zu dürfen, ist eine Ehre und erfreulich zugleich, denn gerade Benzodiazepine und Neuroleptika sind jene Pharmaka, die die größte Anwendung in Ihrem Fachbereich finden. Allerdings wäre ich ohne die seit 24 Jahren währende Zusammenarbeit mit Hans Kugler nicht in der Lage gewesen, das heutige Thema zufriedenstellend abzuhandeln.

Im Rahmen des vorgegebenen Themas wird die Wirkung der Benzodiazepine zur Prämedikation und als Adjuvans während der Anästhesie besprochen.

Prämedikation

1. Um die anxiolytische Wirkung eines Benzodiazepins nachzuweisen, wurde vor einigen Jahren in einer prospektiven randomisierten Doppelblindstudie das zu prüfende Benzodiazepin (Lormetazepam) einem Plazebo gegenübergestellt (n = 25 pro Gruppe). Angst und Furcht vor der Operation zu erfassen, ist mit unterschiedlichen Methoden versucht worden, jedoch erschien uns keines dieser Modelle für die Fragestellung geeignet zu sein. Insbesondere wurde die Selbstbeurteilung des Patienten zu wenig berücksichtigt.

Die eigene Methodik wurde von Ulsamer et al. (1983) ausführlich beschrieben. Der Versuchsablauf ist in Abb. 1 dargestellt.

Um Indifferenzen mit anderen Pharmaka auszuschließen, wurden Patienten ausgewählt, die als Anästhesieverfahren für die geplante Operation eine Spinalanästhesie erhielten und erstmals eine Operation erlebten.

Wie nicht anders zu erwarten, ist die situationsbedingte Angst im Operationsvorraum sehr hoch (Abb. 2a), sie steigt bis kurz vor Operationsbeginn noch leicht an, um nach dem Operationsende auf normale Werte abzufallen. Die mit Lormetazepam behandelten Patienten hatten zum ersten und zweiten Meßzeitpunkt signifikant weniger Angst.

Die Ergebnisse der Analogskala wurde für jedes einzelne Item getrennt ausgewertet und zeigt z. T. auch statistisch signifikante Unterschiede zugunsten von Lormetazepam (Abb. 2b,c,d).

Auch die Begleiterscheinungen einer Spinalanästhesie wie unbewegliches Liegen, festgeschnallt werden, Lähmung der Beine, Geräusche im Operationssaal, wurden von den Patienten unter Lormetazepam als deutlich geringer bewertet. Sie hatten ein angenehmes Operationserlebnis.

2. Die Prämedikation mit Thalamonal, einem Kombinationspräparat, bestehend aus einem kurzwirkenden Analgetikum (Fentanyl) und einem langwirkenden Neuroleptika (Dehydrobenzperidol), ist unter den Anästhesisten beliebt und wird daher noch zu einem sehr hohen Prozentsatz verordnet.

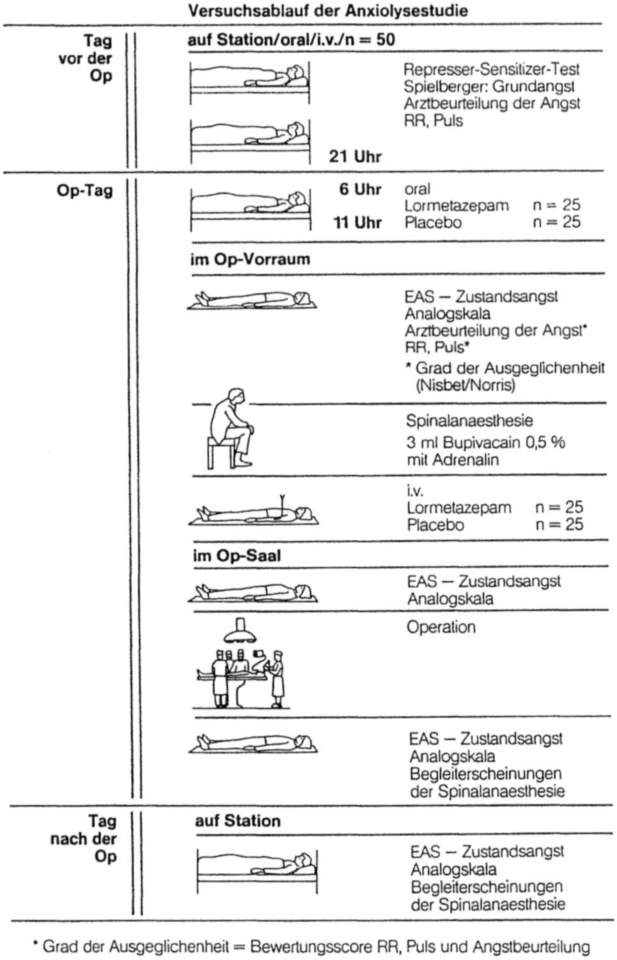

Abb. 1. Versuchsablauf der Anxiolysestudie

Warum dies in der Praxis so ist, soll mit den folgenden Ergebnissen dargestellt bzw. erklärt werden (Eser et al. 1984).

Parallel zur ersten Studie wurden für diese Fragestellung ebenfalls nur Patienten ausgewählt, die sich einem operativen Eingriff unter Lumbalanästhesie unterzogen. Eine Stunde vor Abruf in den Operationssaal erhielt die eine Gruppe der Patienten 2 ml Thalamonal, die andere 2 ml Lormetazepam (=0,4 mg) i. m. Die Methodik ist nach den Erfahrungen der ersten Studie beibehalten worden (Ulsamer et al. 1983).

Die Ergebnisse erschienen zunächst widersprüchlich, denn die objektiven Kriterien wie Blutdruck und Herzfrequenz waren für die Lormetazepampatienten konstant bzw. leicht steigend, dagegen für die Thalamonalpatienten sinkend. Die Bewertung der Patienten durch den Arzt ergab analoge Ergebnisse zum Vorhergesagten, d. h. die Thalamonalpatienten wurden ruhiger eingeschätzt als die

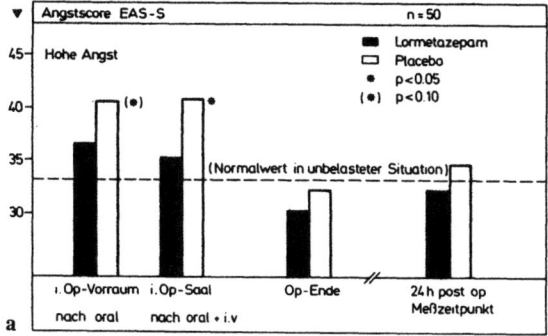
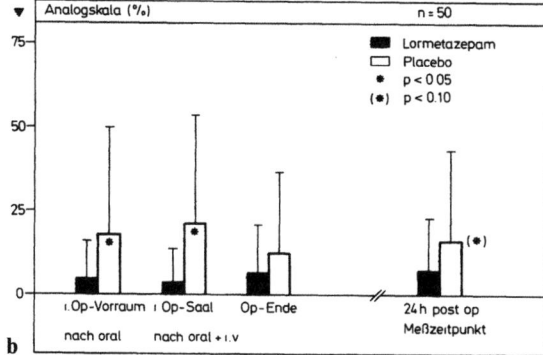
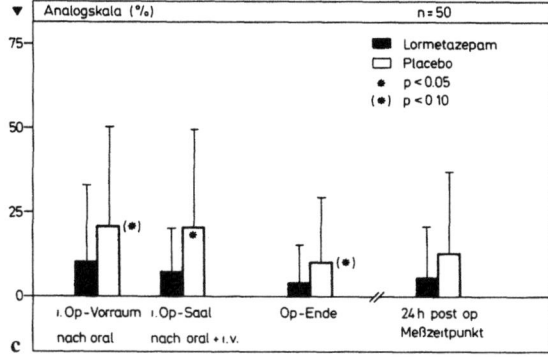
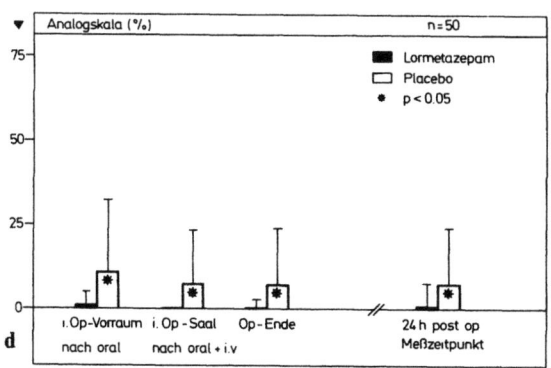

Abb. 2a–d. Erlanger-Angstskala: Vergleich der situativen Angst zu verschiedenen Meßzeitpunkten, **b** Analogskala: Angst, daß man nicht mehr gesund wird, **c** Analogskala: Angst, daß die Operation mißglücken wird, **d** Analogskala: Verunsicherung durch die Aufklärung

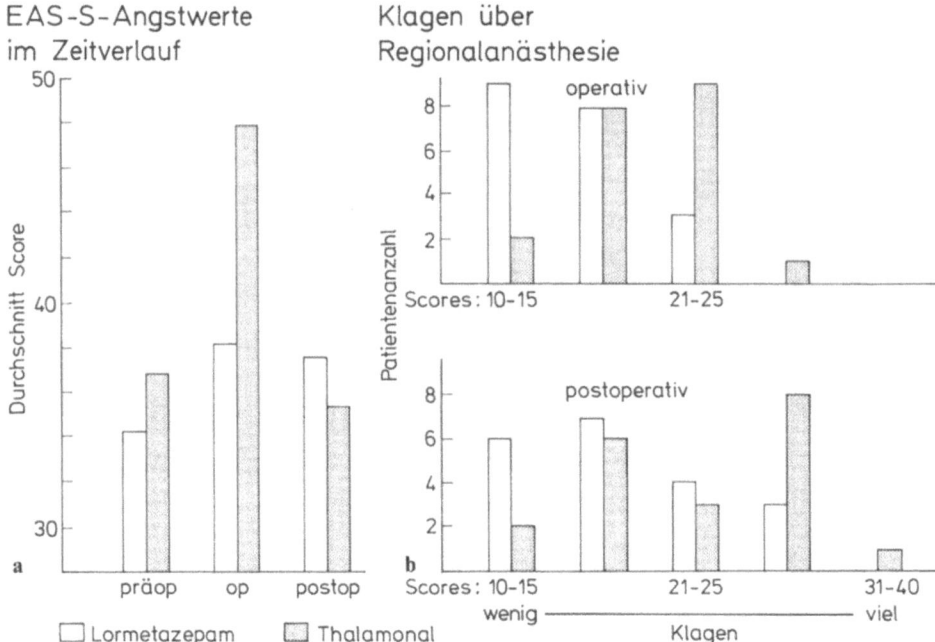

Abb. 3. a Nach Thalamonal i.m. (2 ml = 0,1 mg Fentanyl + 5 mg Dehydrobenzperidol) kam es zu einem deutlichen Anstieg des Angstcores. **b** Das subjektive Empfinden der Patienten wurde während und nach der Operation unter Lormetazepam als angenehmer angegeben.

Lormetazepampatienten. Ist diese vom Arzt vorgenommene Beurteilung tatsächlich zutreffend und besitzt somit Thalamonal Vorteile?

Die Selbstaussage der Patienten mittels der Erlanger Angstskala zeigt, daß Thalamonal nicht anxiolytisch, sondern eher angstpotenzierend wirkte (Abb. 3a). Lormetazepam schnitt hier operativ signifikant besser ab. Dies entsprach auch dem Ergebnis des Fragebogens „Begleiterscheinungen einer Regionalanästhesie" (Abb. 3b).

Die Lormetazepampatienten empfanden die Operationsatmosphäre und die Operationsnebenwirkungen signifikant weniger unangenehm als die Thalamonalpatienten; dies war auch noch einen Tag später feststellbar.

Ein besonders charakteristisches Beispiel zeigte ein Patient, der noch während der intramuskulären Applikation von Thalamonal ein durchaus ausgeglichenes Zustandsbild ohne irgendwelche Zeichen der Angst bot. 30 min später lehnte er die Operation ab, obwohl er diese schon lange Zeit erwartet und sich auch seelisch bereits darauf vorbereitet hatte. Der Patient wirkte isoliert und der Anästhesist war nicht in der Lage, einen Kontakt zu ihm herzustellen. Es mußte daher die Operation verschoben werden. Eine Woche später jedoch, nach der gewöhnlichen Prämedikation mit Lormetazepam, konnte der Eingriff durchgeführt werden, den der Patient ohne Auffälligkeiten akzeptierte.

Vergleichen wir die Ergebnisse der Erlanger Angstskala mit den zuerst beschriebenen neurophysiologischen Wirkungen, so erklären sich die Widersprüche von selbst.

Thalamonal wirkt blutdruck- und herzfrequenzsenkend, und dies vor allem bei bereits aufgeregten Patienten.

Für Lormetazepampatienten dagegen stimmen Selbstaussage und physiologische Reaktionen gut überein.

Da in der Anästhesieroutine Patienten in erster Linie mit Blickdiagnose, Blutdruck und Puls überprüft werden, kommt es bezüglich Thalamonal zu der Diskrepanz zwischen Arzteinschätzung und Patientenurteil. Es sollte jedoch nicht allein der Anästhesist, sondern − und vor allem − der Patient zufrieden sein.

Anästhesie

Eine ausreichend tiefe Anästhesie in wenigen Minuten zu erreichen, ist für die Wertigkeit eines Benzodiazepins zur intravenösen Einleitung als Hypnotikum von großer Bedeutung. Die Charakterisierung der Anflut- bzw. Latenzzeit, d. h. jener Zeit von Injektionsbeginn an bis zum Erreichen mittlerer Schlafstadien (C_o) ist am besten mit fortlaufender EEG-Kontrolle möglich. So zeigten die Vigilosomnogramme nach Lorazepam, Diazepam, Lormetazepam (Abb. 4) bei äquieffektiver Dosis nach Lormetazepam in der 20. Minute ausreichend tiefe Schlafstadien mit den geringsten Standardabweichungen, während nach Lorazepam das Stadium C_o erst nach 54 min erreicht wurde (Doenicke et al. 1981).

Um eine möglichst kurze Anflutzeit zu erzielen, ist dies bei einigen Benzodiazepinen nur mit höherer Dosierung zu erreichen. So konnte die Einschlafgeschwindigkeit von 20 min nach 1 mg auf 5 min nach 4 mg Lormetazepam verkürzt werden (Abb. 5). Allerdings werden mit der hohen Dosis sehr lange Nachschlafstadien erzielt und somit die postoperative Phase aufgrund von Interaktionen mit Analgetika kompliziert (Doenicke et al. 1979). Nach eigener klinischer Erfahrung erscheint es günstiger, eine Kombination von Benzodiazepinen mit kurzwirkenden Hypnotika (Etomidat) vorzunehmen, um somit hohe Benzodiazepinedosierungen zu vermeiden.

Das erste wasserlösliche Benzodiazepin, Midazolam, hat dagegen schon in der Untersuchung zur Dosiswirkungsbeziehung deutliche Unterschiede zu bisher bekannten Benzodiazepinen gezeigt (Abb. 6) (Grote et al. 1980). Die Latenz zu tieferen Schlafstadien war nach Gabe von Midazolam sehr kurz und betrug nur wenige Minuten. Wie bei anderen i.v.-Hypnotika spielt die Injektionsgeschwindigkeit bei diesem Benzodiazepin ebenfalls eine entscheidende Rolle. Nach einer 15 s dauernden Injektionszeit wird das EEG-Stadium C_o nach 2−5 min erreicht. Nach einer Injektion von 60 s Dauer kam es vor, daß einige Probanden das Stadium C_o erst nach 10 min erreichten (Doenicke et al. 1980). Diese Bedingungen sind für die praktische Anästhesie von großer Bedeutung. Es ergibt sich daraus, daß man mit einer kurzen Injektionsdauer die Narkose mit größerer Sicherheit einleiten kann als mit langer Injektionsdauer.

Angeregt durch tierexperimentelle Untersuchungen von Stumpf et al. (1975) haben wir geprüft, ob auch beim Menschen eine additive Wirkung von

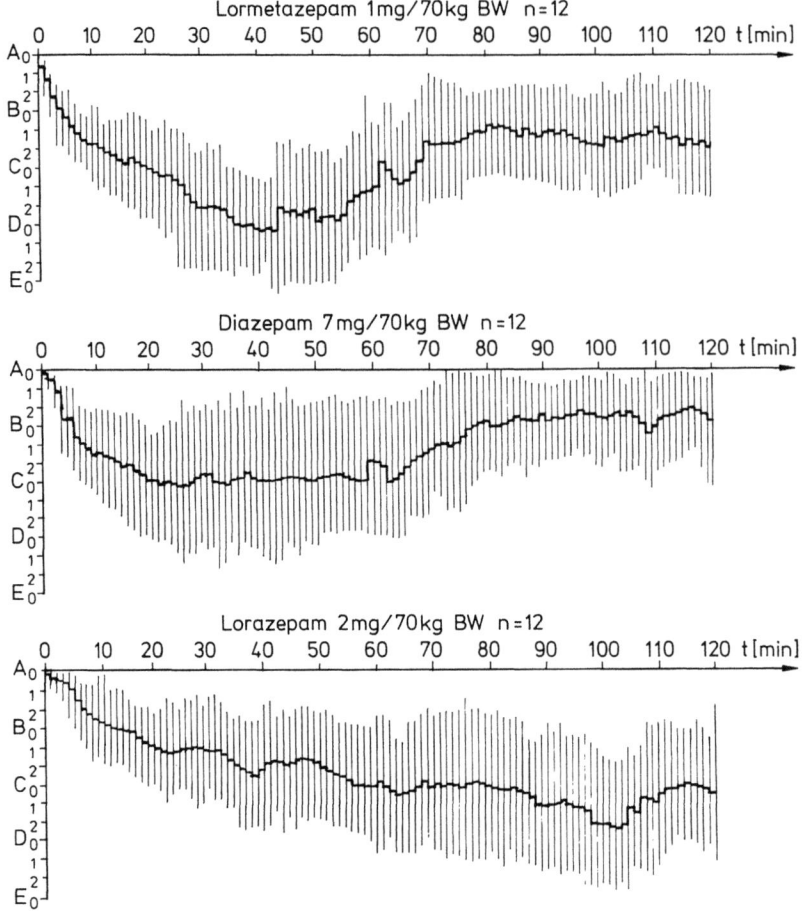

Abb. 4. Dosis-Wirkungsbeziehung nach Lormetazepam, Diazepam und Lorazepam in einer randomisierten prospektiven Studie (doppelblind) bei 36 Probanden. Die Vigilosomnogramme zeigten die geringste Standardabweichung nach Lormetazepam 1 mg/70 kg KG. Einteilung der Schlaftiefe von A_o-E_o

Benzodiazepinen mit Lachgas besteht. In einer prospektiven randomisierten Cross-over-Studie an je 12 Probanden verglichen wir die Wirkung der Kombination Lachgas/Droperidol mit der von Lachgas/Lormetazepam. Droperidol vertieft die Lachgasnarkose des Stadiums B_2 nicht (Abb. 7a). Demgegenüber kommt es nach dem Benzodiazepin Lormetazepam zu tiefen Schlafstadien, die für jede Anästhesie ausreichend sind. Diese additive Wirkung konnte statistisch (Lachgas/Benzodiazepin-Kombination) gesichert werden (Abb. 7b) (Doenicke 1984).

Darüber hinaus wurde mit Befindlichkeitsskalen festgestellt, daß die Nebenwirkungen nach der Droperidolapplikation in der Art einer Neurolepsie bis zu 48 Stunden angehalten haben. Starke Traumerlebnisse, Angstgefühle und seelische Beeinträchtigung waren bei fast allen Probanden bis 2 Tage nach Droperidolap-

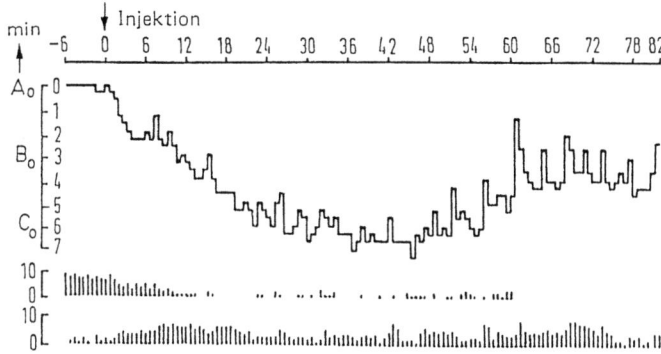

$D_5 = 1.000$ mg/70 kg KM

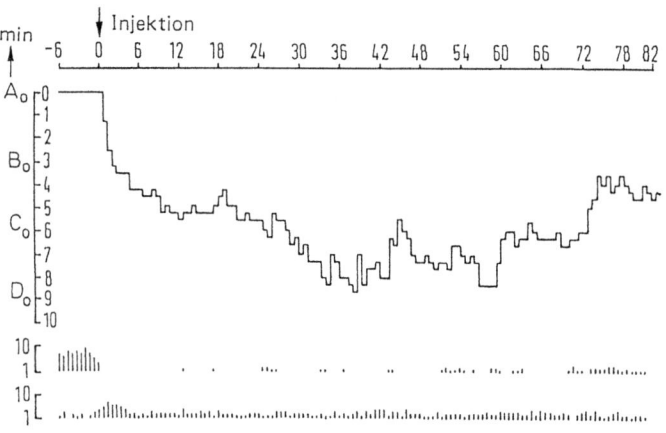

$D_7 = 4{,}000$ mg/70 kg KM

Abb. 5. Latenzverkürzung und Zunahme der Einschlafgeschwindigkeit bei Dosiserhöhung von Lormetazepam: 1 mg (a) zu 4 mg/70 kg KG (b)

plikation vorhanden; Zustände, wie wir sie auch bei Patienten beobachten können.

Aus den klinisch experimentellen Untersuchungen an Probanden konnten wir für die Patienten eine kreislaufschonende und sichere Anästhesie entwickeln, die einschließlich der Prämedikation mit Benzodiazepinen entsprechend Abb. 8 abläuft (Henssler et al. 1984). Mit niedrigen Benzodiazepindosierungen ist sie steuerbar und die Einleitungsphase wird mit Etomidat sicher vertieft. Da auch eine retrograde Amnesie vorhanden ist, empfinden die Patienten die Benzodiazepin-Fentanyl-Lachgas-Narkose als angenehm. Darüber hinaus hat sich diese Anästhesiekombination in allen Altersstufen und vor allem bei Patienten mit hohen Risikofaktoren bewährt, denn sie ist, wie zahlreiche Herz-Kreislauf-Untersuchungen gezeigt haben, kreislaufschonend.

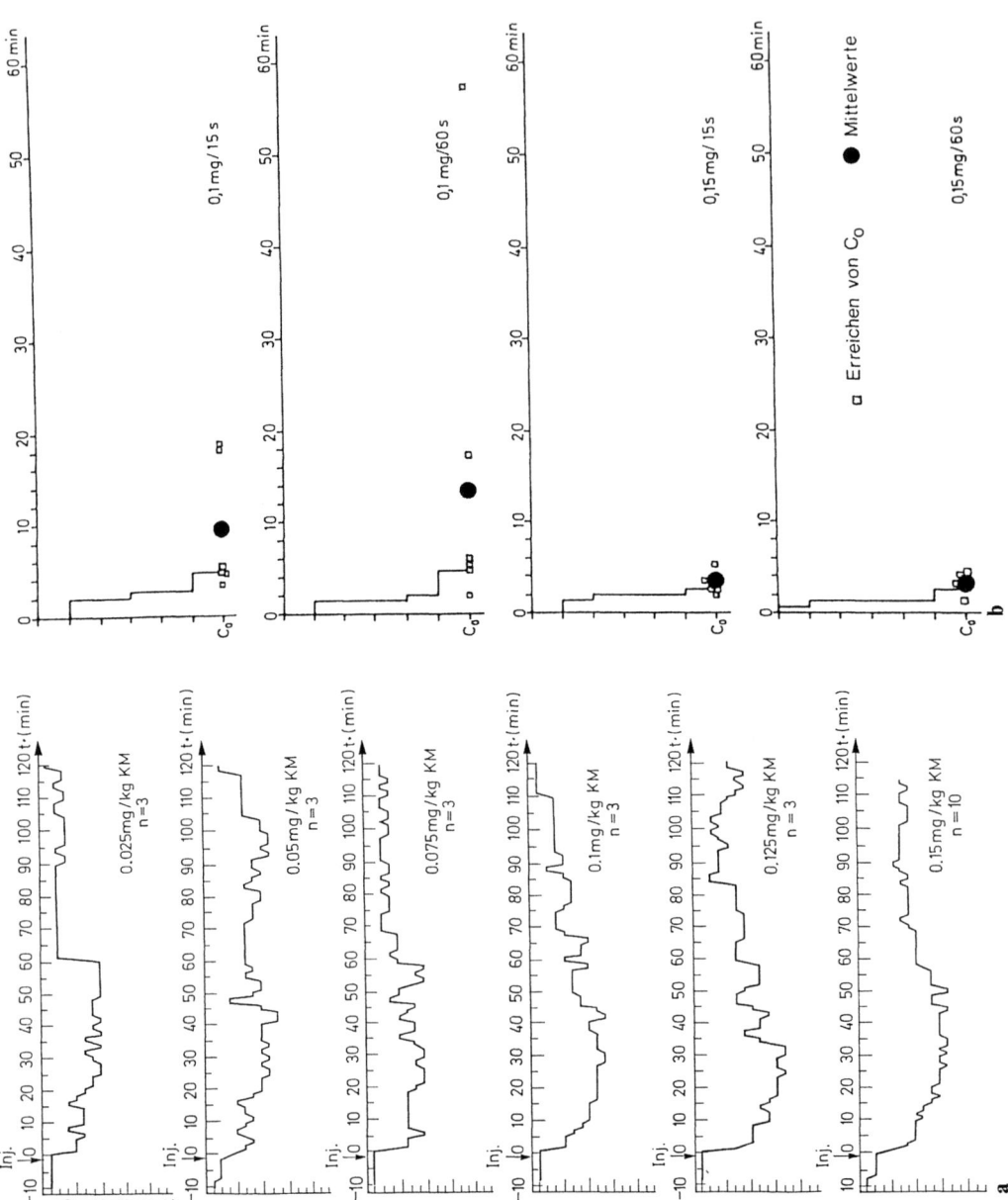

Abb. 6a, b. a Vigilosomnogramme nach Midazolam i.v. bei je 3 Probanden als Mittelwertskurve. Die Injektionszeit betrug bei 0,025 bis 0,075 mg/kg KH 30 s, bei den höheren Dosierungen 60 s. Eine gute Dosis-Wirkungsbeziehung ist erkennbar. Während der Einleitungsphase ist das Stadium C_o bis zur 5. min von allen Probanden erreicht worden. Rückkehr zum Ausgangsverhalten war nach 120 min noch nicht eingetreten. **b** Aus dem Erreichen des C_o-Stadiums ist erkennbar, daß mit Erhöhung der Dosis alle Probanden einheitlich C_o binnen 3–5 min erreicht haben. Nach 0,1 mg/kg KG gab es einige Probanden, die zu einem späteren Zeitpunkt C_o erreichten. □ = erstmaliges Erreichen von C_o der einzelnen Probanden; ● = Mittelwerte

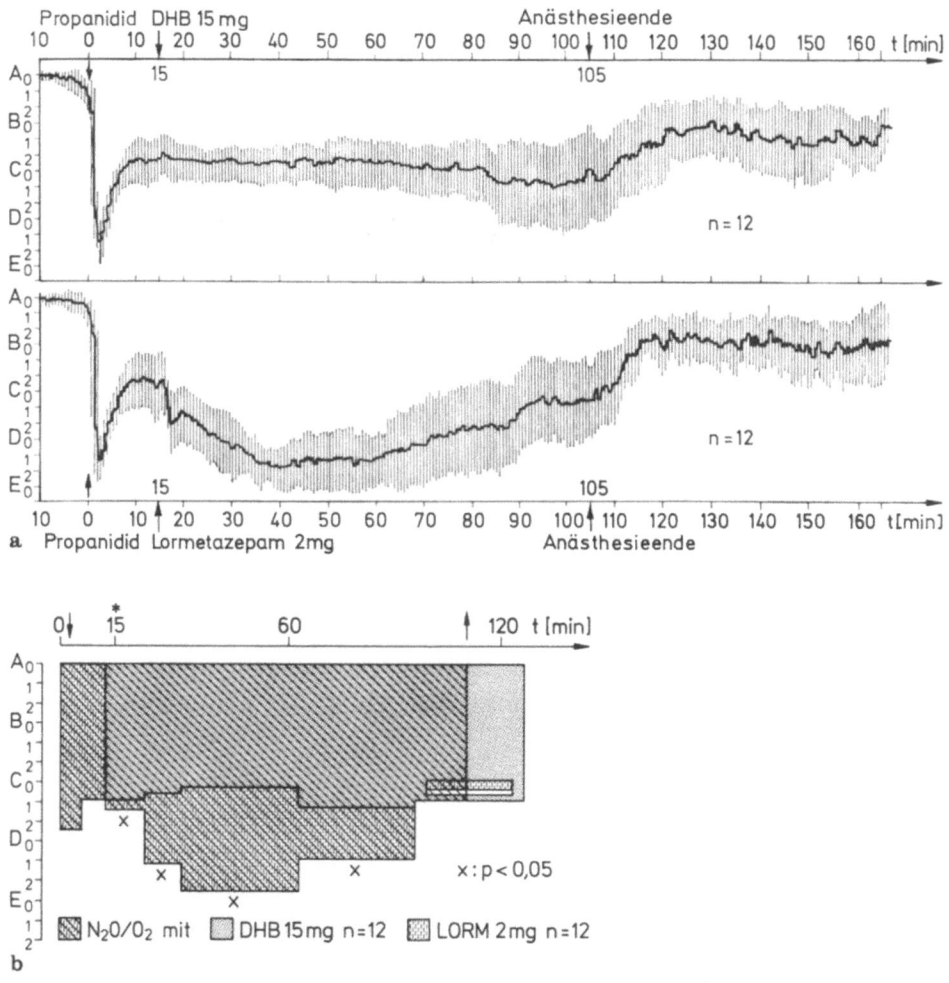

Abb. 7. a Obere Verlaufskurve: Vigilanzkurve nach Propanidid und Pankurinium. Intubation in der 5. min. In der 15. min Droperidol 15 mg i.v. (70-kg-Patienten). Keine Vertiefung der Schlafwirkung. Untere Verlaufskurve: Vigilanzkurve nach Propanidid und Pankuronium. Intubation in der 5. min. In der 15. min Lormetazepam 2 mg i.v. Deutliche Verstärkung der Schlaftiefe. **b** Droperidol bewirkt keine Vertiefung des Lachgaseffektes. Bei Benzodiazepinen kommt es zu einer deutlichen Vertiefung der Schlafwirkung. Signifikante Differenzen zwischen Droperidol und Lachgas sowie Lormetazepam und Lachgas sind mit einem X gekennzeichnet

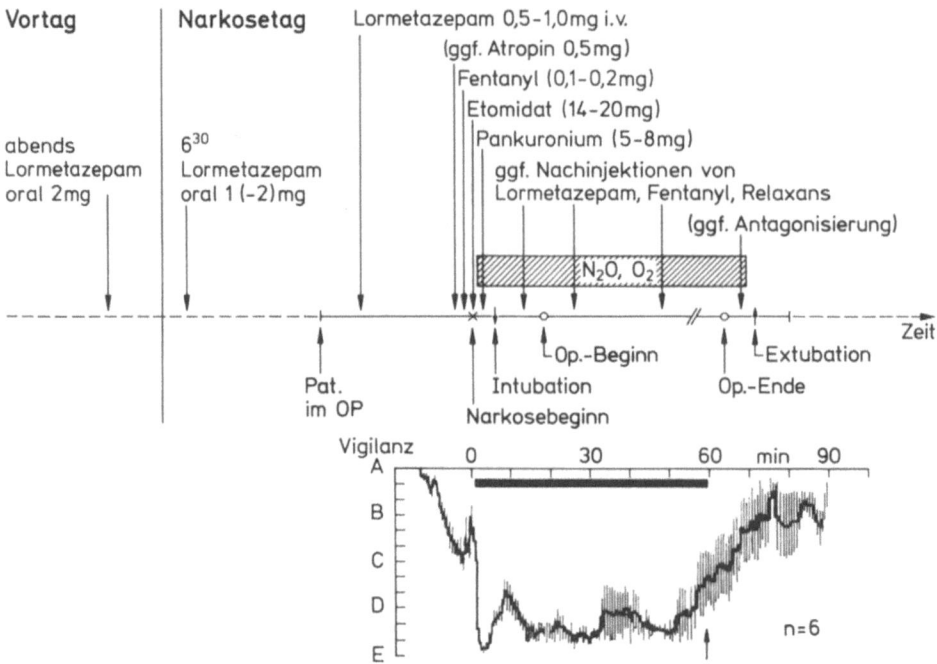

Abb. 8. Schema und entsprechendes Vigilosomnogramm zur Benzodiazepin-Fentanyl-Etomidat-Relaxans-Narkose (n = 6)

Zusammenfassung

Weder die subjektive Beurteilung durch den Anästhesisten noch die Veränderung von Blutdruck und Herzfrequenz nach einer Prämedikation sind adäquate Mittel für die Erfassung eines Angstlevels. Eine Objektivierung der Angst kann nur durch gezielte Fragebögen mittels STAIG-2 (Grundängstlichkeit) sowie mittels der Erlanger Angstskala (Erfassung der Situationsangst) gemessen werden.

Eine Prämedikation mit Thalamonal führte zu einer signifikanten Erhöhung der Situationsangst: von 20 Patienten hatte ein Patient unter der Wirkung der Prämedikation aus Ängstlichkeit die bevorstehende Operation abgelehnt.

Unter Lormetazepam fühlten sich die Patienten deutlich weniger ängstlich.

Mit einer Benzodiazepinkombinationsnarkose erreichen wir folgende Vorteile:
1. entspannte präoperative Phase,
2. problemlose Einleitung,
3. keine kardiodepressive Wirkung in der Einleitungsphase, auch nicht bei kardial vorgeschädigten Patienten mit erhöhtem OP-Risiko,
4. gute Steuerbarkeit der Narkosetiefe,
5. Einsparen von Pharmaka, u.a. von Fentanyl; — keine Halothan- oder Enfluran-Inhalation, wenn notwendig nur 1/3 des MACs,
6. bisher keine schweren anaphylaktoiden Reaktionen.

Literatur

Doenicke A (1984) Modern trends in the investigation of new hypnotics in anaesthesia. In: Hindmarch T, Ott H, Roth T (eds) Psychopharmacol Suppl I. Springer, Berlin Heidelberg New York, p 119

Doenicke A, Kugler J, Kropp M, Laub M, Kalbfleisch G (1979) Der hypnotische Effekt des neuen Benzodiazepinderivats Lormetazepam nach intravenöser Injektion. Anaesthesist 28:578

Doenicke A, Kugler J, Suttmann H, Grote B, Donner W (1980) Midazolam: Abhängigkeit der Schlaftiefe von Injektionszeit und Dosis. Anaesthesist 29:637

Doenicke A, Kugler J, Suttmann H, Ott H, Grote B (1981) New benzodiazepines. Excerpta Medica. In Cong Series 538:722

Eser A, Ulsamer B, Doenicke A, Suttmann H (1984) Anxiolyse durch Benzodiazepine und Thalamonal. Anaesthesist 33:534

Grote B, Doenicke A, Kugler J, Suttmann H, Laub M (1980) Dosisfindung mit Hilfe des Encephalogramms. Anaesthesist 29:635

Henssler W, Doenicke A, Suttmann H, Härtl U, Rinneberg J (1984) Kombinationsnarkose mit Lormetazepam. Anaesthesist 33:535

Stumpf Ch, Gogolak G, Huck S, Andics A (1975) Wirkung zentral dämpfender Pharmaka auf die Stickoxydul-Narkose. Anaesthesist 24:264

Ulsamer B, Doenicke A, Ott H, Suttmann H (1983) Präoperative Anxiolyse mit Lormetazepam. Ein Modell zur Angstmessung. Anaesthesist 32:304

Benzodiazepine als Supplement in der Allgemeinanästhesie

H.Stoeckel, P.M.Lauven, H.Schwilden und H.Murday

Aus klinsch-pharmakologischer Sicht ist die Narkose eine Sonderform der Pharmakotherapie mit folgenden Besonderheiten:
Sie ist:
1. eine Kurzzeittherapie für Minuten bis wenige Stunden;
2. eine Kombinationstherapie mit hochpotenten Pharmaka verschiedener Stoffgruppen;
3. die Medikamente müssen extrem gut steuerbar sein;
4. die Applikationsform ist die intravenöse Injektion bzw. Infusion.

Historisch gesehen ist die Narkose lange Zeit eine Mononarkose gewesen, d.h. ein einziges Pharmakon mußte alle Einzelforderungen an eine adäquate Narkose abdecken. Diese Forderungen bestehen in einer Kombination von:
1. Amnesie bzw. Bewußtlosigkeit;
2. Analgesie, also das, was Patient und Operateur eigentlich fordern;
3. die Dämpfung des vegetativen Nervensystems, und zwar sowohl des Sympathikus als auch des Parasympathikus und schließlich
4. eine Muskelrelaxation, die nur für bestimmte Eingriff notwendig ist.

Diese Kombination wird als Narkose-„Tetrade" bezeichnet. Es ist auch der Begriff „Triade" üblich, wobei man dann die Muskelrelaxation als nicht eigentlich narkoseimmanente Eigenschaft außer acht läßt.

Mindestens in den ersten 80 Jahren der klinischen Anästhesie bis zur Einführung der Barbiturate als intravenöse Medikamente zur schonenden Narkoseeinleitung (Angang der 30 Jahre), war die Narkose eine Mononarkose, und zwar eine Inhalationsnarkose.

Die in den letzten 2 bis 3 Jahrzehnten einsetzende vielfältige Entwicklung von Pharmaka, die auch für die intravenöse Narkose verwendet werden konnten, brachte nicht nur einen großen Fortschritt, sondern auch viel Verwirrung, bedenkt man nur die Vielzahl der neuen Pharmaka, vor allem der uns Anästhesiologen interessierenden Hypnotika, Hypnoanalgetika und Psychopharmaka. Hier sei lediglich das Problem der enormen Kombinationsmöglichkeiten bei der intravenösen Narkose hervorgehoben.

Da in jeder Stoffgruppe eine Vielzahl von Medikamenten zur Verfügung steht, ergibt sich eine verwirrende Zahl möglicher Anästhesiekombinationsverfahren, von denen viele in der Praxis verwendet werden und in der Literatur beschrieben wurden.

Die Verwendung *eines* Hypnotikums in Kombination mit *einem* Analgetikum führt zu 25 möglichen Narkoseformen, wenn für beide Gruppen nur jeweils 5 Präparate zur Auswahl stehen. In Kombination mit Stickoxidul, das praktisch unverändert Teil jedes Narkosekombinationsverfahren geblieben ist, erhöht sich diese Zahl um das Doppelte auf 50. Wird nun zur Narkoseführung noch eine 3.

Stoffklasse — die Psychopharmaka — eingeführt, steigt die Zahl der rechnerisch möglichen Narkoseformen auf 125, in Kombination mit Stickoxidul sogar auf 250.

Prinzipell lassen sich jedoch durch die Kombination eines Hypnotikums mit einem Analgetikum die Forderungen der Narkose-,,Triade" erfüllen. Allerdings zeigt die klinische Erfahrung, daß die Einführung der 3. Klasse, der Psychopharmaka, zusätzliche Vorteile bringt und auch die Dosierung der Pharmaka der beiden anderen Stoffklassen bemerkenswert reduzieren kann. Außerdem wurden Benzodiazepine vielfach als Ersatz für Pharmaka eingesetzt, deren unerwünschte Wirkungen vermieden werden sollten (z. B. Neuroleptika, Ketamin, Hypnotika). Unter diesem Gesichtswinkel ist der Stellenwert der Benzodiazepine für die Narkose zu sehen.

Allgemeine Indikationen für die Benzodiazepintherapie in der Anästhesie, operativen Intensivmedizin und Notfallmedizin sind praktisch alle Eigenschaften der Benzodiazepine wie Anxiolyse, Sedierung, Amnesie, die hypnotische Wirkung allerdings mit Fragezeichen (weil nicht immer sicher erreichbar), sowie die antikonvulsive Wirkung und in besonderen intensivmedizinischen Fällen sogar die muskelreaxierende Wirkung.

Im folgenden soll lediglich über einige Aspekte der *Narkose* unter Ausschluß der Prämedikation, über die der Beitrag von Doenicke in diesem Band informiert, referiert und zusätzlich über einige eigene Untersuchungen berichtet werden.

Nachdem Droperidol in den letzten Jahren in Mißkredit geraten ist, stehen die Benzodiazepine, und zwar sowohl für die intravenöse wie die Inhalationsnarkose, ganz im Vordergrund.

Entscheidet man sich für die Applikation eines Benzodiazepins zur Narkoseführung, so läßt sich bei prinzipiell ähnlichem Wirkprofil aller Benzodiazepine die Frage der Auswahl eines bestimmten Pharmakons für den Zweck der Narkose weitgehend auf die Pharmakokinetik fokussieren.

Tabelle 1 zeigt die globalen kinetischen Deskriptoren einiger Benzodiazepine (Lauven u. Stoeckel 1985). bei repetitiver und längerdauernder Anwendung sollte bevorzugt ein Benzodiazepin mit sehr guter Steuerbarkeit, d.h. hoher totaler Clearance und kleiner Halbwertzeit eingesetzt werden. Während die neueren Substanzen Flunitrazepam, Lormetazepam und Midazolam bei Verteilungsvolumina von 80–130 l mit terminalen Halbwertzeiten von 2.5 bis 6 h und totalen Clearancewerten von 250 bis 450 ml/min dieser anästhesiologischen Forderung schon näher kommen, ist Diazepam (inklusive seiner aktiven Metaboliten Oxazepam und N-Desmethyldiazepam) aufgrund der niedrigen totalen Clearancewerte und der langen Halbwertzeit in höheren Dosen für Narkosezwecke ungeeignet.

An einem Beispiel aus der Intensivmedizin, in der allerdings sehr hohe Dosierungen üblich sind, soll die Diazepamproblematik kurz illustriert werden (Ochs et al., 1982). Ein an einem Tetanus erkrankter Patient erhielt 120 mg Diazepam täglich in Inkrementen von 2.5 mg/ 30 min. die Steady-state-Konzentrationen von Diazepam und Desmethyldiazepam betrugen etwa 200 mg/ml. nach 18 Tagen konnte die Diazepamtherapie abgesetzt werden, aber es dauerte noch 10 Tage, bis der Patient das volle Bewußtsein wiedererlangt hatte und extubiert werden konnte, während der viel schwächer wirkende aktive

Tabelle 1. Globale Deskriptoren der Pharmkokinetik einiger Benzodiazepine.
$t_{1/2}$ terminale Halbwertzeit, $V_{d,area}$ Gesamtverteilungsvolumen, Cl_{tot} totale Plarmaclearance

	$t_{1/2}$ (h)	Cl_{tot} (ml/min)	$V_{d,area}$ l
Diazepam	25–50	30–50	100
Oxazepam	12,5	110	120
1-Desmethyl-diazepam	bis 120	10–15	125
Flunitrazepam	6	260	130
Lormetazepam	6	230	130
Midazolam	2,5	450	80

Metabolit noch länger hohe Plasmaspiegel aufwies. Inwieweit solche extremen Wirküberhänge in Zukunft durch Benzodiazepineantagonisten kupiert werden können, ist heute noch nicht sicher zu beurteilen.

Bei einmaliger und niedriger dosierter Bolusapplikation ist allerdings das für die Anästhesie unvorteilhafte pharmakokinetische Profil weniger relevant, da durch die Verteilung der Pharmaka im Organismus relativ schnell niedrige, subtherapeutische Konzentrationen im Blut bzw. am Wirkort resultieren. So fallen die Konzentrationen nach Bolusapplikation von Diazepam, Midazolam und Fluntrazepam innerhalb von 4 h auf ein Fünftel bis ein Zehntel des Anfangswertes, ungeachtet der um den Faktor 5 bis 10 langsameren Elimination von Diazepam (Lauven et al., 1981)

Aus anästhesiologischer Sicht müssen sich Benzodiazepine an folgenden Forderungen messen lassen:

Neben der unbedingt erforderlichen und gut verträglichen intravenösen galenischen Zubereitung sollte das Benzodiazepin einen sicheren hypnotischen Effekt bei schnellem Wirkungseintritt aufweisen, damit es den klassischen Hypnotika als Narkoseeinleitungsmittel ebenbürtig wird, ohne daß bei Anwendung zur Aufrechterhaltung der Narkose tiefe Schlafstadien in der postnarkotischen Phase auftreten und lange Zeit nachwirken. Diese Ziele sind eng mit der Forderung nach guter Steuerbarkeit gekoppelt und erfordern ein Präparat ohne aktive bzw. mit nur schwach aktiven Metaboliten. Diese Forderungen werden annähernd von den relativ kurzwirkenden Benzodiazepamen Flunitrazepam und Midazolam, in eingeschränktem Maße auch von Lormetazepam, in klinisch akzeptabler Weise erfüllt. Ihre hydroxylierten bzw. desmethylierten Metabolite sind nur schwach bis nicht aktiv, werden schneller als die Ausgangsverbindungen eliminiert und scheinen nach intravenöser Applikation die Wirkung nicht zu prolongieren und klinisch relevant zu verstärken.

Im weiteren soll über einige neue eigene Forschungsergebnisse aus dem Bereich der klinischen Pharmakologie berichtet werden.

Korrelieren die Blutspiegel mit der Benzodiazepinwirkung (Abb. 1), so kann über die Ermittlung von Wirkschwellen das pharmakokinetische Problem der Dosisfindung auf eine pharmakokinetische Fragestellung zurückgeführt werden (Lauven 1985)

Benzodiazepine als Supplement in der Allgemeinanästhesie 217

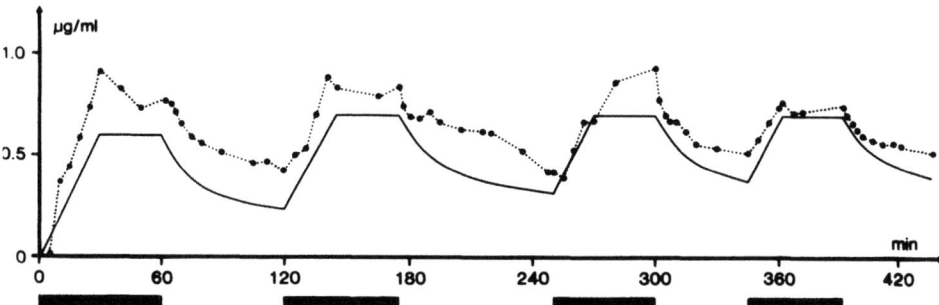

Abb. 1. Exemplarische Darstellung des Konzentrationsverlaufs von Midazolam zur Ermittlung der Wirkschwelle. ● gemessene Konzentrationen, verbunden durch die gestrichelte Linie, die angesteuertn und vorher berechneten Konzentrationen sind durch die durchgezogene Linie dargestellt. die schwarzen Balken symbolisieren die Infusionszeiten

Die Abb. 1 zeigt exemplarisch die Ergebnisse eines Versuchs zur Ermittlung der Wirkschwellen von Midazolam. Der Proband erhielt mittels einer mikroprozessorgesteuerten Infusionspumpe (CATIA, Schwilden 1983) Midazolam in der Art, daß in mehreren Zyklen linear ansteigende Konzentrationen und danach Konzentrationsplateaus generiert wurden.

Mittels solcher Untersuchungen konnten wir als Wirkschwelle für einen Schlaf bzw. volle Wiederorientierung eine Konzentration von 0.26 µg/ml auslösen. Nicht mehr bzw. wieder ansprechbar und auf laute, einfache Kommandos reagierend waren die Probanden bei 0.57 µg/ml. Basierend auf diesen Ergebnissen berechneten wir ein Dosierungsschema auf pharmakokinetischer Grundlage, das einen sicheren hypnotischen Effekt hervorrufen sollte, wie folgt:
Einer initialen Schnellinfusion von 6 mg Midazolam/min als „Loading dose" folgte nach 10 min eine Erhaltungsinfusionsrate von 0.275 mg/min. Dadurch wurden mittlere Steady-state-Konzentrationen von etwas mehr als 0.6 µg/ml erzeugt (Lauven et al., 1985). Lidrand- und Kornealreflex erloschen unter dieser Dosierung im Mittel nach 2 bzw. 4 min. Der gewünschte Zustand der Bewußtlosigkeit bzw. des tiefen hypnotischen Effekts war nach 4 min erreicht.

Das quantitative Pharmakon-EEG hat im letzten Jahrzehnt eine Reihe von Methoden entwickelt, die aus den durch ein Psychopharmakon induzierten EEG-Veränderungen auf sein spezielles Wirkprofil zu schließen versucht. Nahezu alle Untersuchungen beziehen sich dabei auf Dosierungen, wie sie im internistischen bzw. psychiatrischen Bereich üblich sind. Während diese Untersuchungen für die perioperativen Phasen von Relevanz sind, ergibt sich für den eigentlichen Narkosezeitraum eine eher komplementäre Fragestellung, nämlich, wie mit verschiedenen Benzodiazepinen in Kombination mit anderen Anästhetika ein adäquater, möglichst rasch reversibler hypnotischer Effekt induziert werden kann. Hierzu reichen in der Regel die Powerspektralanalyse und daraus abgeleitet oligo- bzw. monoparametrische spektrale Deskriptoren aus.

In Abb. 2 wird die spektrale Auflösung eines unter Midazolam aufgenommenen EEGs gezeigt.

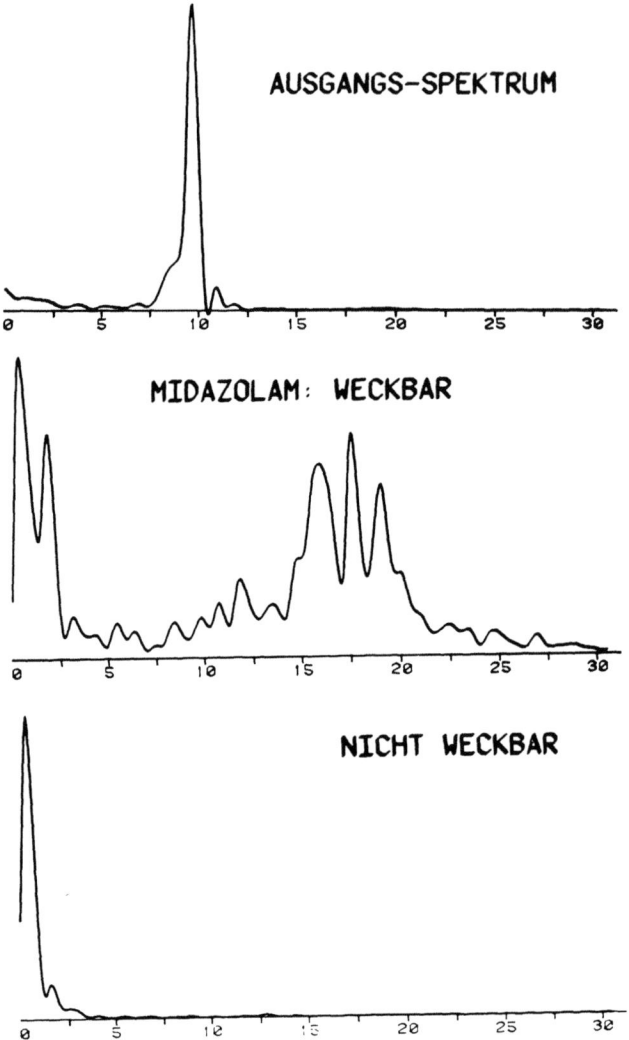

Abb. 2. Powerspektralanalyse des EEG unter Midazolaminfusion. Oben Ausgangsspektrum, Mitte Powerspektrum im spontanen midazolaminduzierten Schlaf, aus dem das Individuum geweckt werden konnte; unten Powerspektrum im tief hypnotischen Zustand, aus dem das Individuum nicht geweckt werden konnte

Während im Ausgangsspektrum die Hauptaktivität bei 8–10 Hz lokalisiert ist, zeigt sich im spontanen, Midazolaminduzierten Schlaf eine Aktivitätsverschiebung zu höheren, aber auch zu niedrigeren Frequenzen. Im bewußtlosen Zustand ist eine EEG-Aktivität praktisch nur noch unterhalb von 3 Hz erkennbar, wiewohl angemerkt werden muß, daß solche EEG-Effekte mit Midazolam bei *alleiniger* Applikation unter der gewählten Dosierung nicht immer erreichbar sind.

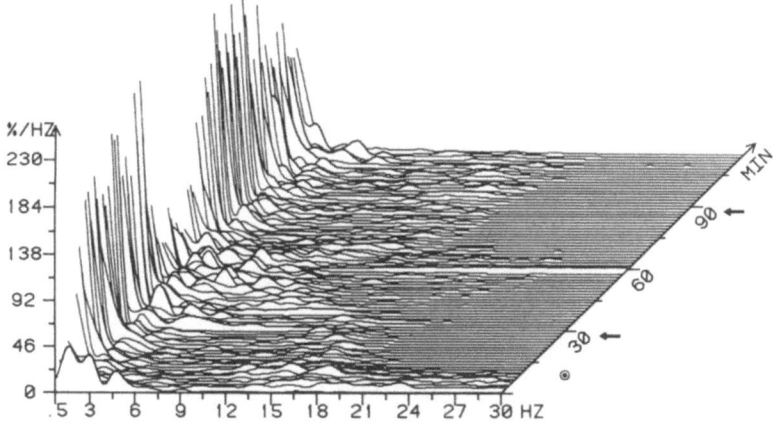

Abb. 3. Powerspektralanalyse des EEG während einer totalen intravenösen Anästhesie mit Flunitrazepam und Fentanyl in der offenen Herzchirurgie (aorto-koronare Bypassoperation). (⊙ Narkosenanfang, Pfeil: Anfang bzw. Ende der hypothermen Phase während der extracorporalen Zirkulation)

Prinzipiell ähnliche Verhältnisse gelten auch für andere Benzodiazepine, wie z. B. Flunitrazepam. Amrein et al. (1976) berichten, daß für Flunitrazepam die wirksamen, schlafinduzierenden Blutspiegel bei etwa 15 ng/ml liegen. Macht man diese pharmakodynamische Angabe zur Grundlage eines einfachen Dosierungsvorschlags, bestehend aus einer Schnellinfusion und einer Erhaltungsinfusion (Wagner, 1974), so ergibt sich folgendes Infusionsschema: Aufgrund unserer pharmakokinetischen Untersuchungen führt eine initiale Schnellinfusion von 1.5 bis 2 mg in 10 min mit einer anschließenden Erhaltungsinfusion von etwa 4 µg/min zu stabilen Steady-state-Konzentrationen von etwa 16 ng/ml (Lauven et al., 1981).

Mit diesem Infusionsschema von Flunitrazepam in Kombination mit dem starken Hypnoanalgetikum Fentanyl (initiale Infusionsrate: 1125 µg/ 10 min; Erhaltungsdosis: 8 µg/min) führten wir klinische Narkosen in der offenen Herzchirurgie (aorto-koronare Bypassoperationen) durch.

In Abb. 3 wird eine Darstellung der relativen EEG-Powerspektren für einen typischen Einzelfall aus einer Gruppe mit n = 7 gegeben. Nach Narkosebeginn werden erhebliche Aktivitätsanteile in einem schmalen niederfrequenten Frequenzband gebündelt, die an den hohen Ordinatenwerten erkennbar sind. Eine Betaaktivierung, wie sie Abb. 2 im reinen Pharmakon-EEG für Midazolam zeigt, tritt bei zusätzlicher Applikation eines Opioids (hier Fentanyl) nicht mehr auf.

In einer Vergleichsgruppe, die anstelle von Flunitrazepam mit dem Hypnotikum Etomidat therapiert wurde, ergaben sich elektroenzephalographisch kaum Unterschiede. In Abb. 4 werden die relativen Aktivitäsanteile in den angegebenen Frequenzbändern zu 4 ausgesuchten Narkose-Zeitpunkten B−E und für den Ausgangs- Zeitpunkt A (B= 20 min nach Intubation, C= 10−20 min nach Abklemmung der Aorta, D= 50−60 min nach Abklemmung der Aorta und Temp. ca. 24°C, E= 20 min nach Beendigung der extrakorporalen Zirkulation)

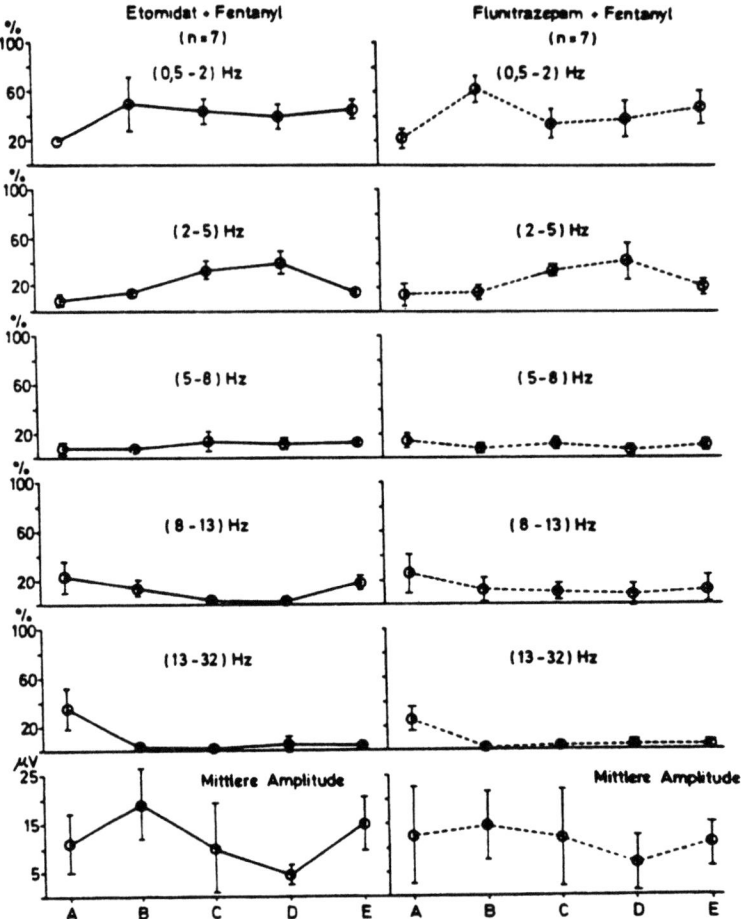

Abb. 4. Prozentualer Anteil verschiedener Frequenzbänder am Powerspektrum sowie die mittlere Amplitude (untere Kurve) im Vergleich von Narkosen mit Etomidat-Fentanyl und Flunitrazepam-Fentanyl. A Ausgangswert, B Narkose in Normothermie, C Narkose in Hypothermie (t=32°C), D Narkose in Hypothermie (t= 24°C), E Narkose nach Wiederaufwärmen

gezeigt. Die unterste Graphik gibt die mittlere Amplitude an. Für keinen Parameter und keinen der angegebenen Zeitpunkte unterschieden sich beide Gruppen mit einer Ausnahme: Die Alphaaktivität zum Zeitpunkt der tiefsten Hypothermie von 24°C (Punkt D) war bei der Flunitrazepamgruppe etwas höher.

Unsere Schlußfolgerung hieraus ist, daß Benzodiazepine in geeigneter Dosierung in Kombination mit Hypnoanalgetika während der Narkose praktisch gleiche hypnotische Zustände erzeugen können wie z. B. Etomidat oder andere klassische Hypnotika.

Die spezifischen kompetitiven Benzodiazepinantagonisten wie z. B. Ro 15–1788 könnten neue Perspektiven der Benzodiazepintherapie ergeben. Vorweg

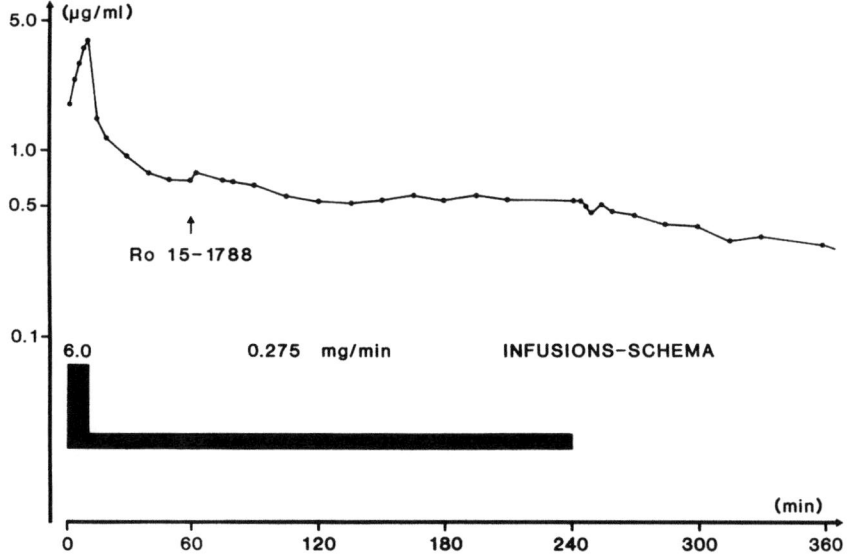

Abb. 5. Exemplarischer Konzentrationsverlauf von Midazolam zur Ermittlung des Wirkeintritts und der Wirkdauer des Benzodiazepinantagonisten Ro 15–1788 Schwarze Balken: Infusionszeiten, Pfeil: Applikation von 10 mg Ro 15–1788

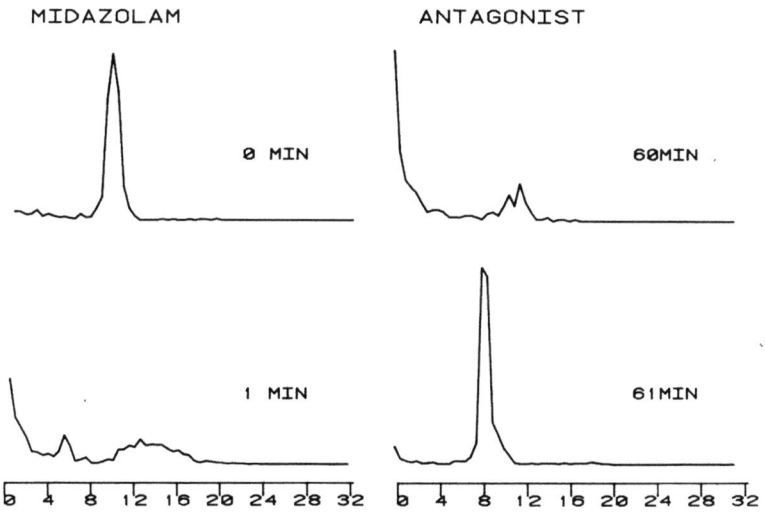

Abb. 6. EEG-Powerspektrum während Midazolaminfusion und nach Antagonisierung der Benzodiazepinwirkung mit Ro 15–1788. Oben links 1 min nach Beginn der Midazolaminfusion, oben rechts 60 min nach Start der Midazolaminfusion, unten rechts 1 min nach Applikation von Ro 15–1788

möchten wir jedoch deutlich machen, daß nach unserer Auffassung ein solcher Antagonist vor allem in der Intensivtherapie seinen Nutzen finden sollte, z. B. nach Benzodiazepinintoxikationen oder nach therapeutisch notwendiger hoher Benzodiazepindosierung. Zur Wirkungsbeendigung einer Benzodiazepinnachwirkung in der Aufwachphase nach einer Narkose sollt er nach adäquater Dosierung und Anwendung der kürzest wirkenden Benzodiazepine nur ausnahmsweise notwendig sein. In Abb. 5 wird in der Simulation eine unserer ersten Studien mit dem Antagonisten Ro 15–1788 gezeigt, den wir unter der vorhin erwähnten Midazolaminfusion in einer Bolusdosis von 10 mg appliziert hatten (Lauven et al., 1985).

Die Wirkung des Antagonisten, der in der 60. min gegeben wurde, setzte innerhalb von wenigen Sekunden ein. Unter den Bedingungen der fortgeführten Antagonisteninfusion, die auf konstante Blutspiegel von 0.6 µg/ml ausgelegt worden war, dauert die Antagonistenboluswirkung etwa 30–100 min an. Abbildung 6 zeigt rechts oben das Powerspektrum unter Midazolameinwirkung (das ist die 60. min der Abb. 5): 1 min nach Gabe des Antagonisten ist das Powerspektrum nicht unterscheidbar vom Ausgangs-EEG, wie links oben und rechts unten in der Abbildung dargestellt ist.

Wenn wir zum Schluß einen ganz kursorischen Rückblick und Ausblick wagen dürfen:
Die neueren, kurzwirkenden Benzodiazepine habe sich in allen Bereichen der Anästhesiologie bewährt. Ob sie für die eigentliche Narkoseführung hinsichtlich ihres Wirkspektrums alle unsere Forderungen erfüllen, ist noch nicht sicher. In bezug auf Pharmakokinetik sind ultrakurzwirkende Pharmaka mit Eliminationshalbwertzeiten von möglichst kleiner als 1 h zu fordern.

Literatur

Amrein R, Cano JP, Hügin W (1976) Pharmakokinetische und pharmakodynamische Befunde nach einmaliger intravenöser, intramuskulärer und oraler Applikation von „Rohypnol". In: Hügin W, Hossli G, Gemperle M (Hrsg) Bisherige Erfahrungen mit „Rohypnol" (Flunitrazepam) in der Anästhesiologie und Intensivmedizin.
Editions Roche, Basel S 39–56
Lauven PM, Stoeckel H, Schüttler J (1981) Klinische Pharmakokinetik von Midazolam, Flunitrazepam und Diazepam.
Anästh Intensivther Notfallmed 16: 135–142
Lauven PM (1985) Pharmakokinetische Untersuchungen mit Thiopental, Methohexital und Midazolam zur Ermittlung der hypnotischen Wirkschwelle. Konzentrations-Zeit-Profile bei einmaliger Applikation und bei interaktiver Dosierung mit einer mikroprozessor-gesteuerten Infusionspumpe.
Habilitationsschrift Universität Bonn
Lauven PM, Schwilden H, Stoeckel H, Greenblatt DJ (1985) Application of a benzodiazepine antagonist Ro 15–1788 in the presence of stable concentrations of midazolam.
Anesthesiology 63: 61–64
Lauven PM, Stoeckel H (1985) Pharmacokinetic and pharmacodynamic data for control of anaesthesia: Benzodiazepines. In: Stoeckel H (ed): Quantitation, modelling and control in anaesthesia.
Thieme, Stuttgart New York, pp 211–218

Murday HK (1985) Durchblutung und Sauerstoffversorgung des Gehirns sowie EEG-Veränderungen unter dem Einfluss intravenöser Anästhesie-Techniken bei Patienten mit koronarer Herzkrankheit.
Habilitationsschrift Universität Bonn
Ochs HR, Greenblatt DJ, Lauven PM, Stoeckel H, Rommelsheim K (1982) Kinetics of high-dose i.v. diazepam.
Brit J Anaesth 54: 849–852
Schwilden H, Schüttler J, Stoeckel H, Lauven PM (1983) Strategies of infusion for intravenous anaesthesia. In: Tiengo M, Cousins MJ (eds). Pharmacological basis of anesthesiology: Clinical pharmacology of new analgesics and anesthetics.
Raven, New York, pp 117–125
Wagner JG (1979) A safe method for rapidly achieving plasma concentration plateaus.
Clin Pharmacol Ther 16: 691–700

Diskussion zu den Beiträgen Doenicke und Stoeckel et al.

Heimann: Eine Bemerkung zu dem Vortrag von Herrn Doenicke. Führt man sich einmal die Angst vor einer Operation, die Herr Doenicke mit Benzodiazepinen behandelt, vor Augen und vergleicht sie mit der Angst, die etwa Herr Angst in seinem Vortrag beschrieben hat, so muß man feststellen, daß es sich dabei um grundverschiedene Situationen handelt. Ich frage mich, ob man die Angst vor Operationen nicht durch geeignete Coping-Strategien überwinden kann. Ich denke dabei etwa an die Ergebnisse, die Epstein in seiner klassischen Studie bei Fallschirmspringern gefunden hat: Erfahrene Fallschirmspringer haben den Gipfel ihrer Angst am Morgen des Tages, an dem sie springen, quasi als Erwartungsangst, sind aber in der Situation angstfrei. Unerfahrene Fallschirmspringer haben in der eigentlichen Situation, kurz vor dem Sprung, ihre größte Angst. Die Einstellung auf die Operation und die Verarbeitungsmechanismen sind dabei also von größter Wichtigkeit.

Eine weitere Frage: Gelegentlich habe ich 24 bis 28 h nach Operationen mit Droperidol schwerste Unruhezustände bei Patienten gesehen. Handelt es sich dabei eventuell um eine Neuroleptikum-Spätwirkung, die damit zu tun hat, daß Gesunde Neuroleptika weit weniger gut tolerieren als Schizophrene?

Doenicke: Diese Beobachtung ist sehr richtig und wichtig und wir sind sicher, daß Ihre Beobachtung auf das Droperidol zurückzuführen ist. Gemeinsam mit Herrn Kugler haben wir hierauf schon 1965 hingewiesen.

Unruhezustände nach Thalamonal gibt es; allerdings werden diese erst bei entsprechenden psychometrischen Prüfungen erkennbar, d. h. wenn man die Patienten anspricht bzw. entsprechend untersucht. Sonst liegen sie ruhig da und der Anästhesist hat den Eindruck eines gut sedierten Patienten.

Eine nicht medikamentöse Behandlung vor Operation ist sicher möglich und wird auch gelegentlich durchgeführt. Wir arbeiten mit Herrn Höfling und Herrn Butollo, München, zusammen. Das Hauptproblem ist jedoch der Zeitaufwand. Eine psychotherapeutische Vorbehandlung dauert sehr viel länger als eine medikamentöse. Wenn man mehr Zeit zur Prämedikationsvisite benötigt, müssen auch mehr Stellen zur Verfügung stehen.

Hippius: Klinische Psychologen könnten hier sicher wichtige Arbeit leisten.

Stoeckel: Hinsichtlich der Unruhesituation war das Droperidol besonders kritisch. Es wird inzwischen auch kaum noch verwendet, allerdings sind solche Nebenwirkungen nicht auf das Droperidol beschränkt. Physostigmin kupiert solche Unruhezustände innerhalb weniger Minuten, woran man ersehen mag, daß sie durch die zentrale anticholinerge Wirkung determiniert sind. Die Inzidenz solcher Unruhezustände liegt allerdings nur bei etwa 1.5% aller Narkosen.

Saletu: (Zu Doenicke): Haben Sie bei Midazolamapplikation die Atmung registriert und Apnoen oder Hypoventilationen beobachtet?

Diskussion

Doenicke: Sobald wir den Unterkiefer unserer Patienten anheben, ist die Atmung wieder ganz normal. Es handelt sich also nicht um zentrale Apnoen, sondern um obstruktive Apnoen. Diese kommen auch schon bei ganz geringer Dosierung einmal vor. Deshalb sollte immer ein Arzt anwesend sein.

Saletu: (Zu Stoeckel): Sie haben berichtet, daß Sie zum Narkosemonitoring auch das EEG benützen. Wie orientieren Sie sich bei den vielen Medikamenten im EEG? Welche Parameter sind letztlich am wichtigsten, ist es das EEG oder die Pupillenerweiterung oder andere Maße?

Stoeckel: Wir suchen immer nach möglichst einfachen Modellen und benützen möglichst wenige Medikamente. Das EEG ist bei intravenösen Narkosen immer durch den Effekt der Opioide bestimmt, gleichgültig ob man noch Hypnotika oder Benzodiazepine hinzugibt. Wir sehen keine Betaaktivität mehr, sondern nur niedrige Frequenzen (Deltabereich). Für die Beurteilung der Narkosetiefe benutzen wir als Parameter den Median der Frequenzverteilung. Anhand von etwa 400 Fällen und von neun verschiedenen Pharmakakombinationen haben wir zeigen können, daß die Narkose immer dann ausreichend tief ist, wenn der Median der Frequenzverteilung kleiner als 5 Hz ist. Sobald es zu Burstsuppression-Perioden kommt, ist die Narkose unnötig tief. Der Bereich dazwischen ist also die ideale Narkosetiefe.

Freund: Die erwähnte muskelrelaxierende Wirkung von Midazolam ist doch vielleicht ganz interessant bei anderen Indikationen. Könnte ein solches Medikament etwa bei der Reposition von Luxationen erwünscht sein?

Doenicke: Ein Benzodiazepin alleine reicht zur Narkose in keinem Fall aus, da wäre jede Operation zu schmerzhaft. Auch das Midazolam würde da nur als Basis dienen, eine Kombination mit Fentanyl also einem Analgetikum wäre notwendig.

Hippius: Herr Stoeckel hat die Anästhesiologie in seinem Referat bei diesem Forum als Appendix der Psychiater bezeichnet. Ich muß sagen, daß ich heute sehr viel, gerade aus den anderen, nicht-psychiatrischen Bereichen gelernt habe und dabei auch die Erfahrung gemacht habe, daß dort besonders intensiv Forschung mit Benzodiazepinen betrieben wird. In der Psychiatrie selbst werden Benzodiazepine zwar sehr breit angewandt, aber relativ wenig erforscht. Insofern müssen die Psychiater bei diesem Symposium den verschiedenen „Appendices" besonders dankbar sein.

Langzeiteinnahme und Abhängigkeit von Benzodiazepinen Ergebnisse einer epidemiologischen Studie

G. Laux und W. König

Benzodiazepintranquilizer gehören seit Jahren weltweit zu den am häufigsten verordneten Medikamenten. Die zuverlässige, rasch einsetzende Wirkung bei nur geringfügigen begleitenden Nebenwirkungen ließen sie nach ihrer Einführung zur Behandlung von Angstzuständen und Schlafstörungen zunächst als nahezu ideale Psychopharmaka erscheinen. Relativ frühzeitig wurde aber auch auf Gefahren dieser Substanzgruppe hingewiesen. Nach längerfristiger Einnahme wurden Abhängigkeitsentwicklungen, nach abruptem Absetzen Entzugserscheinungen beschrieben (Greenblatt u. Shader 1978; Laux 1978, 1980; Tyrer 1980). Erst in den letzten Jahren drangen diese Risiken verstärkt ins Bewußtsein der Ärzte und nahmen einen breiteren Raum in der wissenschaftlichen Diskussion ein (Beckmann u. Haas 1984). Daten über Prävalenz und Inzidenz des Mißbrauchs dieser Substanzen sind jedoch wegen der Schwierigkeiten der Datenerhebung bislang relativ spärlich und kontrovers (Balter et al. 1974; Bergmann et al. 1979; Binder et al. 1984; Greenblatt et al. 1975; Hemminki et al. 1983; Kemper et al. 1980; Ladewig et al. 1981; Marks 1978; Mellinger et al. 1984; Morgan u. Gilleard 1982; Waldmann 1983; Wolf u. Rüther 1984). Dies dürfte u.a. damit zusammenhängen, daß die Termini „Abusus", „Mißbrauch" und „Abhängigkeit" unscharf sind und in erheblichem Ausmaß eine Wertung beinhalten. Das Problem der Grenzziehung zwischen mißbräuchlicher und therapeutischer Langzeiteinnahme von Benzodiazepinen wird besonders deutlich in der in letzter Zeit in den Vordergrund getretenen Diskussion um Abhängigkeitsentwicklungen bei längerfristiger Einnahme therapeutischer Dosen (sogenannte "low dose dependence"), bei der

Tabelle 1. Häufigkeit der Diagnose „Benzodiazepinabhängigkeit" im Vergleich zur Zahl der Gesamtaufnahmen und der Suchtkranken am PLK Weinsberg von 1974–1983

	$n_{Gesamtaufnahmen}$	$n_{DX\ Sucht}$ (% Gesamtaufnahmen)	$n_{Diagnose\ Benzodiazepinabhängigkeit}$ (% GA/% Sucht)
1974	2853	639 (22,4%)	6 (0,21%/0,94%)
1975	3148	672 (21,3%)	13 (0,41%/1,93%)
1976	3508	789 (22,5%)	9 (0,26%/1,14%)
1977	3313	793 (23,9%)	18 (0,54%/2,27%)
1978	3218	827 (25,7%)	3 (0,09%/0,36%)
1979	3530	905 (25,6%)	5 (0,14%/0,55%)
1980	3360	824 (24,5%)	6 (0,18%/0,73%)
1981	3310	863 (26,1%)	21 (0,63%/2,43%)
1982	3241	791 (24,4%)	30 (0,93%/3,79%)
1983	3281	841 (25,6%)	39 (1,19%/4,64%)
Σ	32762	7944 (24,2%)	150 (0,46%/1,89%)

Tabelle 2. 10-Jahres-Statistik zur Diagnose „Benzodiazepinabhängigkeit" am Psychiatrischen Landeskrankenhaus Weinsberg 1974–1983

Soziodemographische Daten der Patienten (n = 150)

x̄ Alter (Jahre)	Gesamt	43,4
	♂	42,1
	♀	44,2
Geschlechtsverteilung:	♀	59,3%
Familienstand:	ledig	25,3%
	verheiratet	50,7%
	verwitwet	11,3%
	geschieden	12,7%
	allein lebend	28%
	nicht allein lebend	72%
Berufsstatus:	(Fach-) Arbeiter(in)	27,7%
(n = 137)	Hausfrau	27,0%
	Rentner	20,4%
	Arbeitslos	4,4%

ebenfalls ein definiertes Entzugssyndrom beschrieben wurde (Lader 1983; Schöpf 1981).

Im folgenden sollen Daten und Ergebnisse zur Epidemiologie einer Benzodiazepinabhängigkeit sowie Untersuchungsbefunde von Benzodiazepinlangzeitkonsumenten zusammengefaßt wiedergegeben werden.

Anhand des Psychiatrischen Fallregisters wurde zunächst *retrospektiv* die Häufigkeit der Diagnose „Benzodiazepinabhängigkeit" am Psychiatrischen Landeskrankenhaus Weinsberg von 1974 bis 1983 erhoben. Die Zahlen sind im Vergleich zu den Gesamtaufnahmezahlen und der Zahl der Suchtkranken in Tabelle 1 dargestellt.

Es zeigt sich, daß die Diagnose „Benzodiazepinabhängigkeit" insgesamt relativ selten gestellt wird; auffallend ist die Zunahme ab dem Jahre 1981. Einschränkend muß hier gesagt werden, daß bedingt durch die Umstellung von ICD-8 auf ICD-9 auch der Mißbrauch von Tranquilizern (ICD-Nr. 305.4) im Glossar erscheint (ca. 1/3 der Fälle).

Die soziodemographischen Daten der 150 Patienten mit der Diagnose „Benzodiazepinabhängigkeit" in den Jahren 1974 bis 1983 sind in Tabelle 2 dargestellt.

Es ergibt sich ein Überwiegen verheirateter Frauen mittlerer Altersgruppen; im Berufsstatus überwiegen (Fach-)Arbeiter(in), Hausfrauen und Rentner.

Aus Gründen der bekannten methodischen Mängel retrospektiver Krankenblattdaten sowie angesichts der im deutschsprachigen Raum nur spärlich vorliegenden epidemiologischen Untersuchungen schien es uns angezeigt, am relativ repräsentativen Krankengut eines Landeskrankenhauses (einzige Nervenklinik der Region) prospektiv zu untersuchen, wie häufig eine längerfristige Benzodiazepin-Einnahme im Patientengut vorkommt.

Im Frühjahr 1984 erhoben wir eine Quartalsstichprobe, in die alle Patienten, die länger als 3 Monate Benzodiazepine eingenommen hatten, aufgenommen

Tabelle 3. Häufigkeit der Benzodiazepin-Langzeiteinnahme (>3 Monate). Stichprobe PLK Weinsberg 1984

Stichtagsprävalenz: (01.05.1984)	n = 130 gesamt	Benzodiazepine:	n = 33 (25,4%)
Quartalsinzidenz: (II/1984)	n = 504 gesamt	Benzodiazepine:	n = 93 (18,5%)

Aufschlüsselung nach Diagnose:

	n gesamt	n Benzodiazepine
Neurosen	51	21 (41,2%)
Affektive Psychosen	59	16 (27,1%)
Schizophrenien	115	17 (14,8%)
Abhängigkeiten	179	18 (10,1%)

Tabelle 4. Soziodemographische Daten von Benzodiazepin-Langzeit-Konsumenten (n = 93; n♀ = 66, n♂ = 27)

Alter	x̄: 47,7 J. (SD 13,8)
	x̄♀: 49,6 J.
	x̄♂: 43,1 J.
Geschlecht	♀ 71%
Zivilstatus	verheiratet 57%
	alleinstehend 23%
Beruf	Hausfrau 40% (♀ 56%)
Erwerbstätigkeit	28% (♂ 63%, ♀ 14%)

wurden. Die Ergebnisse der Stichtagsprävalenz sowie der Quartalsinzidenz sind zusammen mit der Aufschlüsselung nach Diagnosen in Tabelle 3 wiedergegeben.

Von n = 504 interviewten Patienten erfüllten n = 93 (18,5%) das Kriterium einer Benzodiazepinlangzeiteinnahme. Erwartungsgemäß kam diese bei Patienten mit Neurosen am häufigsten vor, überraschenderweise bei Suchtpatienten am seltensten. Die soziodemographischen Daten sind in Tabelle 4 wiedergegeben.

Analog zu den retrospektiven Daten überwiegen verheiratete Frauen der mittleren Altersgruppe, 56% gaben als Berufsstatus „Hausfrau" an. Es ergab sich die in Abb. 1 dargestellte zweigipflige Altersverteilung.

Einschränkend muß erwähnt werden, daß es sich hier um stationäre psychiatrische Patienten mit überproportional hohem Anteil Psychosekranker handelt. Dringend angezeigt sind Felduntersuchungen in Praxen niedergelassener (Allgemein-) Ärzte. Befragt, aufgrund welcher Symptome sie Benzodiazepine eingenommen hätten (Einnahmegrund), gaben die Patienten überwiegend die Symptome Schlafstörung, Angstgefühle sowie psychosomatische Symptome an (Tabelle 5).

Langzeiteinnahme und Abhängigkeit von Benzodiazepinen

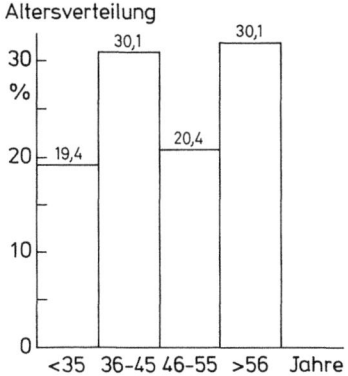

Abb. 1. Stichprobe der Benzodiazepin-Langzeitkonsumenten (n=93)

Tabelle 5. Klinische Daten Benzodiazepin-Langzeitkonsumenten n=93

Symptomatik/Einnahmegrund

Schlafstörung	75,3%
Angst	53,8%
Psychosomat. St.	37,6%
„Stress"	11,8%
Partnerkonflikte	10,8%
Arbeitsprobleme	4,3%
Unklar	2,2%
(Mehrfachnennungen möglich)	

Alkoholprobleme: 32% (♂ 56%, ♀ 23%; Suchtpat.: 79% 35–55 Jährg.)

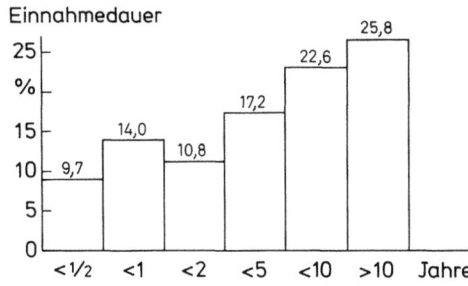

Abb. 2. Klinische Daten Benzodiazepinlangzeitkonsumenten (n=93). Signifikante Unterschiede in der Einnahmedauer ergeben sich aufgeschlüsselt nach Diagnosegruppen wie folgt: Neurose > Abhängigkeit > Depression > Schizophrenie. Absetzversuche: x̄ = 2,7 (50% 1–2x, 27% nie; ♀ signifikant häufiger als ♂)

1/3 der Patienten gab zusätzlich eine Alkoholproblematik an; dies traf signifikant häufiger für Männer, Patienten mit der Diagnose „Sucht" sowie mittlere Altersgruppen zu.

Die prozentuale Verteilung der Einnahmedauer ist in Abb. 2 wiedergegeben.

Daraus ist ersichtlich, daß 48% der Patienten länger als 5 Jahre regelmäßig Benzodiazepine eingenommen haben. Es überwiegen deutlich Patienten mit der Diagnose Neurose, Abhängigkeit und Depression. Die mittlere Anzahl der

Tabelle 6. Klinische Daten Benzodiazepin-Langzeitkonsumenten n = 93

Dosissteigerung:		60%
Zuletzt therapeutische Dosis:		72% (>56 Jahre: 89%)
Erstrezeptur	Hausarzt/Internist	72%
	Nervenarzt	24,4%
Letztrezeptur	Hausarzt/Internist	46%
	Nervenarzt	49,5%

(Hausarzt: Suchtpatienten; Nervenarzt: Neurosen, Schizophrenien)

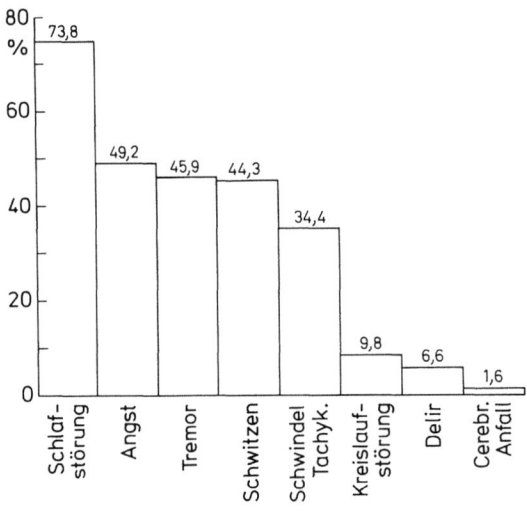

Abb. 3. Patienten mit Benzodiazepinentzugserscheinungen (n = 61 von n_{gesamt} = 93; Mehrfachnennungen möglich)

Absetzversuche lag bei 2,7. 27% waren Dauerkonsumenten ohne Absetzversuch. 50% unternahmen ein- bis zweimal den Versuch, keine Medikamente mehr einzunehmen. Gleichverteilt in allen Diagnose-Gruppen kam es bei 60% der Patienten im Laufe der Langzeiteinnahme zu einer Dosissteigerung, bei 72% der Patienten lag aber die zuletzt eingenommene Dosis noch im therapeutischen Bereich. Bei über 55jährigen nahmen 89% Benzodiazepine bis zuletzt in therapeutischer Dosierung ein. Gleiches gilt für Patienten mit affektiven Erkrankungen, demgegenüber lagen nur 35% der Patienten mit der Diagnose Abhängigkeit zuletzt im therapeutischen Dosisbereich (Tabelle 6).

Im Spektrum der verordnenden Ärzte gab es eine deutliche Verschiebung zwischen erst- und letztrezeptierendem Arzt: Bei der Erstverordnung überwogen Hausarzt/Internist, bei der Letztrezeptur waren Nervenarzt und Hausarzt/Internist etwa gleich verteilt. Auffallend war hier der zahlenmäßig große Wechsel von benzodiazepinbehandelten Patienten mit Neurosen und affektiven Psychosen vom Hausarzt zum Nervenarzt, während Suchtpatienten überwiegend weiterhin vom Hausarzt behandelt wurden.

Tabelle 7. Meistverwendete Präparate

Benzodiazepin		Benzodiazepinhypnotika	
Lorazepam	n = 39	Flurazepam	n = 15
Bromazepam	n = 33	Nitrazepam	n = 11
Diazepam	n = 30	Temazepam	n = 7
Oxazepam	n = 22	Flunitrazepam	n = 4
Clorazepam	n = 13		
Chlordiazepoxid	n = 12		
Clobazam	n = 10		
Kombinationspräparate			
Limbatril$^{(R)}$	n = 22		
Psyton$^{(R)}$	n = 3		
Persumbran$^{(R)}$	n = 3		

Tabelle 8. Unerwünschte Wirkungen von Benzodiazepinen

Nebenwirkungen (Sedierung, Hang-over)
Überdosierung (Ataxie, Apathie)
Paradoxwirkung (Erregung, Suizidalität)
Entzugssyndrome:
— Rebound (Angst, Schlafstörung)
— Leichte Entzugssymptome (Tremor, Tachykardie, Schwitzen)
— Spezif. Entzugssymptome (Sensorische Perzeptionsstörung, Depersonalisation/ Derealisation, Fahrigkeit, Zerstreutheit)
— Schwere Entzugssymptome (Delir, Anfälle, Psychosen)
Chronische Einnahme
Dysphorie, Gewöhnung, Persönlichkeitsveränderung

Entzugserscheinungen traten bei insgesamt 61 der untersuchten 93 Patienten auf; an erster Stelle stand mit 74% die Schlafstörung, es folgten Angstsymptome, Tremor und Schwitzen (Abb. 3).

Unter den verordneten Präparaten standen Lorazepam, Bromazepam sowie Limbatril^R an erster Stelle (Tabelle 7), wie dies auch von anderen Untersuchern berichtet wurde (Kemper u. Poser 1980; Wolf u. Rüther 1984; Laux 1978, 1980). Diese Verordnungshäufigkeit einzelner Präparate muß allerdings in Relation zu den Marktanteilen bzw. Verkaufszahlen gesehen werden.

Weitere Ergebnisse dieser epidemiologischen Studie (u.a. Persönlichkeitsprofile und Attitüden der Patienten) werden an anderer Stelle dargestellt.

Es scheint uns sinnvoll, die unerwünschten Wirkungen von Benzodiazepinen unter besonderer Berücksichtigung der Entzugssyndrome einzuteilen wie in Tabelle 8 dargestellt. Es sollten Rebound-Phänomene von leichten Entzugssyndromen überwiegend vegetativer Art sowie relativ benzodiazepinspezifische Entzugssyndrome wie sensorische Perzeptionsstörungen unterschieden werden. Die sehr

Tabelle 9. Einteilung der Benzodiazepinabhängigkeiten

1. Primäre Abhängigkeit mit Toleranz/Dosissteigerung ("high dose dependence")
2. Primäre Abhängigkeit bei therapeutischer Dosierung ("low dose dependence")
3. Sekundäre Abhängigkeit (Polytoxikomanie)

Tabelle 10. Klinischer Abhängigkeitsindex für Benzodiazepine

1 Angewiesensein, Eigenmedikation (Fremdbeschaffung)
2 Direktes Verlangen eines bestimmten Benzodiazepins, „Betteln"
3 Suiziddrohung bei Benzodiazepinverweigerung
   Gescheiterte Abstinenzversuche, Gefühl des Kontrollverlustes
5 Wurstigkeit, Kritikverlust, affektive Nivellierung, Konfliktvermeidung, Realitätsflucht, verminderter Tiefgang
6 Dysphorisch-depressive Verstimmung
7 Appetitstörung, deutliche Gewichtsabnahme
8 Entzugserscheinungen
9 Entzugserscheinungen/Rebound kompensiert durch Benzodiazepinwiedereinnahme
10 Sensorische Perzeptionsstörungen (Metallgeschmack, Liftgefühl, Hyperakusis, Lichtscheu)
11 Euphorisierung
12 Paradoxe Wirkung („Frischegefühl", Erregung)
13 Einnahme überschreitet empfohlene Höchstdosis
14 Dosissteigerung, Toleranz
15 Intoxikationszeichen (Ataxie, Dysarthrie)
16 Amnesie, Gedächtnislücken, passagere Verwirrtheit, deutliche Konzentrationsstörungen
17 Verwahrlosungszeichen (Körperpflege, Hämatome)

selten vorkommenden schweren Benzodiazepinentzugssyndrome manifestieren sich fast ausschließlich nach abruptem Absetzen hoher Dosen. Immer wieder beobachtet und beschrieben, jedoch schwer eindeutig verifizierbar ist ein Persönlichkeitswandel nach chronischer Benzodiazepineinnahme. Hierbei stehen meistens dysphorisch-depressive Verstimmungszustände sowie eine Realitätsflucht mit Konfliktvermeidung und affektiver Nivellierung im Vordergrund.

Beim Gebrauch des Terminus Abhängigkeit sollte zwischen primärer und sekundärer Abhängigkeit ebenso unterschieden werden wie zwischen Low-dose-Abhängigkeit (therapeutische Dosierung) und High-dose-Abhängigkeit (Dosissteigerung, Toleranz; Tabelle 9). In unserer Untersuchung waren Fälle von echter Sucht relativ selten; hierbei handelte es sich fast ausschließlich um Polytoxikomane, die primär alkoholabhängig waren (65% der Patienten mit der Diagnose Abhängigkeit nahmen Benzodiazepine in nicht-therapeutischer Dosis ein). Weitaus am häufigsten war die primäre Niedrigdosisabhängigkeit, die Gewohnheitsbildung. In diese Gruppe gehörten vor allem ältere Patienten sowie Patienten mit neurotischen Erkrankungen.

Ein bislang ungelöstes Problem ist das der Abhängigkeitskriterien. Zur Operationalisierung wird von uns ein klinischer Abhängigkeitsindex vorgeschlagen (Tabelle 10).

Klare Indikationsstellung, zeitlich befristete Verordnung von Benzodiazepinen und Absetzversuche könnten dazu beitragen, den Kreis von Benzodiazepinlangzeitpatienten zu reduzieren. Offenbar gibt es allerdings eine Gruppe von Patienten, bei der es vorerst keine Alternative zu einer längerfristigen Therapie mit Benzodiazepinen zu geben scheint. Die möglichst genaue Beschreibung dieser Patientengruppen sowie die exaktere Operationalisierung der Termini Abhängigkeit, Abusus und Mißbrauch ist ein wichtiges Ziel weiterer Forschung.

Literatur

Greenblatt DJ, Shader RI (1978) Dependence, tolerance and addiction to benzodiazepines: Clinical and pharmacokinetic considerations. Drug metabolism Reviews 8: 13–28

Greenblatt DJ, Shader RI, Koch-Weser J (1975) Psychotropic drug use in the Boston area A report from the Boston Collaborative Drug Surveillance Program. Arch Gen Psychiatry 32: 518–521

Balter M B, Levine J, Manheimer D I (1974) Cross-national study of the extent of antianxiety/sedative drug use. N Engl J Med 290: 769–774

Beckmann H, Haas S (1984) Therapie mit Benzodiazepinen: eine Bilanz. Nervenarzt 55: 111–121

Bellantuono C, Reggi V, Tognoni G, Garattini S (1980) Benzodiazepines: clinical pharmacology and therapeutic use. Drugs 19: 195–219

Bergmann U, Dahlström M, Gunnarson C, Westerholm B (1979) Why are psychotropic drugs prescribed to outpatients? Eur J Clin Pharmacol 15: 249–256

Binder W, Kornhuber HH, Waiblinger G (1984) Benzodiazepin-Sucht, unsere iatrogene Seuche – 157 Fälle von Benzodiazepin-Abhängigkeit. Öff Gesundh Wes 46: 80–86

Gonzalez ER, (1983) Where are all the tranquilizer junkies? JAMA 249: 2603–2604

Hemminki E, Bruun K, Jensen TO (1983) Use of benzodiazepines in the nordic countries in the 1960s and 1970s. Br J Addict 78: 415–528

Kemper N, Poser W, Poser S (1980) Benzodiazepin-Abhängigkeit. Suchtpotential der Benzodiazepine größer als bisher angenommen. Dtsch med Wschr 105: 1707–1712

Lader M (1983) Dependence on benzodiazepines. J Clin Psychiatry 44: 121–127

Ladewig D, Bänziger W, Löwenheck M (1981) Tranquilizer-Abusus – Ergebnisse einer gesamt-schweizerischen Enquete. Schweiz Ärztezeitung 62: 3203–3209

Laux G (1978) Das Problem des Tranquilizer-Mißbrauchs. Neurol Psychiat 4: 272–276

Laux G (1980) Benzodiazepin-Tranquilizer – Therapeutische Möglichkeiten, Grenzen und Gefahren. Z Allg Med 56: 1058–1062

Laux G, Puryear DA (1984) Benzodiazepines – misuse, abuse and dependency. Am Fam Physician 30: 139–147

Marks J (1978) The benzodiazepines: use, overuse, misuse, abuse. MTP Press, Lancaster

Marks J (1980) The benzodiazepines – use and abuse. Arneim Forsch 30: 898–901

Mellinger GD, Balter MB, Uhlenhuth EH (1984) Prevalence and correlates of the long-term regular use of anxiolytics. JAMA 251: 375–379

Morgan K, Gilleard CJ (1982) Hypnotic usage in residential homes for the elderly: A precalence and longitudinal analysis. Age and Ageing 11: 229–234

Rickels K (1981) Are benzodiazepines overused and abused? Br J Clin Pharmac 11: 71–83

Schöpf J (1980) Ungewöhnliche Entzugssymptome nach Benzodiazepin-Langzeitbehandlungen. Nervenarzt 52: 288–292

Tyrer P (1980) Dependence on benzodiazepines. Brit J Psychiat 136: 576–577

Uhlenhuth EH, Balter MB, Lipman RS (1978) Minor Tranquilizers. Arch Gen Psychiatry 35: 650–655

Waldmann H (Hrsg) (1983) Medikamentenabhängigkeit. Akademische Verlagsanstalt Wiesbaden

Wolf B, Rüther E (1984) Benzodiazepin-Abhängigkeit. Münch med Wschr 126: 294–296

Klassifikatorische Probleme von Mißbrauch und körperlicher Abhängigkeit bei Benzodiazepinen

M. Philipp und R. Buller

Methodische Ursachen unterschiedlicher Prävalenzschätzungen

Es gibt keinen exakten Aufschluß über die Prävalenz von Benzodiazepinmißbrauch und -abhängigkeit in der Bevölkerung. Bisher vorliegende epidemiologische Untersuchungen (Balter et al. 1974; Greenblatt et al. 1975; Uhlenhuth et al. 1978; Bergmann et al. 1979) liefern zwar recht genaue Angaben zur Häufigkeit und Dauer des Benzodiazepingebrauchs in hochzivilisierten westlichen Ländern, sind methodisch jedoch nicht auf die Erfassung von Mißbrauchs- und Abhängigkeitsfällen hin ausgelegt. Stellungnahmen zur sozialmedizinische Relevanz von Benzodiazepinmißbrauch und -abhängigkeit beruhen deshalb bislang auf recht widersprüchlichen Häufigkeitsschätzungen, deren Vergleichbarkeit und Generalisierbarkeit aus verschiedenen methodischen Gründen problematisch ist. Die Ermittlung der Prävalenzraten unterscheiden sich in folgenden Kategorien:
(1) Die identifizierten Fälle wurden unterschiedlichen Stichproben der Gesamtbevölkerung entnommen: (a) alle Menschen eines Landes, die im Bezugszeitraum in ambulantem (Ladewig 1982) und/oder stationärem (Marks 1978; 1983) ärztlichen Kontakt jedweder Fachrichtung standen; (b) alle Menschen, die im Bezugszeitraum in stationärer Behandlung einer bestimmten psychiatrischen Klinik standen (Kemper et al. 1980; Wolf u. Rüther 1984; Laux u. König 1985).
(2) Die angewendeten Methoden zur Fallidentifikation weisen extreme Unterschiede in ihrer Sensitivität auf: (a) Spontane Publikationen oder Meldungen durch die behandelnden Ärzte; (Marks 1978; 1983); (b) gezielte Befragung der behandelnden Ärzte nach entsprechenden Fällen (Ladewig 1982); (c) retrospektive Auswertung psychiatrischer Krankengeschichten (Kemper et al. 1980); (d) prospektive Untersuchung psychiatrischer Patienten.
(3) Die verwendeten diagnostischen Begriffe von Mißbrauch und Abhängigkeit sind zwar an den Definitionen der Weltgesundheitsorganisation (WHO Committee on dependence producing drugs 1965; WHO Committee on drug dependence 1974) orientiert. Diese Definitionen sind jedoch unscharf gefaßt, so daß sie uneinheitlich verwendet werden (siehe hierzu auch Laux u. König 1985, sowie Beckmann u. Haas 1984). Reliabilitätsuntersuchungen für die an den WHO-Definitionen (WHO Committee on dependence producing drugs 1965; WHO Committee on drug dependence 1974) orientierten Diagnosen von Benzodiazepinmißbrauch und Benzodiazepinabhängigkeit wurden unseres Wissens bislang nicht durchgeführt. Es gibt jedoch Gründe, eine nur unzureichende diagnostische Reliabilität zu vermuten. Dies soll im folgenden an den WHO-Definitionen von Mißbrauch, psychischer Abhängigkeit und körperlicher Abhängigkeit gezeigt werden.

Mißbrauch und psychische Abhängigkeit von Benzodiazepinen

Die WHO (1965; 1974) definiert Mißbrauch als die Einnahme einer Substanz ohne medizinische Indikation oder in überhöhter Dosis. Unter psychischer Abhängigkeit wird von der WHO das kaum widerstehliche Verlangen definiert, die Substanz zuzuführen, um eine bestimmte psychische Wirkung zu erreichen. Diese Definitionen legen nicht fest, nach welchen Kriterien die Indikation der Gabe von Benzodiazepinen, der Dauer ihrer Verabreichung und ihrer Dosierung bestimmt wird. Des weiteren werden die ärztlich als nicht indiziert angesehenen psychischen Wirkungen nicht exakt definiert, so daß die Grenzziehung zu ärztlich indizierten Wirkungen offen bleibt.

Aus der mangelnden Festlegung des Kriteriums der ärztlichen Indiziertheit ergibt sich die Gefahr, daß die Feststellung einer nichtindizierten Benzodiazepineinnahme von Vorannahmen des Untersuchers mitbestimmt wird. Untersucher, die von der Annahme einer zu häufigen Verordnung von Benzodiazepinen ausgehen (z.B. Kemper et al. 1980), werden vermutlich bei einem höheren Anteil von Benzodiazepinbenutzern eine fehlende Indikation feststellen, als solche, die die Benzodiazepinverordnungen als eher zurückhaltend denn als zu häufig ansehen (z.B. Marks 1983; Rickels 1981a; Rickels et al. 1980).

Auch die Orientierung der Frage ärztlicher Indiziertheit an der psychischen Wirkung, die der Patient mit der Benzodiazepineinnahme erreichen will, läßt Probleme offen. Einigkeit ist dahingehend anzunehmen, daß eine euphorisierende und/oder stimulierende Wirkung als nicht ärztlich indiziert anzusehen ist. Eine euphorisierende Wirkung ist jedoch nur bei einem Teil der zur Rede stehenden Benzodiazepinbenutzer das Einnahmemotiv. Hier handelt es sich wiederum vornehmlich um sekundär Abhängige, bei denen zuvor oder gleichzeitig eine oder mehrere ander Substanzabhängigkeiten von Alkohol- oder Barbiturattyp bestehen. In der von Ladewig (1982) zusammengestellten Patientengruppen mit Benzodiazepinabusus finden sich unter den nicht-sekundären Fällen (n=383) nur 5,5% (n=21), die einen Psychostimulanseffekt als Abususmotiv aufwiesen. Die weitaus überwiegende Mehrzahl dieser Patientengruppen mit primärer Abhängigkeit nimmt Benzodiazepine dagegen wegen Angst, Schlafstörungen oder psychosomatischer Beschwerden ein (Ladewig 1982).

Als besonders problematisch erweist sich der WHO-Begriff des Mißbrauchs und der psychischen Abhängigkeit bei Angstpatienten mit chronifizierten, schweren Krankheitsverläufen. Beckmann u. Haas (1984) sehen es zu Recht für nicht angängig an, wenn ein Patient mit einer protrahiert verlaufenden Angstneurose, der über längere Zeit Benzodiazepine in verordnetem Maß einnimmt und der gegen das Absetzen des Medikamentes, das ihm Linderung verschafft, protestiert, als abhängig oder suchtkrank bezeichnet wird. Ist der Arzt der Meinung, daß der Patient jetzt das Benzodiazepin eigentlich schon zu lange genommen habe und verlangt der Patient trotzdem wegen der ausbleibenden Heilung eine weitere Dosiserhöhung, so wird der Arzt diesen Patienten durchaus mit der Diagnose des Benzodiazepinmißbrauchs belegen können. Er wird ihm trotzdem das Medikament weiterverschreiben, weil er keine therapeutische Alternative sieht, auch wenn er vielleicht für sich vermutet, daß der Patient in Wirklichkeit von einer euphorisierenden Wirkung abhängig sei, die er nur nicht eingestehe. Ladewig

(1982) konnte die Konstellation der ärztlichen Feststellung eines Benzodiazepinmißbrauchs und fehlender ärztlicher Behandlungsalternative bei 203 von 383 auf Befragen gemeldeten Ambulanzfällen von Benzodiazepinmißbrauch feststellen.

Es ist zu fragen, welche Krankheitsbilder sich in dieser großen Gruppe von fälschlich mit Mißbrauchs- und Abhängigkeitsdiagnosen belegten Patientengruppe verbergen. Wir vermuten mit Beckmann u. Haas (1984), daß es sich hierbei vornehmlich um Patienten mit protrahiert verlaufenden Angstsyndromen handelt. Patienten mit einer Panikerkrankung (Buller u. Philipp 1984) stehen dabei in besonders großer Gefahr, in diese Gruppe hineinzukommen. Benzodiazepine wirken zwar im Angstanfall und dämpfen die Erwartungsangst, sind jedoch (möglicherweise mit Ausnahme des Alprazolam; Sheehan 1982; Chouinad et al. 1982)) nicht ausreichend in der Lage, das Auftreten neuer Angstanfälle zu unterdrücken (Grunhaus et al. 1981; McNair u. Kahn 1981). Als Folge hiervon findet sich bei Panikpatienten ein ungewöhnlich hoher Prozentsatz mit Langzeiteinnahme von Benzodiazepinen. Buller et al. (1984) konnten bei 97 Patienten mit einer Panikerkrankung in 67 Prozent eine regelmässige Benzodiazepineinnahme erheben; die Hälfte dieser Benzodiazepinbenutzer (30% der Gesamtgruppe) nahmen Benzodiazepine länger als ein Jahr ein. Die Mehrzahl dieser Patienten hatte auf die Benzodiazepineinnahme nicht verzichten wollen. Die unzutreffende Klassifikation dieser Fälle als Benzodiazepinmißbrauch führt nicht nur zu einer erheblichen Überschätzung der tatsächlichen Mißbrauchsprävalenz, sondern tut überdies dem Patienten Unrecht und führt zu falschen, auf die alleinige Benzodiazepinentwöhnung ausgerichteten Konsequenzen, die dem Patienten eine adäquate rezidivprophylaktische Therapie mit trizyklischen Antidepressiva oder Monoaminooxidasehemmern (Sheehan 1982; Buller u. Philipp 1984) vorenthalten wird, da man ihn – ausgehend von der Annahme eines Medikamentenmißbrauchs – von seinem Medikamenteneinnahmeverhalten abzubringen versuchen wird. Das häufige Fehlschlagen solcher Entwöhnungsversuche wird wiederum die Meinung verstärken, daß benzodiazepinabhängige Patienten besonders schwer zu entwöhnen seien (Kemper et al. 1980; Böning u. Schrappe 1984).

Der Lösungsversuch des Diagnostic-and-Statistical-Manual-III (DSM-III) der Amerikanischen Psychiatriegesellschaft (American Psychiatric Association 1980) kann auch nicht vollständig befriedigen. Mißbrauch und psychische Abhängigkeit werden in dem Begriff des Substanzmißbrauchs zusammengefaßt und der (körperlichen) Abhängigkeit gegenübergestellt. Das Kriterium der fehlenden Indikation wird zwar namentlich nicht genannt, inhaltlich jedoch im Kriterium der pathologischen Anwendung wiederaufgegriffen. Das Problem der Feststellung, wann eine Dosierung den indizierten Bereich überschreitet, wird durch die Festlegung einer Dosisobergrenze entsprechend 60 mg Diazepam pro Tag als gelöst vorgegeben, ohne daß eine hinreichende empirische Grundlage für eine solche Festlegung zu bestehen scheint. Das Kriterium der Unfähigkeit zur Dosiereduktion oder zum Absetzen der Substanz berücksichtigt nicht die Frage, woraus diese Unfähigkeit resultiert, und klammert eine Bewertung indizierter und nicht-indizierter Ursachen aus. Die schwierige Festlegung, welche psychischen Wirkungen indiziert sind, und welche nicht, wird auf diese Weise umgangen. Dieses Vorgehen erhöht zwar sicherlich die diagnostische Reliabilität des so operationalisierten Mißbrauchbegriffs, läßt jedoch Zweifel an dessen Validität für die Erfassung eines Benzodiazepinmißbrauchs bestehen. Chronisch therapieresistente Fälle von Angstsyndromen, die wegen des Fortbestehens unerträglicher Angstsymptome die Dosis bis über die Äquivalenzgrenze von 60 mg Diazepam erhöhen und/oder eine Dosisreduktion oder Absetzung nicht vertragen, weil die Grundsymptomatik dann unerträglich wird, erfüllen im DSM-III genauso zu Unrecht das Mißbrauchskriterium, wie es bereits bei der WHO-Definition der Fall ist.

Die zusätzliche Forderung des DSM-III nach der Erfüllung eines Schweregradkriteriums in Form negativer sozialer oder beruflicher Auswirkungen der Substanzeinnahme schafft neue Probleme, statt bestehende zu lösen. Dieses Zusatzkriterium engt die im Hauptkriterium zu weite Mißbrauchsdefinition des DSM-III an falscher Stelle ein, so daß Menschen, die einen Benzodiazepinmißbrauch allein wegen eines euphorisierenden oder stimulierenden Effekts betreiben, sozial und beruflich jedoch keine negativen Konsequenzen erleiden, von der Mißbrauchs-Kategorie des DSM-III nicht erfaßt werden.

Eine Operationalisierung des Begriffs von Mißbrauch und psychischer Abhängigkeit von Benzodiazepinen sollte den beiden genannten Einwänden gerecht werden. Ausgehend von der Operationalisierung des DSM-III könnte dies durch die folgenden beiden Modifikationen erreicht werden:

(1) Aufnahme eines Katalogs positiv nachzuweisender ärztlich nicht-indizierter psychischer Wirkungen, wie z.B. Euphorisierung und Stimulation.

(2) Aufnahme eines positiv definierten Kriteriums, welches eine von der Ursprungssymptomatik unabhängige Einschränkung der Frustrationstoleranz als Motiv für das Nicht-Absetzen der Medikation formuliert.

(3) Aufnahme eines Ausschlußkriteriums, in welchem die Benzodiazepineinnahme eine subjektive Linderung der Beschwerden erbringt, ohne zur Remission der Grundkrankheit zu führen, und bei welchem die Medikation deshalb nicht abgebaut werden kann, weil sonst die behandlungsbedürftige Ursprungssymptomatik unerträglich zu werden droht. Dies gilt vor allem für die Panikerkrankung.

(4) Herausnahme des an den sozialen und beruflichen Folgen der Substanzeinnahme orientierten Schweregradkriteriums aus dem Kreis der obligaten Kriterien. Das Schweregradkriterium sollte vielmehr zur weiteren Unterteilung der Mißbrauchsfälle herangezogen werden.

Körperliche Benzodiazepin-Abhängigkeit

Der WHO-Begriff der körperlichen Abhängigkeit (WHO 1965, 1974) ist durch das Eintreten von Toleranz mit der Notwendigkeit der Dosissteigerung und durch das Auftreten von Entzugserscheinungen bei plötzlichem Absetzen definiert. Diese Definition ist durch die gesicherte Feststellung von Entzugserscheinungen bei fehlender Dosiserhöhung ("low dose dependency") (Wolf u. Rüther 1984; Covie et al. 1973; Winokur et al. 1980; Hallstrom u. Lader 1981; Tyrer et al. 1980; Schöpf 1981; Rickels et al. 1982; Lader 1983) revisionsbedürftig geworden. Die Forderungen nach der Erfüllung beider Kriterien von Dosissteigerung und Entzugssymptome wird deshalb dazu führen, daß die Prävalenz tatsächlich vorhandener Fälle körperlicher Benzodiazepinabhängigkeit unterschätzt wird.

Schwierigkeiten und offene Fragen bestehen jedoch noch bei der Abgrenzung tatsächlicher körperlich vermittelter Entzugserscheinungen von vermeintlichen Entzugssymptomen. Ein Teil der Patienten, die unter einer Langzeitmedikation mit Benzodiazepinen in normalen Dosierungen stehen, erleben vermeintliche Entzugssymptome, wenn sie einen Entzug erwarten. Owen u. Tyrer (1983) fanden derartige Pseudoentzugssymptome bei rund 20 Prozent ihrer unter Doppelblindbedingungen weitermedizierten, jedoch eine angekündigte Plazebogabe befürchtenden Patienten. Absetzstudien zur Feststellung der Häufigkeit von Entzugssymptomen müssen diesen Umstand deshalb in Rechnung stellen und unter Doppelblindbedingungen der Verumfortführung gegen den Plazeboaustausch überprüfen. Unter Berücksichtigung dieser Pseudoentzugssymptome kann mit einer tatsächlichen Häufigkeit von Entzugserscheinungen nach mehr als einjähriger Benzodiazepinnahme bei gut einem Drittel der Patienten (Rickels et al. 1982; Owen u. Tyrer 1983) gerechnet werden.

Problematisch bleibt in der WHO-Definition ferner die fehlende Definition dessen, was als Entzugserscheinung angesprochen werden darf. Besondere Probleme bereitet dabei die Abgrenzung von Entzugssymptomen gegen das Wiederauftreten der behandelten Ursprungssymptomatik. Zweifelsfrei als Entzugssymptome zu identifizierende Phänomene wie epileptische Anfälle und Delirien sind selten (Wolf u. Rüther 1984; Laux u. König 1985; Covi et al. 1973; Hallstrom u. Lader 1981; Tyrer et al. 1981). Veränderungen der Perzeption (Kinästhesien, sensorische Überempfindlichkeit, Geschmacks- und Geruchsillusionen, auto- und allopsychische Entfremdungserlebnisse) werden zwar als charakteristisch angesprochen (Hallstrom u. Lader 1981; Tyrer et al. 1981), sind aber ebenfalls nur bei einer Minderzahl von Patienten anzutreffen (Wolf u. Rüther 1984), so daß sich bei der Mehrzahl der Entzugssyndrome eine Entscheidung vom Querschnittsbild her nicht treffen läßt. Der relativ größte Wert für die diagnostische Differenzierung wird der zeitlichen Verlaufscharakteristik beigemessen. Während Entzugssymptome je nach Halbwertzeit des jeweiligen Benzodiazepins nach 2 bis 3 Tagen einsetzen, nach einer halben bis einer Woche einen Höhepunkt erreichen und dann innerhalb weiterer ein bis zwei Wochen wieder abklingen (Rickels et al. 1982), soll ein Wiederauftreten der Ursprungssymptome später beginnen, langsamer ansteigen und erst nach etwa drei Wochen ein Maximum erreichen, um dann auf unverändertem Intensitätsniveau fortzubestehen (Smith u. Wesson 1983). Demnach wäre eine sichere Unterscheidung zwischen Entzugssymptomen und Wiederauftreten der Ursprungssymptomatik erst nach etwa drei Wochen zu treffen. Diese Feststellung wird jedoch durch die Beobachtung relativiert, daß bei einer Niedrigdosisabhängigkeit mit einem langsameren Anfluten der Entzugssymptome und mit einem sich oft über viele Wochen erstreckenden, fluktuierenden Verlauf gerechnet werden muß (Smith u. Wesson 1983). Da hier jedoch keine hinreichend zuverlässigen Unterschiede zur Verlaufscharakteristik des Wiederauftretens der Ursprungssymptomatik bestehen, harrt die Behauptung derartiger langanhaltender Entzugssymptome bei Niedrigdosisabhängigkeit der Bestätigung. Es erscheint jedoch fraglich, ob derartige protrahierte Entzugssyndrome wirklich von klinischer Relevanz sind.

Die Operationalisierung der körperlichen Abhängigkeit im DSM-III bietet keine hinreichende Lösung der oben abgesprochenen Probleme an. Auf eine gesonderte Operationalisierung der symptomatologischen und verlaufsbezogenen Besonderheiten des Entzugssyndroms vom Barbiturat-Sedativa-Hypnotika-Abhängigkeitstyp wird verzichtet.

Eine Modifikation der DSM-III-Operationalisierung für die Anwendung auf die körperliche Benzodiazepinabhängigkeit müßte demnach folgende Gesichtspunkte umfassen:

(1) Aufnahme eines Symptomkatalogs, der auch die als typisch für den Benzodiazepinentzug geltenden Phänomene aufführt und ihnen ein ihrer Spezifität entsprechendes Gewicht beimißt;

(2) Aufnahme eines Verlaufskriteriums, welches auf die Abgrenzung des Entzugssyndroms vom Wiederauftreten der Ursprungssymptomatik abzielt;

(3) Aufnahme eines Ausschlußkriteriums, welches sich auf die nach mehr als 3 Wochen noch bestehende Symptomatik bezieht und diese als der Ursprungssymptomatik entsprechend identifiziert;

(4) Herausnahme der Toleranz und Dosiserhöhung aus dem Kreis der obligaten Symptome und stattdessen Einführung einer Unterteilung der körperlichen Abhängigkeit in solche mit und ohne Dosiserhöhung.

Eine solche Opertionalisierung sollte speziell auf die Benzodiazepinabhängigkeit zugeschnitten werden. Die Notwendigkeit hierzu ergibt sich durch die Aufnahme der für den Benzodiazepinentzug charakteristischen Symptomkonstellation und ihrer zeitlichen Ablaufcharakteristik. Andere zentral nervös wirksame Substanzen wie etwa Betablocker, Antidepressiva und Neuroleptika führen bei einem Teil der Patienten nach langer Expositionszeit ebenfalls zu körperlichen Entzugssymptomen (Rickels 1981b), die sich jedoch wahrscheinlich typologisch von denen des Benzodiazepintyps unterscheiden. Hierzu werden jedoch noch weitere vergleichende Absetzstudien notwendig sein.

Ausblick

Epidemiologische Untersuchungen zur Prävalenz des Benzodiazepinmißbrauchs bleiben dringend erforderlich. Hierzu wird es nötig sein, mit hinreichend operationalisierten Begriffen zu arbeiten. Ansätze hierfür bietet, wie oben ausgeführt, das DSM-III. Weitere Ergänzungen und Modifikationen erscheinen jedoch notwendig; hierzu wurden einige Vorschläge formuliert. Mindestschätzung körperlicher Abhängigkeitsfälle lassen sich bereits jetzt aus der Kenntnis epidemiologisch ermittelter Zahlen zur Häufigkeit regelmäßiger Langzeiteinnahme von Benzodiazepinen (etwa 2% der Bevölkerung mehr als 1 Jahr; Bergmann et al. 1979) und der Häufigkeitsermittlung von Entzugssyndromen bei diese Risikogruppe (etwa bei einem Drittel; Rickels et al. 1982; Owen u. Tyrer 1983) anstellen. Demnach stünden rund 0,7 Prozent der Bevölkerung im Risiko, bei plötzlichem Absetzen der von ihnen mehr als ein Jahr lang eingenommenen Benzodiazepine ein Entzugssyndrom zu erleben. Auch wenn die weitaus überwiegende Mehrzahl der Patienten im Benzodiazepinentzug lediglich unangenehme, jedoch nicht gefährliche Symptome erfährt, gewinnt die körperliche Benzodiazepinabhängigkeit angesichts dieser Häufigkeit eine große Bedeutung. Zum einen würde schon eine Inzidenz epileptischer Anfälle oder deliranter Syndrome von 1%

bei abruptem Absetzen bedeuten, daß etwa 0,007% der Bevölkerung im Risiko steht, bei abruptem Absetzen der länger als ein Jahr eingenommenen Benzodiazepine ein derart gravierendes Entzugssymptom zu bekommen. Dies nötigt zur konsequenten Aufklärung von Ärzten und Patienten über die Notwendigkeit eines behutsamen, schrittweisen Absetzens von langzeiteingenommenen Benzodiazepinen. Keinesfalls würde diese Ziffer jedoch eine Forderung nach Einschränkung der Benzodiazepinverfügbarkeit begründen können. Die ohne Mißbrauchsintention entstehende körperliche Abhängigkeit von Benzodiazepinen muß wertungsfrei als relevantes Behandlungsrisiko betrachtet werden, das eine Güterabwägung beim Einsatz und bei der Aufrechterhaltung einer Benzodiazepintherapie erfordert. Das Behandlungsrisiko ist jedoch durch adäquate Beachtung der oben genannten Absetzregeln zu minimieren.

Bedeutsam sind auch die zahlenmäßig dominierenden nicht-gefährdenden kognitiven und vegetativen Absetzsymptome zu sehen. Das ihnen innewohnende Risiko ist psychologisch vermittelt: die Verkennung einer beginnenden Entzugssymptomatik als Ursprungssymptomatik kann einen relevanten Anteil von Patienten und Ärzten zur Fortführung einer tatsächlich nicht mehr notwendigen Benzodiazepintherapie motivieren. Hierdurch entstehen sozialmedizinisch relevante Kosten und unnötige Behandlungsrisiken, denen durch eine bessere Kenntnis von Entzugssymptomen und Absetzstrategie begegnet werden könnte.

Literatur

American Psychitric Association (1980) Diagnostic and Statistical Manual of Mental Disorders, Third Edition. American Psychiatric Association, Washington (Deutsche Bearbeitung Koehler K, Saß H, Beltz, Weinheim (1984)

Balter MB, Levine J, Manheimer DI (1974) Cross-national study of the extent of antianxiety/sedative drug use. N Engl J Med 290: 769–774

Beckmann H, Haas S (1984) Therapie mit Benzodiazepinen: eine Bilanz. Nervenarzt 55: 111–121

Bergmann U, Dahlström M, Gunnarson C, Westerholm B (1979) Why are psychotropic drugs prescribed to outpatients? Eur J Clin Pharmacol 15: 249–256

Böning J, Schrappe O (1984) Benzodiazepin-Abhängigkeit: Klinik der Entzugs-Syndrome. Dt Ärztebl 81: 279–285

Buller R, Philipp M (1984) Panik-Erkrankung. Münch Med Wschr 126: 1013–1015

Buller R, Maier W, Heuser I, Frommberg U Paroxysmale Angstzustände (panic attacks): Risikofaktoren für Chronifizierung und Suchtverhalten. Empirische Studien bei ambulanten und stationären Patienten. Vortrag, Deutsche Gesellschaft für Psychiatrie und Nervenheilkunde, Tübingen, 4.-6.10.1984

Chouinard G, Annable L, Fontaine R, Solyom L (1982) Alprazolam in the treatment of generalized anxiety and panic disorders: a double-blind placebo-controlled study. Psychopharmacology 77: 229–233

Covi L, Lipman RS, Patitison JH, Derogatis LR, Uhlenhuth EH (1973) Lenght of treatment with anxiolytic sedatives and response to their sudden withdrawal. Acta Psychiat Scand 49: 51–64

Greenblatt DJ, Shader RI, Koch-Weser J (1975) Psychotropic drug use in the Boston area. A report from the Boston Collaborative Drug Surveillance Program. Arch Gen Psychiatry 32: 518–521

Grunhaus L, Gloger S, Weisstub E (1981) Panic attacks. A review of treatments and pathogenesis. J Nerv Ment Dis 169: 608–613

Hallstrom C, Lader M (1981) Benzodiazepine withdrawal phenomena. Int Pharmacopsychiatry 16: 235–244

Kemper N, Poser W, Poser S (1980) Benzodiazepin-Abhängigkeit. Suchtpotential der Benzodiazepine größer als bisher angenommen. Dt Med Wschr 105: 1707–1712

Lader M (1983) Dependence on benzodiazepines. J Clin Psychiatry 44: 121–127

Ladewig D (1982) Abusus von Benzodiazepin-Tranquilizern. Ergebnis einer gesamtschweizerischen Erhebung bei Ärzten in der Praxis. Med Welt 33: 1306–1309

Laux G, König W (1985) Benzodiazepin-Abusus. Epidemiologische und klinischklasifikatorische Aspekte. In: Heimann H, Gärtner HJ (Hrsg) Das Verhältnis der Psychiatrie zu ihren Nachbardisziplinen Springer, Berlin Heidelberg New York Tokyo

Marks J (1978) The benzodiazepines. Use, overuse, misuse, abuse. MTP Press, Lancaster

Marks J (1983) The benzodiazepines – for good or evil. Neuropsychobiology 10: 115–126

McNair DM, Kahn RJ (1981) Imipramine compared with a benzodiazepine for agoraphobia. In: Klein DF, Rabkin J (eds) Anxiety: new research and changing concepts. Raven, New York, pp 69–80

Owen RT, Tyrer P (1983) Benzodiazepine dependence. A review of the evidence. Drugs 25: 385–398

Rickels K (1981a) Are benzodiazepines overused and abused? Br J Clin Psychopharmacol 58: 1–17

Rickels K (1981) Benzodiazepines: use and misuse. In: Klein DF, Rabkin J (eds) Anxiety: New research and changing clinical evidence. Raven, New York, pp 1–26

Rickels K, Case WG, Diamond L (1980) Relapse after short-term drug therapy in neurotic outpatients. Int Pharmacopsychiatry 15: 186–192

Rickels K, Case WG, Downing RW (19829 Issues in long-term treatment with diazepam therapy. Psychopharm Bull 18: 38–41

Schöpf J (1981) Ungewöhnliche Entzugssymptome nach Benzodiazepinlangzeitbehandlungen. Nervenarzt 52: 288–292

Sheehan DV (1982) Current perspectives in the treatment of panic and phobic disorders. Drug Therapy 7: 179–193

Smith D, Wesson DR (1983) Benzodiazepine dependency syndromes. J Psychoact Drugs 15: 85–95

Tyrer P, Hugett T, Rutherford D (1981) Benzodiazepine withdrawal symptoms and propanolol. Lancet I: 520–522

Uhlenhuth EH, Balter MB, Lipman RS (1978) Minor tranquilizers. Clinical correlates of use in an urban population. Arch Gen Psychiatry 35: 650–655

Winokur A, Rickels K, Greenblatt DJ, Snyder PJ, Schatz NJ (1980) Withdrawal reaction from long term low dosage administration of diazepam. Arch Gen Psychiatry 37: 101–105

Wolf B, Rüther R (1984) Benzodiazepin-Abhängigkeit. Münch Med Wschr 126: 294–296

World Health Organization Committee on dependence producing drugs (1965) Wld Hlth Org Techn Rep Ser 312

World Health Organization Committee on Drug Dependence (1974) 20th Report. Wld Hlth Org Techn Rep Ser 551

Mißbrauchshäufigkeit von Tranquilizern bei stationär behandelten Abhängigkeitskranken

W.E. Platz

Einleitung

In der Abteilung für Abhängigkeitskrankheiten der Karl-Bonhoeffer-Nervenklinik (KBoN) wurden 1984 1498 Patienten stationär behandelt; dies entspricht 40.0% aller aufgenommenen Patienten der Klinik. Abhängigkeitskranke stellen damit die Hauptgruppe der Patienten eines psychiatrischen Krankenhauses, das für definierte Standardversorgungsbezirke aufnahmeverpflichtet ist, dar.

Nach Umstrukturierung der KBoN, die zur Schaffung fachspezifischer Abteilungen führte, war es möglich geworden, mittelabhängige Patienten sowohl im akut- als auch im mittel- und langfristigen Bereich und im Rahmen der Entwöhnungstherapie nach einem einheitlichen Dokumentationssystem hinsichtlich des bestehenden Mittelmißbrauches[1] zu untersuchen. Grundlage eines solchen Dokumentationssystems war die von einer Arbeitsgruppe 1982 (Dilling et al.) vorgeschlagene psychiatrische Dokumentation (Minimalkatalog).

Untersuchungsinstrumentarium

Der Minimalkatalog wurde von uns zu einem abteilungsinternen Basisdokumentationssystem für mittelabhängige Patienten erweitert. Es besteht aus 2 Teilen, Teil A wird zum Zeitpunkt der stationären Aufnahme eines Patienten vom behandelnden Arzt ausgefüllt, Teil B zum Zeitpunkt der Entlassung. Erweitert wurden besonders die Abschnitte, die das soziale Umfeld des Patienten betreffen, zusätzlich aufgenommen wurde eine möglichst praxisgerechte, d.h. im klinischen Alltag routinemäßig zu bewältigende Analyse des Mittelmißbrauches. Nach einem Vorlauf zur Prüfung der Praktikabilität begannen wir vom 1.4.1984 an jeden stationär aufgenommenen Patienten in der Abteilung für Abhängigkeitskrankheiten unter strenger Berücksichtigung des Datenschutzes nach dem Basisdokumentationssystem zu untersuchen. Es ist vorgesehen, daß zunächst für ein Jahr Daten gesammelt werden, die auch zur zukünftigen Planung von Krankenhausbetten und ambulanten Versorgungseinrichtungen zur Behandlung Mittelabhängiger für die eigenen und Standardversorgungsbezirke anderer Kliniken in Berlin-West herangezogen werden können.

Die Frage der Häufigkeit des Tranquilizermißbrauchs ist ein Teilaspekt der Basisdokumentation und soll vor dem Hintergrund anderer Mißbrauchsmuster

---

[1] Fragen zur Definition des Begriffes der „Abhängigkeit" sollen hier nicht erörtert werden, zur Erläuterung sei jedoch darauf hingewiesen, daß „Mißbrauch" als übergeordneter Begriff von uns verstanden wird, wobei wir zwischen nicht-abhängigem und abhängigem (=süchtigem) Mißbrauch unterscheiden.

im folgenden erörtert werden. In die Untersuchung mit einbezogen wurden alle Patienten, die in der Zeit vom 1.4.1984 in der Abteilung für Abhängigkeitskrankheiten stationär behandelt wurden.

Zur Beschreibung der Einnahmefrequenzen haben wir uns bewußt für nur 5 abgestufte Angaben (offen, nur probiert, monatlich, häufiger, täglich) entschieden, da nach unseren bisherigen Erfahrungen durch eine große Zahl weiterer Möglichkeiten oder durch Vorgabe oder Errechnen von („Äquivalenz"-) Dosen meist nur eine Pseudogenauigkeit zu erreichen ist. Auch sogenannte sichere eigen- oder fremdanamnestische Angaben sind vor allem im Hinblick auf Dosierung, Einnahmefrequenz und Mißbrauch mehrerer Substanzen gleichzeitig eher kritisch einzuordnen. Zu den „harten" Kriterien eines bestehenden Mittelmißbrauchs gehören neben körperlichen Entzugssymptomen oder Anzeichen einer Intoxikation der Nachweis von Substanzen oder deren Abbauprodukten im Blut bzw. im Urin zum Zeitpunkt der Aufnahme.

Ergebnisse[2]

Im genannten Untersuchungszeitraum wurden 543 Patienten aufgenommen, davon waren 428 (=79%) Männer und 115 (=21%) Frauen. Die Verteilung der stationären Aufnahmen zeigte bei Männern eine (jahreszeitlich) bedingte Abnahmetendenz, die bei den Frauen nicht bestand.

Als Kriterien für den Schweregrad einer Abhängigkeit können neben der Tatsache der stationären Behandlung überhaupt die Anzahl der stationären Aufnahmen, das Auftreten von vegetativen Entzugssymptomen, Delirien oder zerebralen Entzugskrampfanfällen herangezogen werden. Bei 31.7% der Männer handelt es sich um die erste Aufnahme, bei den Frauen waren es 38.2% Erstaufnahmen. Bis zu 5 Aufnahmen konnten bei 70.0% der Männer festgestellt werden, praktisch ebenso hoch, nämlich 70.4% war der Anteil der weiblichen Patienten, die bis zu 5 mal stationär aufgenommen wurden. Ein männlicher Patient war 27mal wegen einer Mittelproblematik zur stationären Behandlung bei uns (Abb. 1).

Nur 42.5% der männlichen Abhängigkeitskranken hatten bisher keine delirante Episode erlebt, 67.5% hatten bis zur letzten stationären Behandlung noch keinen Entzugskrampfanfall gehabt. Mehr als ein Delir wiesen immerhin 10.9% der Männer auf und 14.7% hatten bereits mehr als einen Entzugskrampfanfall erlitten.

Von den untersuchten Frauen hatten 77.3% noch nie ein Delirium und 86.0% bisher noch keinen Entzugskrampfanfall erlitten. Lediglich 0.2% der weiblichen Abhängigen hatten mehr als ein Delir, 0.7% mehr als einen Krampfanfall gehabt.

Da die KBoN nach dem Berliner Unterbringungsgesetz für zwangseingewiesene Patienten aufnahmeverpflichtet ist, gibt der Aufnahmemodus möglicherweise Hinweise darauf, in welchem Maß abhängigkeitskranke Patienten als „unterbringungsbedürftig" von den zur Einweisung berechtigten Ärzten beurteilt werden. Hier betrug der Anteil der auf freiwilliger Basis aufgenommenen männlichen

---

2 Für die Hilfe und Beratung bei der statistischen Auswertung sei Herrn Dr. Dipl.-Psych. L. Treuheit an dieser Stelle herzlich gedankt.

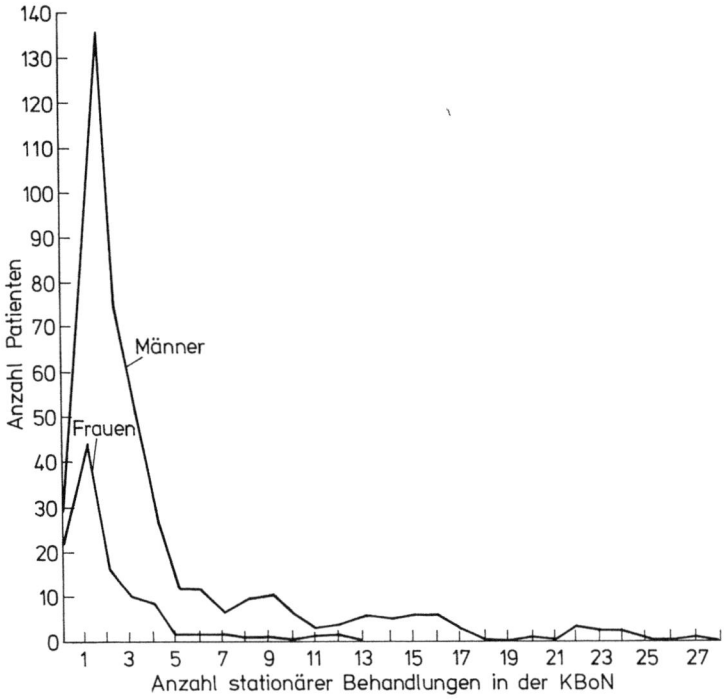

Abb. 1. Anzahl stationärer Behandlungen Abhängigkeitskranker in der KBoN

Patienten 71.7%, er unterscheidet sich damit kaum von dem Anteil der Frauen, die zu 72.8% auf freiwilliger Basis aufgenommen wurden.

Alkoholabhängige stellen mit 78.9% bei Männern und 59.4% bei Frauen den wesentlichen Anteil der Mittelabhängigen. Der Anteil alkoholkranker Frauen ist innerhalb der Bezugsgruppe geringer als der der Männer; umgekehrt verhält es sich bei Drogenabhängigen: Hier wurden deutlich mehr Frauen als Männer aufgenommen, wobei weibliche Drogenabhängige ein höheres Durchschnittsalter aufweisen (Abb. 2,3).

Deutliche Unterschiede ergeben sich, wenn man die Altersverteilung der Gruppe der Alkoholabhängigen mit den Drogenabhängigen vergleicht.

Während die Altersverteilung bei männlichen Alkoholabhängigen erwartungsgemäß fast parallel zur Gesamtverteilung aller in unserer Abteilung behandelten Patienten verläuft, ist dies bei den weiblichen Alkoholabhängigen nur zum Teil der Fall, auch hier liegt das Alter zum Zeitpunkt der stationären Aufnahme, ähnlich wie bei Drogenabhängigen, im Durchschnitt höher.

Zum Basisdokumentationssystem gehört auch eine operationalisierte Diagnostik, die eine Zuordnung nach ICD-9, DSM-III und, bei Alkoholkranken, auch nach Jellinek ermöglicht. Auf die Gruppe der Patienten, die „fehlgeleitet" über die Aufnahme der Klinik in der Abteilung für Abhängigkeitskrankheiten aufgenommen wurden (meist Psychosekranke mit sekundärem Mißbrauchsproblem oder gerontopsychiatrische Patienten mit einem begleitenden Mittelmißbrauch), soll

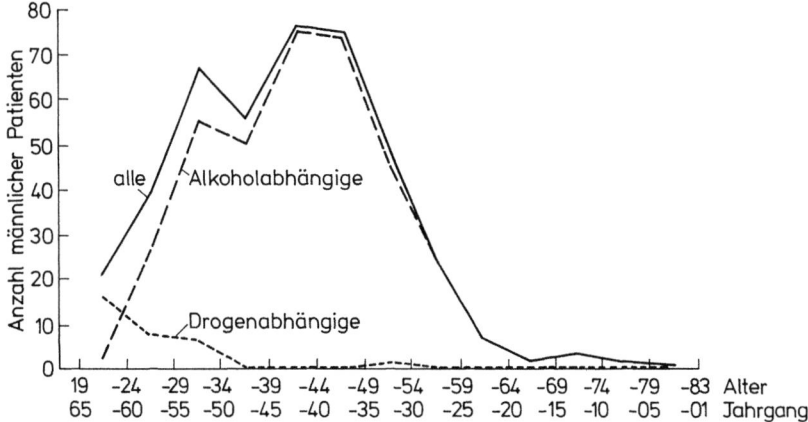

Abb. 2. Altersverteilung aller abhängigkeitskranken Männer im Vergleich zu den Alkohol- und Drogenabhängigen

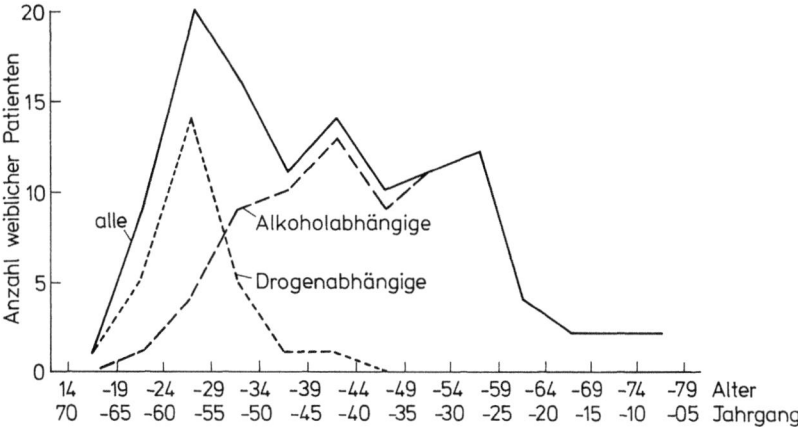

Abb. 3. Altersverteilung aller abhängigkeitskranken Frauen im Vergleich zu den Alkohol- und Drogenabhängigen

nicht eingegangen werden, hierüber wird an anderer Stelle berichtet. Für die Gruppe der alkoholabhängigen Patienten haben wir die Ergebnisse vergleichend graphisch dargestellt (Abb. 4). Danach stehen alkoholabhängige Männer und Frauen vom Gammatyp nach Jellinek an erster Stelle.

Aufgrund früherer Stichprobenuntersuchungen konnte von vornherein davon ausgegangen werden, daß es „reine" Alkoholkranke, Medikamentenabhängige oder Abhängige von „harten" Drogen neben „gemischten" Mittelabhängigen gibt, so daß bei Mißbrauch mehrerer Mittel nebeneinander eine schwerpunktmäßige Zuordnung versucht wird. Erst wenn diese nicht möglich war, haben wir aufgrund unserer Fragestellung eine Polytoxikomanie diagnostiziert. Unter diesen Voraussetzungen finden wir bei Männern von 366 Alkoholabhängigen 293 Patienten, die zum Zeitpunkt der Untersuchung „nur" Alkohol mißbrauchten, 6

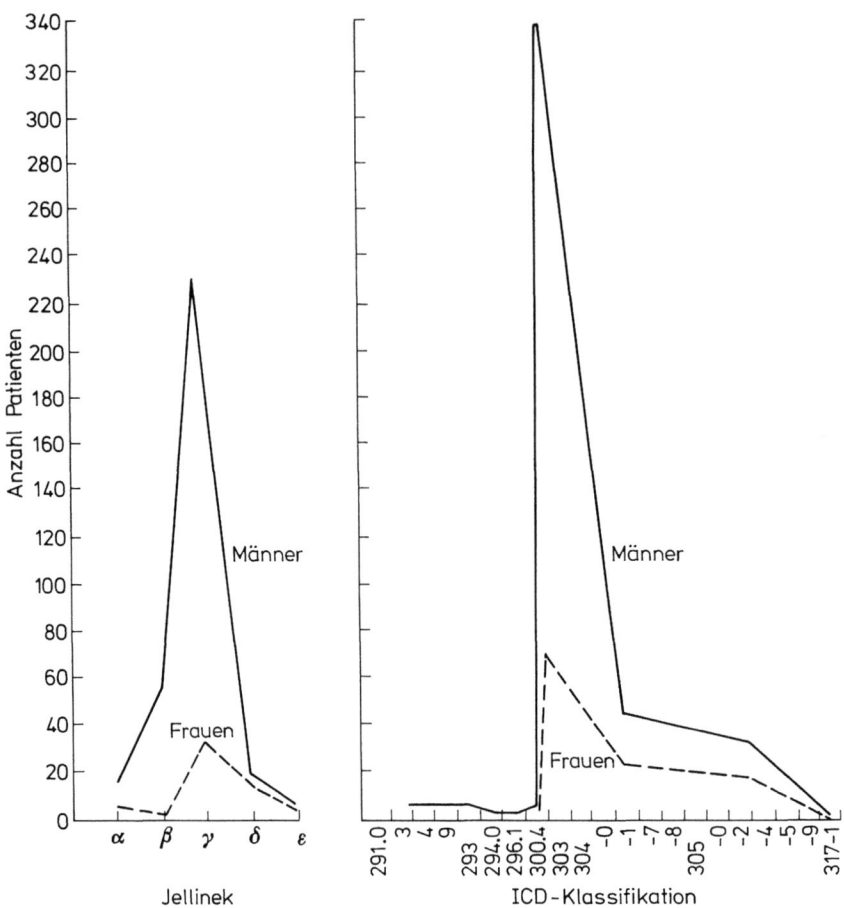

Abb. 4. Graphische Darstellung der Verteilungshäufigkeit der diagnostischen Zuordnung nach Jellinek und ICD-9

mißbrauchten gleichzeitig Drogen, 67 (= 18.3%) nahmen Medikamente mißbräuchlich ein. Ausschließlich Medikamente nahmen 3 Patienten, 3 weitere tranken zusätzlich Alkohol. Schnüffelstoffe wurden von keinem der im Untersuchungszeitraum dokumentierten Patienten genannt. Von 31 drogenabhängigen männlichen Patienten waren 14 von einer Droge (Heroin) allein abhängig. 17 hatten gleichzeitig Alkohol bzw. Medikamente konsumiert; bei 8 Patienten konnte kein Schwerpunkt festgelegt werden.

Von 79 weiblichen Alkoholabhängigen nahmen 27 (= 34.1%) Medikamente, 6 Patientinnen mißbrauchten ausschließlich Medikamente, 2 nahmen zusätzlich Alkohol und von 27 Drogenabhängigen waren 14 von einer Droge (Heroin) allein abhängig. Auch hier gab es keine Patientinnen, die Schnüffelstoffe mißbrauchten, eine Patientin wurde als polytoxikoman eingestuft.

Die bisher beschriebenen Ergebnisse sollen zunächst einen Einblick in die Situation stationär behandelter Patienten geben, die in einer psychiatrischen

Tabelle 1. Häufigkeit mißbrauchter Stoffe

Hauptgruppe mißbrauchter Stoffe	Häufigkeit ♂		♀	
	abs.	rel.	abs.	rel.
Cannabis	31	8%	3	2%
Kokain	9	2%	3	2%
LSD	22	6%	1	0,9%
Opiate	54	15%	30	27%
Schmerzmittel	20	5%	17	15%
Schnüffelstoffe	5	1%	0	0%
Sedativa/Hypnotika	92	26%	26	24%
Tranquilizer	93	26%	24	22%
Weckamine	20	5%	4	3%
	346		108	

Klinik wegen einer Abhängigkeitsproblematik freiwillig oder zwangseingewiesen aufgenommen wurden. Erst vor diesem Hintergrund wird die Bedeutung eines Mißbrauches von Tranquilizern, vorzugsweise vom Benzodiazepintyp, als Teilaspekt der Gesamtproblematik deutlich. Betrachtet man die Hauptgruppen der mißbrauchten Medikamente, ist festzustellen, daß Tranquilizer mit 26%[3] zusammen mit Sedativa/Hypnotika (26%) und Opiaten (15%) die drei Hauptgruppen bei männlichen Abhängigkeitskranken darstellen. Ähnlich verhält es sich bei den Frauen; der Anteil der Tranquilizer ist etwas geringer (22%), ebenso der Anteil der Sedativa/Hypnotika (24%), dagegen liegt der Anteil der Opiate (27%) deutlich höher, der Anteil der Schmerzmittel liegt gegenüber Männern (5%) dreimal (15%) höher (Tabelle 1).

Zieht man die 10 am häufigsten mißbrauchten Mittel für Männer heraus, steht von insgesamt 220 Nennungen Diazepam mit 40 Nennungen an erster Stelle. Bei Frauen wurden aufgrund der geringen Zahlen nur die 5 der am häufigsten mißbrauchten Mittel zur Gegenüberstellung ausgewählt. Hier steht Diazepam mit 11 von 57 Nennungen an zweiter Stelle, Chlordiazepoxid nimmt mit 4 Nennungen den fünften Platz ein.

Das Mißbrauchsmuster für Tranquilizer bei Abhängigkeitskranken gibt Tabelle 2 wieder: Bei den Männern fand sich kein einziger Patient, der Tranquilizer allein mißbrauchte, bei Frauen waren es 2 Patientinnen (1.7%). Alkoholabhängige, die gleichzeitig Tranquilizer mißbräuchlich einnahmen, stellten mit 44 von 64 Nennungen (10.2%) den größten Teil, bei alkoholabhängigen Frauen waren es 14 von 26 Nennungen (12.2%). Ein deutlicher Unterschied besteht zwischen den medikamentenabhängigen Frauen und Männern, wobei die absoluten Zahlen im Verhältnis zur Gesamtzahl jedoch als gering anzusehen sind.

Untersucht man, welche Tranquilizer von Patienten, die zur stationären Behandlung aufgenommen wurden, am häufigsten mißbraucht wurden, findet

---

[3] Es handelt sich hierbei um die relative Häufigkeit bezogen auf die Zahl der Patienten, die überhaupt Medikamente mißbräuchlich einnahmen.

Tabelle 2. Mißbrauchsmuster bei Abhängigkeitskranken. Mißbrauchshäufigkeit von Tranquilizern

Mißbrauchsmuster	Absolut (n)		Relativ zur			
			Bezugsgruppe (%)		Gesamtzahl (%)	
	♂	♀	♂	♀	♂	♀
Tranquilizer allein	–	2	–	7,7	–	1,7
Alkohol + Tranquilizer	44	14	12,0	17,7	10,2	12,2
Medikamente einschl. Tranquilizer	2	6	33,3	75	0,04	8
Drogen + Tranquilizer	13	4	41,9	14,8	0,7	3,5
Schnüffelstoffe + Tranquilizer	–	–	–	–	–	–
Polytoxikomanie, einschl. Tranquilizer	5	–	50,0	–	0,1	–

sich sowohl bei Männern als auch bei Frauen Diazepam an 1. Stelle und Bromazepam an 2. Stelle. Ebenfalls in beiden Gruppen findet sich die fixe Kombination zwischen Amitriptylin und Chlordiazepoxid an 3. Stelle.

Diskussion

Kielholz ermittelte 1968 einen Risikofaktor für das Abhängigkeitspotential psychotroper Medikamente dadurch, daß er einen Quotienten aus den Umsatzzahlen der pharmazeutischen Industrie und bekannt gewordenen Abhängigkeitsfällen errechnete. Als Orientierungsgröße wurde die Abhängigkeit von Analgetika gleich 1 gesetzt und andere Gruppen darauf bezogen. Das Abhängigkeitsrisiko für Tranquilizer lag mit 0.2 im Verhältnis zur Verordnungshäufigkeit relativ niedrig.

Marks (1978) analysierte 118 Publikationen, die im Zeitraum von 1961 bis Mitte 1977 erschienen waren, in denen Patienten mit psychischen und physischen Abhängigkeitserscheinungen von Benzodiazepinen beschrieben wurden. Innerhalb der Gruppe polytoxikomaner Patienten betrug die Anzahl der von Benzodiazepinen Abhängigen 401, und in der Gruppe der Patienten, die während einer Therapie mit Benzodiazepinen davon abhängig wurden, war über 57 Patienten berichtet worden. Beide Gruppen wurden nach verschiedenen Kriterien bezüglich der Wahrscheinlichkeit einer Abhängigkeit von Benzodiazepinen eingestuft, danach waren in der Gruppe der Mehrfachabhängigen 151 Patienten und in der Gruppe, die aus therapeutischen Gründen Benzodiazepine erhielt, 42 Patienten, bei denen eine Benzodiazepinabhängigkeit als wahrscheinlich angesehen wurde.

Nach Auswertung von Krankengeschichten stationär behandelter Patienten einer psychiatrischen Universitätsklinik über einen Zeitraum von etwa 6 Jahren fanden W. Poser et al. (1983) 263 benzodiazepinabhängige Patienten, wovon 70 von Benzodiazepinen allein abhängig waren. Die Patienten waren von den Autoren zu einem großen Teil selbst untersucht worden oder waren ihnen aus Gruppen her bekannt gewesen.

Kryspin-Exner u. Demel (1975) fanden unter 491 ambulant beobachteten Alkoholabhängigen 17 Patienten, die von Tranquilizern abhängig waren, davon 11 von Benzodiazepinderivaten. Dies veranlaßte die Autoren zu der Feststellung, daß Benzodiazepine mit einem deutlich geringeren Abhängigkeitsrisiko belastet sind als andere Sedativa vom Nichtbarbiturat- und Barbiturattyp.

In den letzten Jahren wurden mehrfach Kasuistiken über bedrohliche Entzugssymptome bei Benzodiazepinabhängigkeit berichtet (Allgulander 1978; Böning 1981; Laux 1979) und auf die Gefahren durch eine zunehmend unkritischere Verordnungsweise hingewiesen (Keup u. Platz 1979; Platz 1984).

Mit Hilfe eines Basisdokumentationssystems konnte für stationär behandelte Abhängigkeitskranke einer psychiatrischen Klinik die (aktuelle) Häufigkeit des Mißbrauchs von Tranquilizern ermittelt werden („Durchseuchungsgrad").

Schlußfolgerungen

(1) Von insgesamt 543 abhängigkeitskranken Patienten, die in einem Zeitraum von 6 Monaten stationär aufgenommen wurden, fand sich unter den 428 männlichen Patienten kein Patient, der allein von Tranquilizern abhängig war, in der Gruppe der 115 weiblichen Patienten wurde in 2 Fällen eine „reine" Tranquilizerabhängigkeit (vom Benzodiazepintyp) diagnostiziert.

(2) In der Gruppe der alkoholabhängigen Patienten waren 10.2% der männlichen und 12.2% der weiblichen Patienten von Tranquilizern gleichzeitig abhängig.

(3) Von allen mißbrauchten Medikamenten wird von Abhängigkeitskranken Diazepam am häufigsten mißbraucht. Innerhalb der Tranquilizer steht Diazepam bei beiden Geschlechtern ebenfalls an erster Stelle in der Häufigkeit des Mißbrauchs, an zweiter Stelle findet sich Bromazepam. Wie schon in früheren Jahren festgestellt, wird von Patienten unseres Einzugsbereiches eine fixe Kombination zwischen Amitriptylin und Chlordiazepoxid weiterhin häufig mißbraucht, sie steht jetzt an dritter Stelle.

(4) Die Analyse der Bezugsquellen unserer Patienten, die Tranquilizer mißbräuchlich einnahmen, hat ergeben, daß der überwiegende Teil diese Medikamente durch Verschreibung von Ärzten erhalten hat. Vor allem Alkoholkranke sind es, die sich auf diese Weise den „Billigrausch" verschaffen, indem sie sich das Medikament durch ein Rezept besorgen, es zum Alkohol zusätzlich einnehmen und durch die zumindest additive Wirkung geringere Alkoholmengen kaufen müssen. Geraten diese Patienten in ein „Misch"-Delir, ergeben sich aufgrund der häufig länger andauernden Entzugssymptome nicht selten ernste Probleme in der Behandlung. Auch das völlige „Umsteigen" von Alkohol auf Tranquilizer, aber auch umgekehrt, kommt vor, es ist bei den Patienten unserer Klinik jedoch eher sporadisch.

(5) Die Relation zwischen verordneten Tranquilizern und dem Auftreten einer Abhängigkeit von Tranquilizern, vor allem bei Alkoholkranken, die das Hauptkontingent der Abhängigkeitskranken in der KBoN stellen, läßt vermuten, daß der größte Teil der verordneten Tranquilizer nicht von klinisch behandlungsbedürftigen Abhängigen konsumiert wird, sondern von „Normalbürgern". Diese

Vermutung wird durch eine Untersuchung von „Normalbürgern" in den USA (Mellinger et al. 1984) verstärkt, wonach etwa 11% einer repräsentativen Gruppe als Anxiolytikakonsumenten ermittelt wurden. 15% davon waren Dauerkonsumenten (tägliche Einnahme von Anxiolytika über den Zeitraum von 1 Jahr), 84% dieser Dauerkonsumenten nahmen Benzodiazepinderivate.

Ausblick

Nach Abschluß der ersten Phase zur Ermittlung von Daten zum Mißbrauchsmuster Abhängigkeitskranker mit einem Basisdokumentationssystem ist, ebenfalls zunächst für 1 Jahr geplant, in Zusammenarbeit mit der Nervenklinik der Freien Universität Berlin (Dir.: Prof. Dr. Helmchen) im Rahmen des Drug-Abuse-Monitoring der Arbeitsgruppe Arzneimittelüberwachung in der Psychiatrie (AMÜP) das Dokumentationssystem in nochmals erweiterter Form fortzuführen.

Literatur

Allgulander Ch, Borg S (1978) Case report. A delirious abstinence syndrome associated with chlorazepate (Tranxilen), Br J Addict 73: 175–177

Böning J (1981) Entzugsdelirien unter Bromazepam (Lexotanil®), Nervenarzt 52: 293–297

Dilling H, Balck F, Bosch G et al. (1982) Die psychiatrische Basisdokumentation, spektrum 5: 147–160

American Psychiatric Association; Diagnostic and Statistical Manual of Mental Disorders, Third Edition, Washington, D.C., APA (1980).

Diagnoseschlüssel und Glossar psychiatrischer Krankheiten, Deutsche Ausgabe der internationalen Klassifikation der Krankheiten der WHO. ICD (= International Classification of Diseases), 9. Revision, Kapitel V. Herausgegeben von Degkwitz R, Helmchen H, Kockott G, Mombour W

Jellinek E M (1960) Alcoholism and genus and some of its species, Canad Med Ass J 83: 1341–1345

Keup W, Platz W (1979) Das Mißbrauchspotential der Benzodiazepin-Derivate, arznei-telegramm 86–88

Kielholz P (1968) Gesamtschweizerische Enquête über die Häufigkeit des Medikamentenmißbrauchs. Schweiz Ärztezeitung 40: 1077–1096

Kryspin-Exner K, Demel I (1975) The use of tranquilizers in the treatment of mixed drug abuse, Int J Clin Pharmacol Biopharm 12: 13–18

Laux G (1979) Ein Fall von Lexotanil®-Abhängigkeit, Nervenarzt 50: 326–327

Marks J (1978) The Benzodiazepines. Use, overuse, misuse, abuse. MTP Falcon House, Lancaster, England

Mellinger G D, Balter M, Uhlenhuth E (1984) Prevalence and correlates of the long term regular use of anxiolytics, JAMA 251: 375–379

Platz W (1984) Sucht und Suizid, Saarländisches Ärzteblatt 37–43

Poser W, Poser S, Kemper N (1983) Benzodiazepin-Abhängigkeit: Gibt es Unterschiede zwischen den verschiedenen Substanzen? In: Waldmann H (Hrsg) Medikamentenabhängigkeit. Akademische Verlagsgesellschaft Wiesbaden pp 55–63

Diskussion zu den Beiträgen Laux u. König, Philipp u. Buller und Platz

Kanowski: Ich möchte zu den drei Vorträgen folgende Anmerkung machen: 1. Der Benzodiazepinkonsum ist gesellschaftspolitisch auf dem gleichen Niveau einzuordnen und zu betrachten wie der Alkoholkonsum (beide führen zu Spannungs- und Konfliktbeseitigung). Der einzige Unterschied besteht darin, daß der Alkohol nicht von der Pharmaindustrie entwickelt worden ist. 2. Der Alkohol ist unter Rezeptpflicht zu stellen, die Benzodiazepine sind freizugeben (geringere Risiken der Benzodiazepine im Vergleich zu Alkohol). 3. Die Rezeptpflicht führt dazu, daß im Fall der „Lebenskonflikterleichterung" mittels Benzodiazepinen die Kosten hierfür — im Gegensatz zum Alkohol — von der Solidargemeinschaft der Krankenversicherten getragen werden müssen.

Dietzel: (Zu Platz): Laxantien spielen bei Abhängigkeit eine große Rolle. Können Sie dazu etwas sagen? Wir machten die Beobachtung, daß diese Gruppe eine der am heftigsten mißbrauchten ist.

Platz: Der Mißbrauch von Laxantien spielt zweifellos eine erhebliche Rolle bei großen Teilen der Bevölkerung und hat bisher zu wenig Beachtung gefunden. Bei den Patienten unserer Abteilung spielt jedoch der Mißbrauch oder gar die Abhängigkeit von Laxantien praktisch keine Rolle. Dies mag mit der Befindlichkeitsänderung zusammenhängen, die die Patienten durch den Mißbrauch der Mittel selbst erfahren, so daß eine zusätzliche oder begleitende Einnahme von Laxantien entfällt. Auch sind unsere Patienten in der Regel eher untergewichtig, weil die Alteration des Magen-Darm-Traktes vor allem bei den Alkoholkranken aber auch bei den Drogenabhängigen zusammen mit einer unzureichenden Ernährung psychodynamisch als fehlende Mißbrauchsvorraussetzung für Laxantien anzusehen ist. Allerdings haben wir gelegentlich bei weiblichen Patienten einen begleitenden Mißbrauch, der jedoch im Verhältnis zur schwerpunktmäßigen Abhängigkeit der Betreffenden fast völlig in den Hintergrund tritt.

Emrich: (Zu Platz): Ist der hohe Anteil von Abhängigkeits-Kranken in den Bonhoefferschen Heilstätten nicht doch durch eine lokale Besonderheit dieser Spezialklinik bedingt? Ein allgemeiner Prozentsatz von über 40% solcher Kranken in der Gesamtpopulation in psychiatrischen Versorgungseinrichtungen läßt sich nicht bestätigen.

Platz: Der hohe Anteil von Abhängigkeitskranken in der KBoN ist vergleichbar mit anderen psychiatrischen Landeskrankenhäusern, wobei Kliniken in Großstädten der Bundesrepublik sich nicht wesentlich unterscheiden, Kliniken in ländlichen Gebieten einen geringeren Anteil aufweisen. In Landeskrankenhäusern sind Behandlungseinrichtungen für (Alkohol-) Abhängige auch getrennt neben einer „Hauptklinik" vorhanden, universitäre Einrichtungen behandeln häufig keine Abhängigkeits-Kranken (z.B. Berlin-West).

Berzewski: (Zu Platz): Ein Schwerpunkt der Indikationen von Benzodiazepinen sind im klinischen und ambulanten Bereich die psychosomatischen Beschwerden. Es besteht der Verdacht, daß speziell Patienten mit der "low dose dependency" sich überwiegend in internistische Abteilungen aufhalten — zumal sich einzelne internistische Abteilungen speziell mit Abhängigkeit in Verbindung mit internistischen Erkrankungen konzentrieren. Haben Sie Kenntnisse über Häufigkeit und Verteilung von Benzodiazepinen in benachbarten Krankenhäusern?

Platz: Die Frage nach der Häufigkeit der Verordnung von Tranquilizern an Patienten mit psychosomatischen Beschwerden, vor allem in Allgemeinkrankenhäusern, berührt, wie ich glaube, einen wesentlichen Punkt im Sinne einer iatrogenen Bahnung für einen Tranquilizermißbrauch. Leider liegen mir keine Zahlen aus Allgemeinkrankenhäusern darüber vor; der Verbrauch von Tranquilizern in einem Allgemeinkrankenhaus, das zu unserem Krankenhausbetrieb gehört, spricht jedoch dafür, daß Tranquilizer häufig als Beruhigungs- und Schlafmittel verordnet werden.

Sachverzeichnis

Abhängigkeit 44, 89, 95f, 101f, 115, 119, 132f, 150, 226, 229f, 232ff, 242f, 248f, 251f
Abhängigkeitsentwicklung 95, 152f, 226
Abusus 226, 233
Adrenalin 102f
Adumbran 106
Affektpsychose 83
Affen 6
Agoraphobie 81, 88
Akathisie 173, 176, 179
Alkohol 32, 39, 86, 101, 109, 126, 245f, 248f, 251
Alkoholiker 7, 63, 150
Alkoholismus 8, 38, 82
Alpha-Aktivität (EEG) 47, 49, 55, 57f, 60f, 63, 70, 220
Alprazolam 24, 28, 37f, 49, 86ff, 95, 139, 142, 145f, 149f, 152f, 198, 236
Alter 28, 39, 96, 111, 118, 121ff, 131f, 134, 136f, 139, 159, 244
Alterseinflüsse 37
Amitriptylin 49, 87, 139, 142, 145f, 152, 158ff, 175, 248f
Amnesie 40, 69, 96, 134, 209, 214f
Amphetamin 19
Analgetikum 214f, 225, 248
Anästhesie 46, 203, 207ff, 214ff, 219
Anästhesiologie 203, 222, 225
Anfallsleiden 111f, 120
Angst 1, 18, 72ff, 76, 78, 81ff, 89ff, 116, 119, 128, 134, 137, 142, 152, 155f, 176, 179f, 203, 205f, 212, 224, 228, 231, 235
Angstneurose 82, 84, 235
Angstsymptome 82, 85, 88, 90, 153, 157, 231, 237
Angstsyndrom 47, 60, 63, 78, 83f, 95, 114ff, 139, 155, 157, 236f
Angstzustand 41ff, 84, 89, 129, 174f, 226
Antidepressiva 17, 49, 71, 79, 83f, 91, 106ff, 114, 120, 133, 137, 139, 148ff, 158f, 163, 173ff, 179f, 194, 236, 239
Antiepileptikum 114, 195, 198
Antikonvulsiva 111f, 195, 197f
anxiety disorder 72f, 78
Anxiolytika 18, 58, 63, 65, 71, 116, 151, 250
Atmung 104f, 166, 168f, 224f

Barbiturate 2, 70, 84, 96, 158, 214
Befindlichkeitsskala 32, 43, 208
Benzodiazepinagonist 11, 13f, 42, 44, 52
Benzodiazepinantagonist 1, 5, 13f, 41f, 44, 52, 196, 220f
Benzodiazepinlangzeiteinnahme 228f
Benzodiazepinrezeptor 2ff, 11ff, 17f, 21, 38, 40f, 45, 57, 134, 194, 197
Benzodiazepintherapie 89ff, 122f, 134, 172, 215, 220, 240
Beruhigungsmittel 148, 252
Betaaktivität (EEG) 49f, 54, 57, 60f, 63ff, 69f, 192, 225
Betablocker 29, 172, 239
Blut 24, 32, 102, 216
Blut-Hirn-Schranke 62f
Blutspiegel 24, 49, 59ff, 69, 216, 219, 222
Bromazepam 21, 37, 50, 60, 231, 248f
Brotizolam 37, 194
Buspiron 17

Camazepam 23
Cannabis 247
Carbamazepin 195, 198
Cerebellum 8, 11f, 38
Chlorazepat 49, 85, 198
Chlordiazepoxid 19, 23, 37f, 153, 158, 163, 175f, 198, 231, 247ff
Chlorpromazin 156, 158, 175
Chlorprothixen 148, 158
Chorea Huntington 8, 38
Cimetidin 29, 32, 37f, 86
Cinolazepam 59f, 62
Citalopram 175
Clearance (CL) 29, 32, 36f, 39, 86, 136, 158, 215f
Clinical Global Impression 139
Clobazam 20f, 26, 37f, 50, 112, 136, 175, 179, 198, 231
Clomipramin 174
Clonazepam 22f, 104, 112, 176, 194f, 197, 201
Clonidin 91
Clorazepam 231
Clotiazepam 20, 37f
Cloxazolam 51, 57f
Clozaholam 60
Clozapin 108

cold-pressure-test 33
continued users 132f

d2-Durchstreichtest 33ff
Dalmadorm 144
Dehydrobenzperidol 203
Delta-Aktivität 47, 50f, 53, 55, 57, 63, 69f
Demoxepam 24
Depression 28, 45, 71ff, 76, 78, 81ff, 88f, 128, 134, 141f, 149ff, 159, 229
Desalkyl-Flurazepam 37f
Desmethyl-diazepam 34, 37f, 215f
Diagnose 84f, 88, 119, 127, 145, 150, 227, 229, 232
Diagnostik 71f, 107, 137
Diazepam 23, 25f, 29, 33f, 37f, 45, 47, 50, 57f, 60, 86f, 89, 95, 111f, 116f, 123, 132f, 139, 148, 158, 163, 176, 182, 186, 188, 190, 192, 197f, 201, 207f, 215f, 231, 236, 248f
Diazepine 19ff, 24, 28f
Differentialindikation 101f, 104, 107, 137
Dikaliumchlorazepat 23
Diskriminanzanalyse 72, 76, 78
Disulfiram 32, 38
Dormicum 20
Dosierung 17f, 28f, 42, 45f, 69, 89f, 95, 102, 109, 117, 119, 128, 132f, 146, 149, 172, 174, 179f, 185, 188, 192, 198, 207, 210, 215, 217f, 220, 236, 238, 243
Dosis 2, 6, 19, 24, 45, 50, 54f, 57, 60f, 63, 69, 90, 92, 99, 102, 107, 114, 127, 133, 176, 207, 230, 232, 235, 237
Doxepin 87, 139
Drogen 119, 245f, 248
Droperidol 208, 211, 215, 224
Drop-outs 146

EEG 33, 47, 50, 52f, 54ff, 69f, 96, 99, 105, 108ff, 161, 163, 191, 207, 217ff, 221f, 225
Eigenschaftswörterliste (EWL) 139, 142, 146
Einzeldosis 58f, 65, 69, 90, 128
EKG 105, 161, 163, 166, 168f
Elimination 19, 29, 32f, 37ff, 136
Eliminationshalbwertzeit 25f, 28, 32, 36f, 98f, 136, 149, 222
EMG 104f, 181f, 188f, 190ff
Endorphine 4, 42
Entwicklungsalter 111, 112
Entzugserscheinung 86, 89, 91, 226, 237f
Entzugssymptome 88, 231, 237ff, 243, 249
Entzugssyndrom 227, 231, 238f
Epidemiologie 118, 227
Epilepsien 112, 196, 201
Erlanger Angstskala 63f, 205ff, 212
Ethosuximid 195
Etomidat 207, 209, 212, 219f

Fentanyl 203, 112, 219, 225
Flimmerverschmelzungs-Frequenz 33, 61
Flunitrazepam 12ff, 18, 23ff, 37, 51, 97ff, 109, 111, 176, 215f, 219, 231
Fluphenazin 175
Flupentixol 148
Flurazepam 21, 23f, 51, 59f, 97ff, 133, 163, 183, 231
Fluspirilen 176
Formatio reticularis 185
Fos Festrol 31
Fragebogen 32, 72, 74, 81, 102, 212
Fremdbeurteilung 81, 140
Fremdeinschätzung 155
Frisium 20, 198
Furcht 91, 203

GABA 2, 7, 11, 14, 41, 42, 70
Galle 4
Gas-liquid-chromatography (GLC) 29
Gedächtnisleistung 44, 61, 136
Gedächtnistest 33
Gehirn 7, 24, 57, 65, 99, 155
Gerontopsychiatrie 129, 131, 134, 165
Geschlecht 17, 28, 76
Geschlechtsunterschiede 6, 17
Glukuronide 25f
Grünberger-Verbaler-Gedächtnistest 70

Halbwertzeit 26, 28f, 86f, 111, 123f, 127f, 135, 175, 215f, 238
Halcion 20
Haloperidol 158, 175
Hamilton-Depressions-Skala 139, 143f, 152f, 155, 159
hang-over-Phänomen 33, 109, 124, 231
Harn 19, 24
Hautleitfähigkeit 61
Hautwiderstand 155
Hemmung 70, 158, 182f
high pressure liquid chromatography 29, 31, 81, 198
Hippocampus 11
Hormone 103
Hypnotika 51, 96, 99, 106, 114, 131, 133, 207, 214ff, 225, 247
Hypomanie 76
Hyposomnie 102ff, 106
Hypoxantin 4, 5
Hysterieschleife 62, 63

ICD-9 149, 159, 227, 244
ICD-8 227
Imipramin 87f, 139, 174
Indikation 1, 84, 99, 101, 103f, 111, 127ff, 132, 134f, 150f, 154, 165, 168, 172f, 176, 179, 185, 198f, 252

Sachverzeichnis

Inosin 4, 5
Interview 72f
Isonikotinsäurehydrazid 32, 37f

Jugendliche 11, 115f

Ketamin 215
Klassifikation 42, 72f, 83, 109f, 124, 149, 153, 196
Kinder 111, 114ff
Kinder- und Jugendpsychiatrie 111, 114
Kleinhirn 7
Klinik 40f, 58, 154, 156, 180, 196, 198, 244, 247, 249
Kokain 247
Kombinationstherapie 158, 160f, 163, 173, 175, 201, 214
Komplikationen 123f, 126f
Kontrazeption (orale) 29, 32, 37f, 85
Konzentration 36, 61
Konzentrationsfähigkeit 96
Konzentrationsverlauf 32
Koordination (viso-motorische) 43
Kopfrechnen 33
Kortex 8, 38, 186
Kortisol 102f, 110
Krankheitsmodell 83
Kurzzeitbehandlung 84
Kurzzeittherapie 88ff, 214

Lachgas 208, 211
Langzeitbehandlung 84, 106
Langzeittherapie 29, 86, 89
Laxantien 251
Laevomepromazin 148
Leber 19, 158
Leberfunktion 28, 37, 39, 136
Leistung 97, 99, 134, 165f, 193
Leistungsfähigkeit 96
Leistungstest 43
Lerntest 33
Librium 83, 166
Lidocain 19
Liganden 4f, 11f, 17, 42f, 46, 194
Limbatril 231
Limbisches System 6, 17
Lithium 83, 183
Lopirazepam 63ff
Lorazepam 21ff, 37ff, 45, 51, 69, 95, 105, 136, 207f, 231
Lormetazepam 18, 109, 203f, 206ff, 211f, 215f
LSD 247

MAO-Hemmer 85, 174, 179, 236
major-depression 72f, 81f, 87
Maus 6, 24

Medazepam 23
Mehrfachdiagnosen 83
Mehrfachtherapie 173, 199
Melatanin 5
Meprobamat 84, 194
Merkfähigkeit 70
Methamphetamin 19
Methaqualon 70
Methyldopa 91
Mianserin 175
Midazolam 20f, 24, 28, 35, 37, 40, 97, 99, 201, 207, 210, 215ff, 219, 221, 225
minor-depression 72f, 81f
Mißbrauch 132, 150, 226f, 233ff, 242f, 245, 247, 249, 251
Mogadan 114, 198
Molidone 175
Monotherapie 79, 160f, 175, 179, 201
Morbus Alzheimer 8, 38
Motorik 81, 108
multiple-dose-Therapie 21
Muskel 24, 185
Muskelrelaxans 114, 184f
Muskelrelaxation 57, 181, 184f, 214
Muskeltonus 181, 184

Nachfahrtest 33
Naloxon 42
Narkolepsie 101
Narkose 207, 214ff, 219f, 222, 225
N-Desmethyldiazepam 23, 26
Nebenwirkungen 32, 85, 89, 108, 115, 121f, 132, 141, 145f, 153, 161, 175, 194, 208, 224, 226, 231
Nephentin 4, 5
Neuroleptika 17, 49, 91, 107f, 111, 114, 133, 136, 148f, 153, 158, 173, 175f, 179, 203, 215, 224, 239
Neurose 175, 228ff
Niere 24
Nierenfunktion 28
Nitrazepam 22f, 26f, 37f, 111f, 158, 163, 198, 231
Noifensin 175, 179
Non-Responder 161
Nootropica 18, 49
Noradrenalin 103
Nordiazepam 158ff
Nortriptylin 158ff

Östrogen 6
Opiat 247
Opiatrezeptor 4, 42
Orientierung 42
Oxazepam 21f, 25f, 29, 33ff, 50, 86, 106, 158, 163, 216, 231
Oxazolam 20, 22

Panik 81, 84, 88, 95
Panikattacken 81, 84, 88
Panikreaktion 42, 123
Paniksyndrom 85, 88, 90
Panik-Test-Score 61
Pathophysiologie 156
Patienten 7, 36f, 61, 63, 66, 81, 84f, 88ff, 95, 99, 101f, 104, 106ff, 119, 121, 123ff, 128f, 132ff, 139ff, 149ff, 155ff, 159ff, 172ff, 179, 183, 199, 201, 203f, 206f, 209, 212, 215, 224, 227ff, 235ff, 242ff, 251f
Patient Global Impression 139
Perphenazin 158
Persumbran 231
Pharmakologie 1, 3, 13, 32, 41, 136
Pharmakodynamik 32f, 47, 59f, 65, 121f
Pharmakokinetik 19, 25, 27f, 32f, 36f, 39, 47, 59f, 99, 116, 121f, 158, 161, 163, 215f, 222
Pharmakotherapie 72, 91, 116, 173, 214
Phenobarbital 195f, 198
Phenothiazin 176
Phenytoin 195f, 198
Phobie 71, 73f, 76, 78, 82ff, 95, 154
Physostigmin 224
Pikrotoxin 2
Pikrotoxinin 11
Plasmakonzentration 32, 34, 39, 62, 99, 117, 158f, 161ff, 182
Plasmaspiegel 21f, 29, 61, 89, 136, 158, 172, 201, 216
Placebo 18, 51, 57ff, 65, 87ff, 136, 139, 194, 203
Post-mortem-Material 9
Post-mortem-Proben 8, 38
Prazepam 21ff, 50, 54, 69, 86
Primidon 198
Proband 28, 43, 63, 66, 97, 108f, 187, 210f
Prochlorperazin 175
Prolaktin 102f
Propanidid 211
Propanol 29
Propanolol 38, 86, 91
Psychomotorik 61
Psychopharmaka 1, 111, 114ff, 125, 131ff, 140, 145, 153, 179, 214f
Psychopharmako-Kombination 173ff
Psychopharmakologie 129, 148, 156
Psychose 83, 111, 116, 148, 175
Psychostimulantien 49
Psychosyndrom 114, 126f
Psychotherapie 90, 116
Psyton 231
Pyrazol 20

Rafaelsen-Beck-Skala 152
Rangvarianzanalyse 59f

Ratte 6, 17, 24, 136, 182, 195, 197
Reaktionstestscore 61
Reaktionstest 33, 40
Reaktionszeit 34, 61, 189, 191ff
rebound-Effekt 86
rebound-Phänomen 32, 150, 152, 231
Rechtschaffen-Kales-Regeln 109
Reflex 182
Reflexaktivität 187ff
REM-EEG 49
REM-Perioden 60
REM-Schlaf 52, 97, 109
REM-Schlaf-EEG 52
Responder 160, 163
Rezeptor 1, 3f, 11f, 41, 44, 57, 99, 136, 154f, 194, 197
Rohypnol 115
Rigor 181f
Ripazepam 20
Rivotril 198
Ro 5 – 4864 183, 194
Ro 15 – 1788 5, 12, 14, 41f, 45, 56, 220ff
Ro 16 – 6028 45, 56f
Ro 17 – 1812 57

Sakkadentest 33
Schizophrenie 8, 38, 65, 85, 136, 146, 156, 229f
Schlaf 1, 42, 45, 47, 69, 97, 98, 102, 104, 109f, 137, 218
Schlafmittel 96f, 101ff, 108, 111f, 149, 252
Schlafstadien 97, 109, 207f, 216
Schlafstörung 33, 101f, 104, 106ff, 111f, 124, 129, 134, 137, 172ff, 176, 226, 228, 231, 235
Schlaf-Wach-Rhythmus 104
Schmerzmittel 247
Schnüffelstoffe 248
Schwangerschaft 86
SCL-Skala 75
Sedativa 86, 111, 114, 131, 133, 247, 249
Sedierung 42, 57, 63, 69f, 184, 198, 215
Semichinon 31
Selbstbeurteilung 82, 140, 179, 203
Selbstbeurteilungsskala 139, 159, 161
Selbsteinschätzung 73
Selbsteinschätzungsskalen 155
Selbstmordgedanken 76
Selbstmordversuch 76
Selbstmordgefahr 139
Somatisierungssyndrom 82
Spastik 181ff
Spastiker 194
Spätdyskinesien 108
Spektralanalyse 49, 53f
state anxiety 89

Sachverzeichnis 257

steady-state-Konzentrationen 21, 158, 161ff, 215, 217, 219
Stickoxidul 214f
Streß 6, 91, 229
Streßbewältigungsstrategien 165
Streßmodell 33
Stressor 170
Streßsituation 169
Striatum 7f, 38
Substantia nigra 6, 7
Sucht 139, 150, 229, 232
Suizid 120
Suizidalität 149, 231
Suizidgedanken 74
Suizidimpulse 174, 176
Suizidversuch 74

Tagestranquilizer 69f
Tavor 105
Temazepam 23, 29, 37f, 51, 61, 69, 97, 99, 231
Therapie 28, 39, 41, 44, 47, 78, 89ff, 99, 124, 126, 129, 132, 158, 161, 163, 176, 194, 233, 236, 248
Tetrazepam 185, 194
Thalamonal 203f, 206f, 212, 224
Thetaaktivität (EEG) 47, 49, 63
Thieno-1,4-diazepin 20
Thiophen 20
Thioridazin 133, 148
Tier 4, 121, 136
Tierexperiment 182, 198
Tierversuche 176
Tofisopam 21
Tofranil 114
Toleranz 89, 197, 202, 232, 237, 239
Toleranzentwicklung 17, 40, 96, 107f, 120, 194, 201f
Toleranzphänomen 32, 102
Torque-Motoren 187f
Toxizität 116
trait anxiety 89
Tranquilizer 18, 83, 106, 114ff, 131, 133, 153, 165, 167f, 170f, 174f, 194, 242, 247ff, 252
Tranxilium 198
Trazodon 175
Trecalmo 20
Triazolam 20, 26, 28f, 37f, 49, 51, 97ff, 111, 149, 152

Trifluadom 21
Trypsin 12
Tryptophan 107, 109, 172

Urin 4, 5

Valepotriate 108
Valium 114, 190, 198
Valproat 195
Verhaltenstherapie 78
Verteilung 33
Verteilungskoeffizient 22
Verteilungsvolumen 32, 36f
Verum 142
Verwirrtheitszustand 125f
Vigilanz 32, 40, 69, 108, 120, 136, 186, 192f

Wachzustand 49
Wachperioden 97
Wachstumshormon (HGH) 102f, 109f
Wahn 45
Weckamin 19, 247
Weckreaktion 42, 106
Wirksamkeit 66, 139f, 146, 158, 161
Wirkung 14, 19ff, 28, 32f, 36, 39ff, 44ff, 59f, 66, 87f, 95ff, 99, 110, 112, 115, 118, 120, 129, 132f, 136f, 148ff, 152ff, 163, 165, 167, 171f, 174ff, 179f, 185, 192, 194, 196, 201ff, 207, 212, 215f, 224, 231, 235ff
Wirkungsdauer 40, 99, 221
Wirkungsmechanismus 1, 41, 108, 120f, 184
Wirkungsspektrum 8, 20, 24, 32, 47, 174, 184, 195, 222
Wundschmerz 42

Zahlensymboltest 33
Zeit-Dosis-Wirkungs-Relation 58, 60, 66
Zeitisolierung 103f, 107
Zeit-Wirkungskurven 32
Zentrales Nervensystem (ZNS) 1ff, 6ff, 13, 32f, 38, 57f, 60, 62, 65f, 70, 133, 163, 192
Zentroid 47, 57, 61
Zielmotorik 186
Zwangssymptomatik 176
Zwillingsuntersuchung 82
Zung-Skala 63

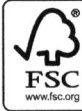

MIX
Papier aus verantwortungsvollen Quellen
Paper from responsible sources
FSC® C105338

If you have any concerns about our products,
you can contact us on
ProductSafety@springernature.com

In case Publisher is established outside the EU,
the EU authorized representative is:
**Springer Nature Customer Service Center GmbH
Europaplatz 3, 69115 Heidelberg, Germany**

Printed by Libri Plureos GmbH
in Hamburg, Germany